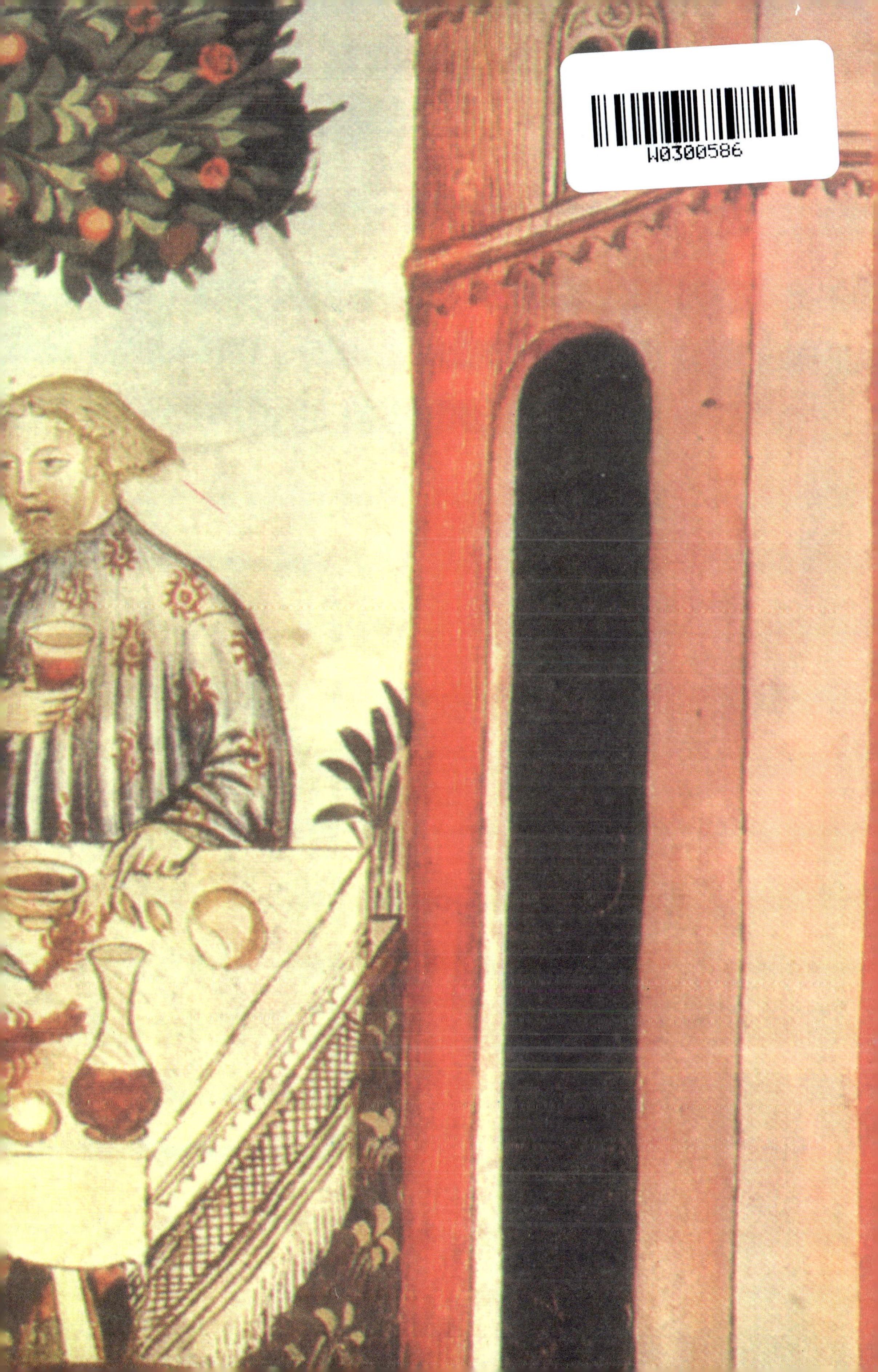

Wie man eyn teutsches Mannsbild bey Kräfften hält.

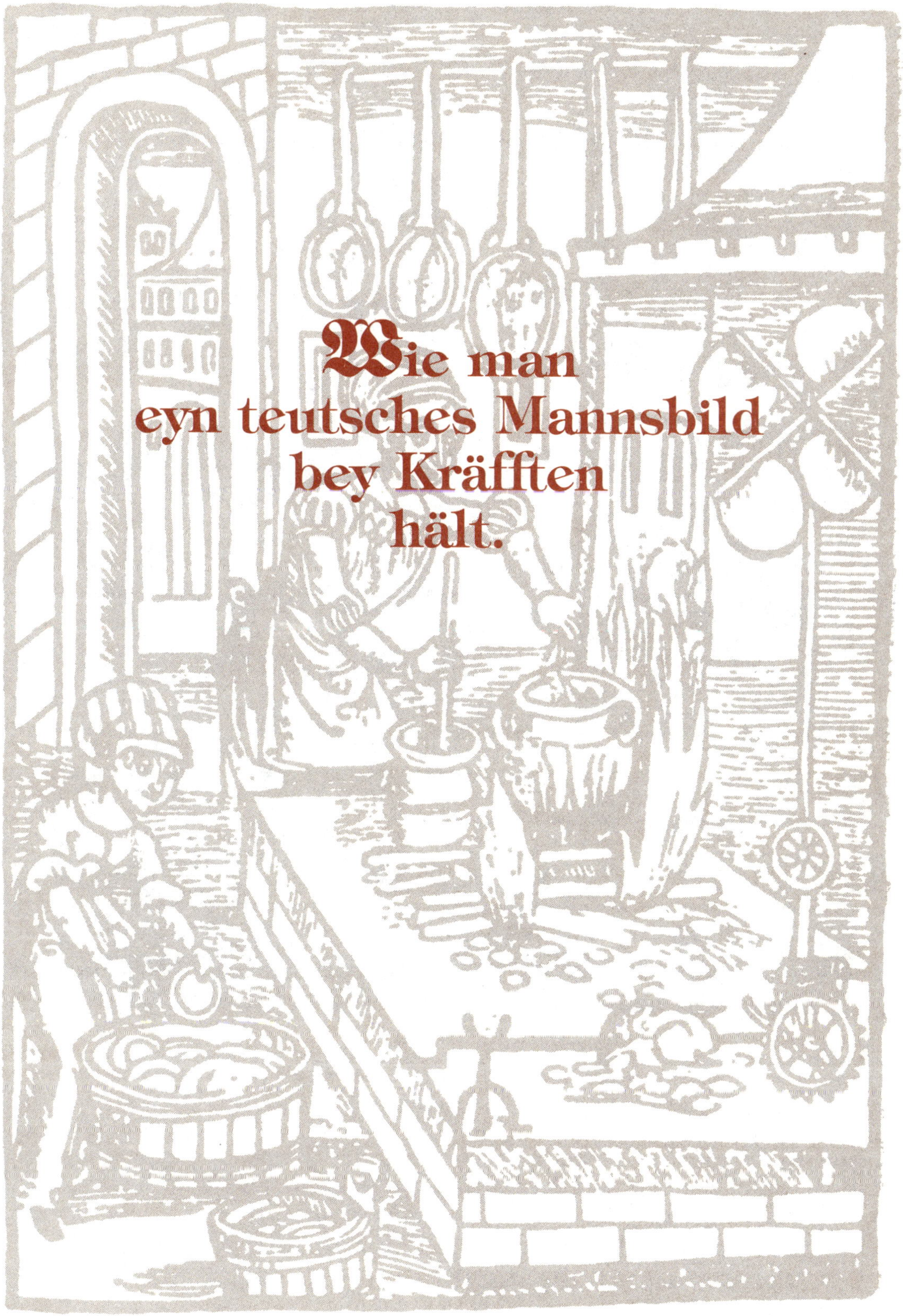

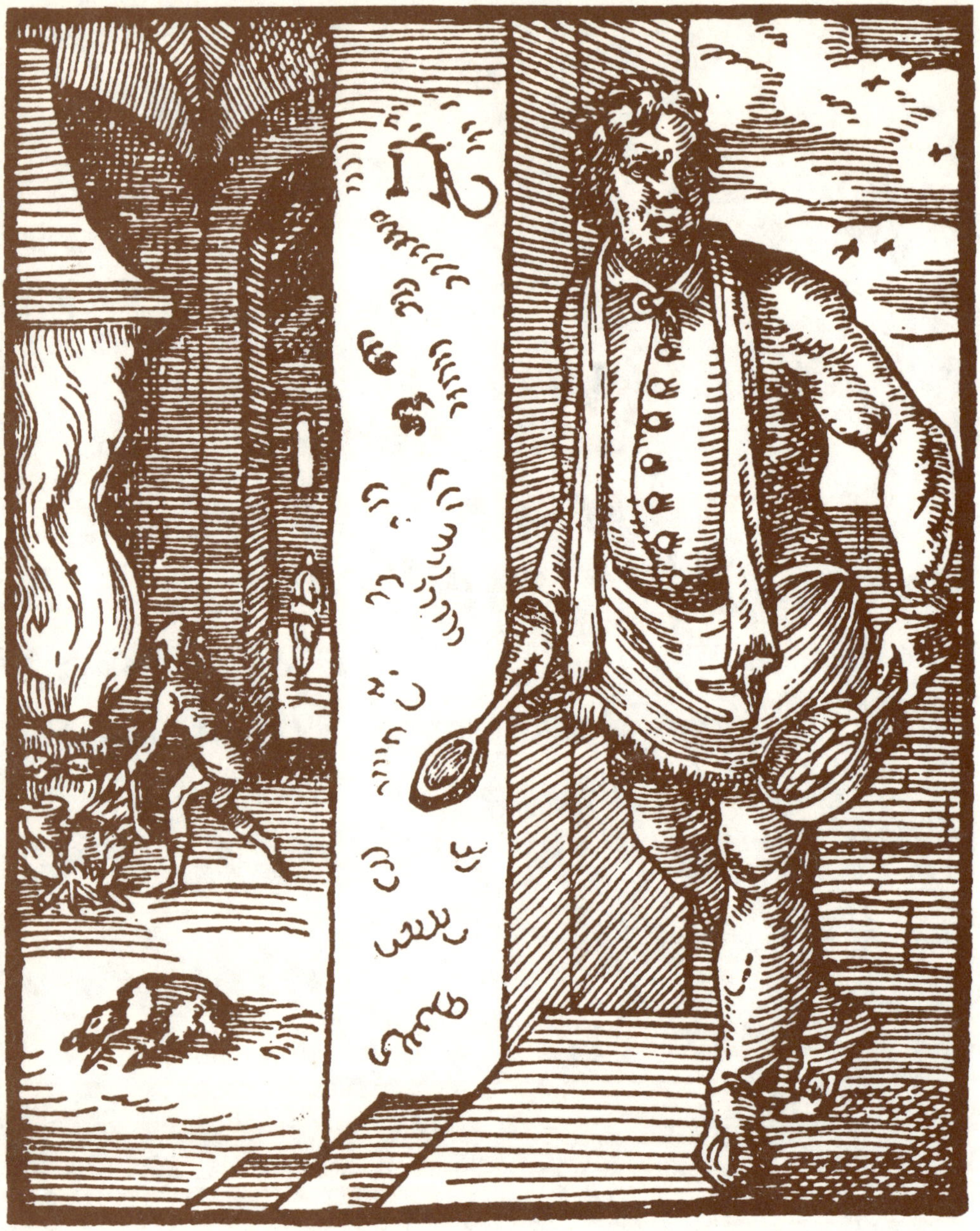

Ich bin ein Koch/für ehrbar Gest
kan ich wol kochen auff das best/
Reiß/Pfeffer/ander gut gemüß/
Vögel/Fisch/Sülzen/reß und süß/
Für Bauern und Handwercksmann/
Hierß/Gersten/Linsen/Arbeiß und Bon/
Rotseck/Würst/Suppen/Rüben und Kraut/
Damit sie auch füllen ir Haut.

H. Juergen Fahrenkamp

Wie man eyn teutsches Mannsbild bey Kräfften hält.

Orbis Verlag

Völlig überarbeitete
und erweiterte Neuherausgabe

Alleinige Vertriebsrechte:
Orbis Verlag für Publizistik, München,
in der Verlagsgruppe Bertelsmann GmbH.
Produktion: SDP Serveis de Preimpressió, Palma de Mallorca
Druck und Bindung: Tesinska Tiskarna, Cesky Tesin
ISBN 3-572-01032-2
Printed in Czech Republic

Diz buoch sagt von guoter spise/ Daz machet die unverichtigen köche wise.

„Dieses Buch sagt von guter Speise, das macht die unverständigen Köche weise.“ Mit diesem Satz beginnt die älteste deutschsprachige Sammlung von Kochrezepten, die „Würzburger Pergamenthandschrift“, die in der Mitte des 14. Jahrhunderts geschrieben wurde. Und auch ich möchte diese Worte an den Anfang meines Kochbuches, einer gaumenkitzelnden Entdeckungsreise zu den Genüssen, an denen sich die alten Rittersleut labten, stellen. Denn die „Würzburger Pergamenthandschrift“ stellt den Anfang der Kochbuchgeschichte dar, aus der wir mehr darüber erfahren, wie unsere Ururahnen gelebt, gegessen (gefressen?!) und getrunken (gesoffen?!) haben - und sie war für mich vor heute mehr als fünfundzwanzig Jahren der Anstoss, dieses Buch zu schreiben.

Denn als ich diese Handschrift mehr durch Zufall in der Münchner Universitätsbibliothek entdeckte, war ich so fasziniert, dass mich der Gedanke, die kulinarischen Geheimnisse des Mittelalters wiederzuentdecken, nicht mehr los liess. Und schon beim Studium der doch recht fragmentarischen Kochanleitungen lief mir das Wasser im Mund zusammen.

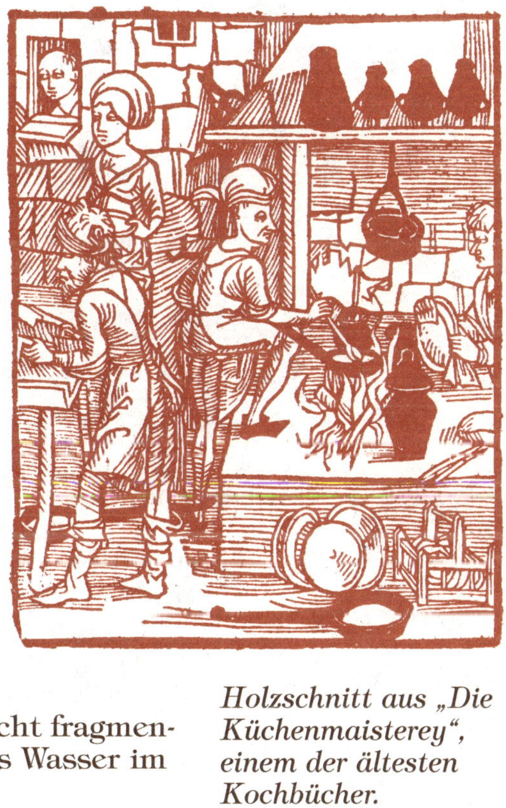

Holzschnitt aus „Die Küchenmaisterey“, einem der ältesten Kochbücher.

Was müssen das für herrliche Zeiten gewesen sein! Und welche Schlemmer waren unsere Vorfahren!

So stürzte ich mich in ein grosses Abenteuer: Die Entdeckung längst vergessener Kochkünste und Gaumenfreuden (was nach Meinung nicht nur der Kulinarier mehr wert ist als die Entdeckung eines neuen Sterns), verbunden mit dem Reiz der Ungewissheit (der heute ja selbst den exotischen Küchen fehlt). Denn wenn ich ein Rezept ausprobierte, wusste ich zu Beginn nie, wie das Ergebnis schmecken würde. Und - zugegeben - einige Male habe ich „Lehrgeld" bezahlt, mir den Magen kräftig verstimmt. Denn unmodifiziert sind uns viele der Rezepte heute nicht mehr zuträglich.

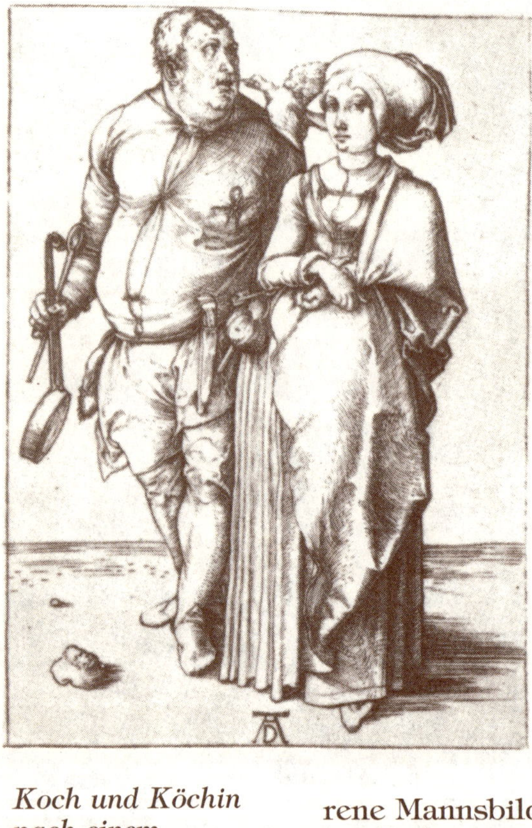

Koch und Köchin nach einem Kupferstich von Albrecht Dürer.

Wenn Sie, liebe Leserin, lieber Leser, die wiederentdeckten Küchengeheimnisse aus vergangenen Zeiten, die wir ja eigentlich nur noch aus Märchen und Sagen kennen, jetzt zuhause ausprobieren, so können Sie sicher sein, dass sie perfekt gelingen und vorzüglich schmecken werden.

Und ich wünsche Ihnen, dass Sie von einem ähnlichen Entdeckerfieber befallen werden wie meine Freunde, die mir oft genug als willkommene „Opfer" dienten, wenn ich wieder eine Spezialität aus der mittelalterlichen Küche auf den Tisch brachte, damit dieses Buch entstehen konnte.

In dem Vierteljahrhundert seit seiner Erstveröffentlichung habe ich natürlich viele neue Quellen entdeckt, neuentdeckte alte Rezepte aus vielen Ländern ausprobiert, und so ist diese völlig überarbeitete und erweiterte Neuherausgabe auch für die eingeschworene Mannsbild-Fangemeinde, die dieses Buch letztlich zu einem Dauerbestseller unter den Kochbüchern gemacht hat, wieder voller neuer Überraschungen für den Gaumen, zu deren Entdeckung ich Ihnen viel Geniesserfreude und guten Appetit wünsche.

H. Juergen Fahrenkamp
Sommer 1999

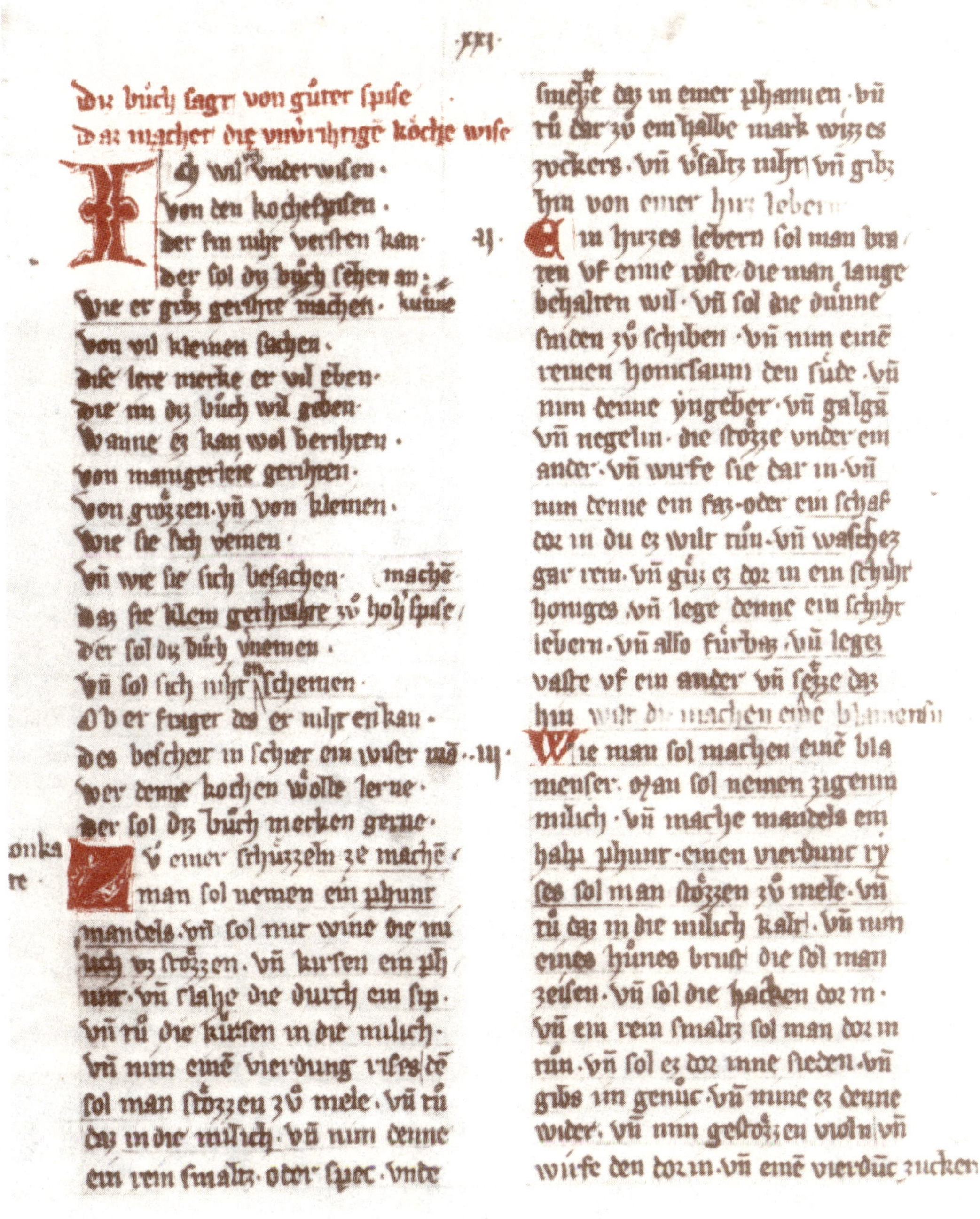

xxi

Diz buch sagt von guter spise
Daz machet die unverrihtige köche wise
Ich wil underwisen
von den kochespisen
der sin niht versten kan
der sol diz buch sehen an
wie er gutz gerihte machen kunne
von vil kleinen sachen
dise lere merke er vil eben
die im diz buch wil geben
wanne ez kan wol berihten
von mangerleie gerihten
von grozzen vñ von kleinen
wie sie sich vereinen
vñ wie sie sich besachen
daz sie klein gerihte zv hof spise machē
der sol diz buch nemen
vñ sol sich niht schemen
Ob er frage des er niht enkan
des bescheit in schier ein wiser man
wer deme kochen wolle lerne
der sol diz buch merken gerne
Uon einer schuzzeln ze machē
man sol nemen ein phunt
mandels vñ sol mit wine die mi
lich vz stozzen. vñ kirsen ein ph
unt vñ slahe die durch ein sip
vñ tu die kirsen in die milich
vñ nim einē vierdung rises dē
sol man stozzen zv mele. vñ tu
daz in die milich. vñ nim denne
ein rein smaltz oder spec vnde
snide daz in einer phannen. vñ
tu dar zv ein halbe mark wizzes
zuckers. vñ versaltz niht vñ gibz
hin. von einer hunr lebern
Ein huzes lebern sol man bra
ten vf einē roste die man lange
behalten wil. vñ sol die dunne
sniden zv schiben. vñ nim einē
reinen honicsaum den sude. vñ
nim denne yngeber vñ galgā
vñ negelin. die stozze vnder ein
ander. vñ wurfe sie dar in. vñ
nim denne ein faz oder ein schaf
daz in du ez wilt tun. vñ wasche ez
gar rein. vñ guz ez dar in ein schiht
honiges. vñ lege denne ein schiht
lebern. vñ also fürbaz vñ lege ie
vaste vf ein ander vñ setze daz
hin. wilt du machen eine blamensir
Wie man sol machen eine bla
menser. Man sol nemen zigenin
milich. vñ mache mandels ein
halp phunt. einen vierdunc ri
ses sol man stozzen zv mele. vñ
tu daz in die milich kalt. vñ nim
eines hunes brust die sol man
zeisen. vñ sol die hacken dar in.
vñ ein rein smaltz sol man dar in
tun. vñ sol ez dar inne sieden. vñ
gibz im genuc. vñ nime ez denne
wider. vñ nim gestozzen violn vñ
wirfe den dar in. vñ einē vierdūc zucker

„Das Buch von guter Speise", wie das erste „Kochbuch" in mittelhochdeutscher Sprache, die in den Jahren zwischen 1345 und 1352 entstandene Würzburger Pergamenthandschrift, auch genannt wird, ist geschichtlich gesehen wohl eines der wichtigsten Dokumente der Kochkunst und Esskultur des Mittelalters.

Ordentliches Register der Thier/ Vögel/Fisch/vnd allerley Kochwerck/so in diesem Buch gemeldet werden.

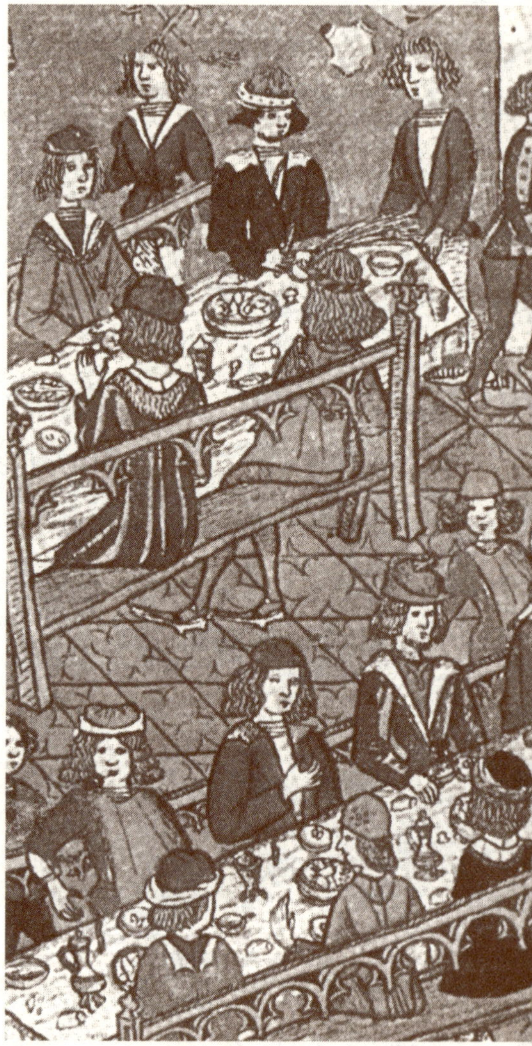

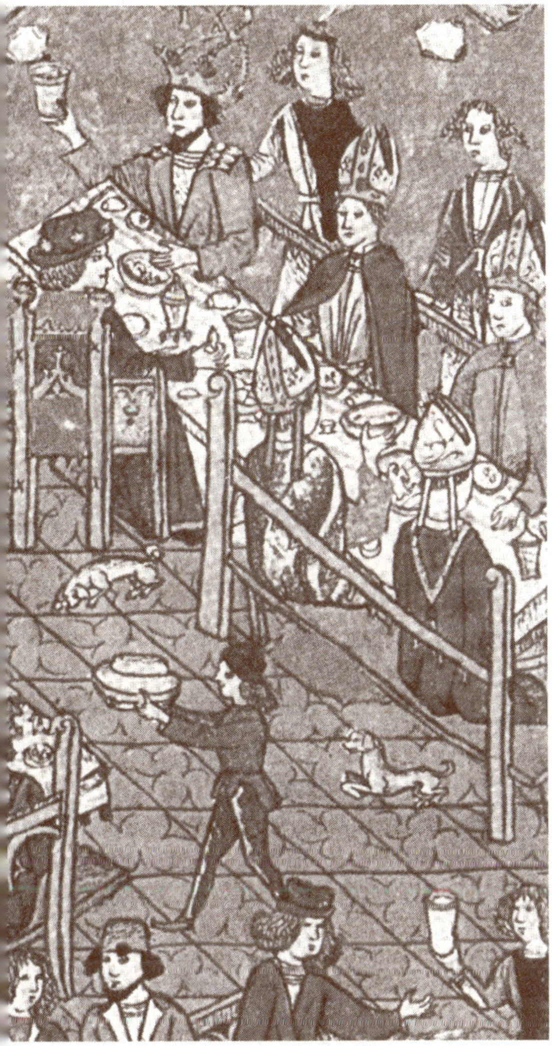

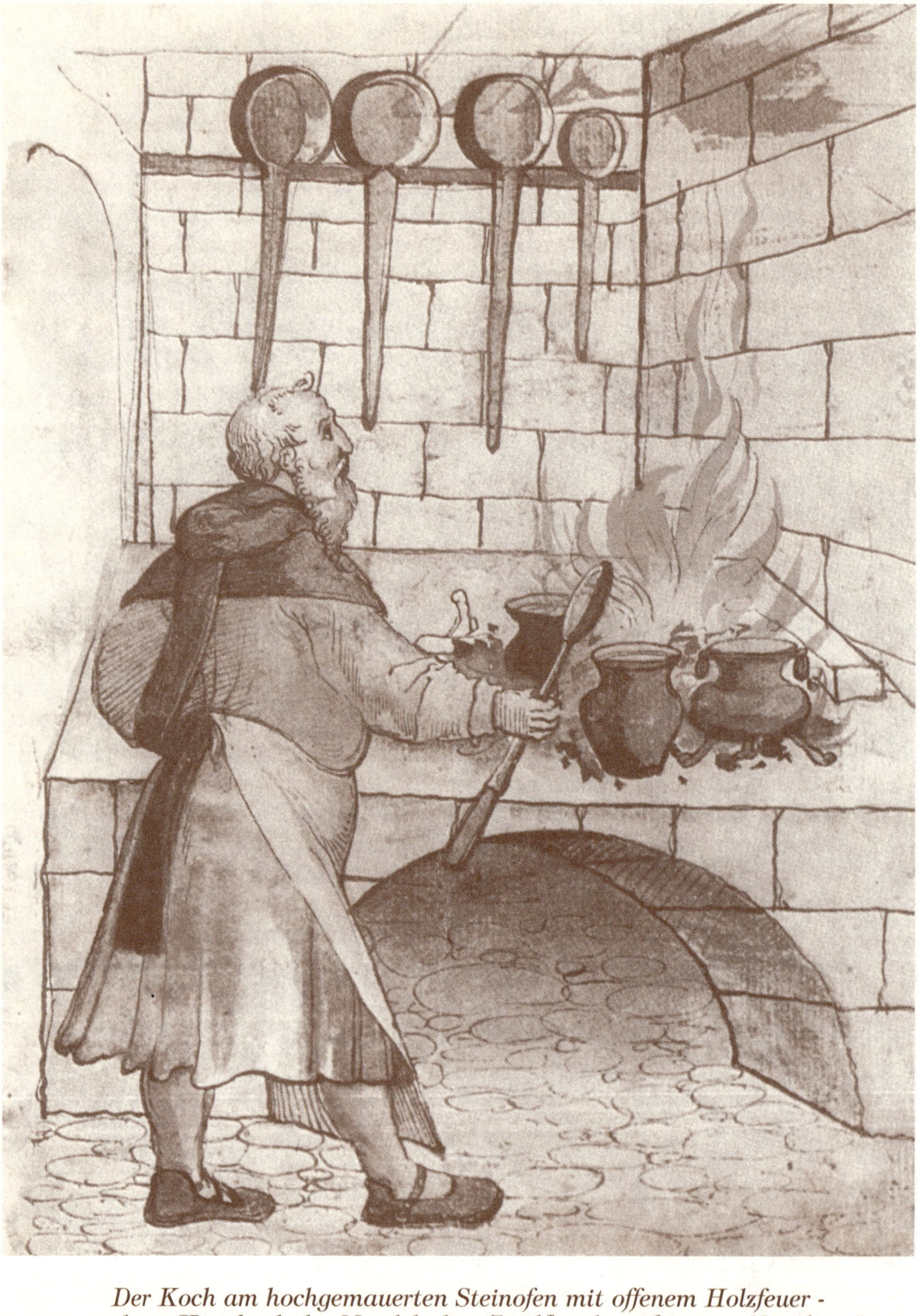

Der Koch am hochgemauerten Steinofen mit offenem Holzfeuer - aus dem „Hausbuch der Mendelschen Zwölfbruderstiftung zu Nürnberg“.

Von der Eehrliche ziemlichen/ auch erlaubten Wolust des leibs/ sich inn essen/trincken/kurzweil und alleray etc. etc.

Der abgekürzte Titel des berühmten Kochbuches des Platina aus dem Jahre 1542 soll die Überschrift des Kapitels zur Küchengeschichte des Mittelalters bilden. Denn kaum eine andere Überlieferung erzählt uns soviel über den Charakter einer Zeit wie ein Kochbuch. Alte Kochbücher sind zeitgeschichtliche Bilderbücher. Und je liebevoller wir uns mit ihnen befassen, desto ergiebiger wird ihre Aussage.

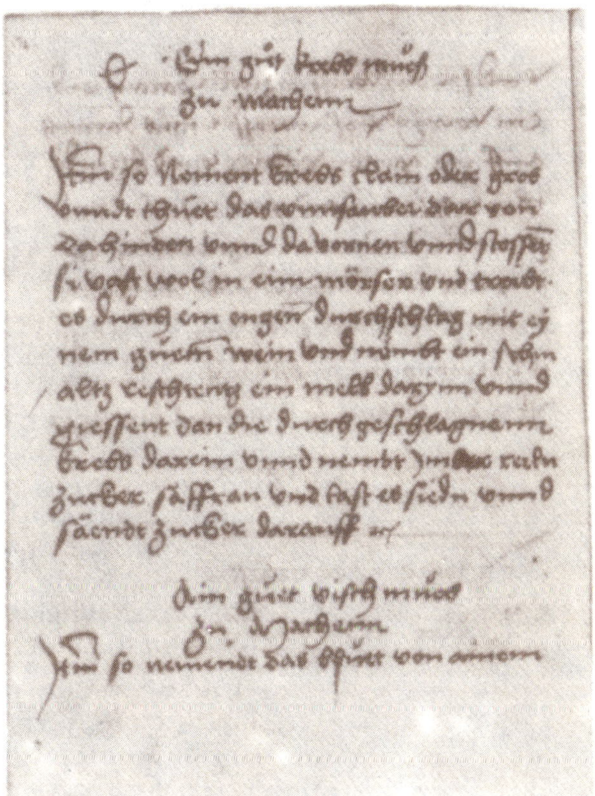

Eine Seite aus dem ersten „Kochbuch“ deutscher Sprache.

So erzählen uns die alten Handschriften und Folianten nicht nur viel über die Koch- und Esskultur ihrer Zeit, sie sind auch ein Bild der Sitten und Gebräuche. Wir erfahren aus ihnen so manches darüber, wie man bei Hofe, in den Klöstern, in der Stadt und auf dem Lande lebte. Denn diese Kochbücher sind keine der heutzutage üblichen Rezeptsammlungen, sondern Merkblattsammlungen für Eingeweihte, die auch sagen, was an welchen Tagen gegessen werden darf. Der Koch wollte damit keine Anleitungen für breite Kreise geben, sondern er hat seine Erfahrungen für den eigenen Gebrauch in seiner Küche notiert. Dass er dabei nicht immer bierernst zur Sache ging und auch den Humor nicht zu kurz kommen liess, zeigt unter anderem das folgende

Beispiel aus der schon erwähnten „Würzburger Pergamenthandschrift“.

Wilt du machen ein guot bigerith;
so nim sydeln sweyz;
daz machet den magen gar heiz;
und nim kiselinges smaltz;
daz ist den meiden guot,
  die do sin hüffelhaltz
und nim bromber
  und brestling;
daz ist das aller beste ding.
bist du niht an sinnen taup;
So nimm grün wingert laup;
du solt nemen binzen;
lübstickel und minzen.
daz sind guote würtze,
for die grozzen fürtze.
nim stigelitzes versen
  und mucken füzze;
das machet daz köstelin
  alles süzze;
daz ist guot und mag wol sin
ein guot lecker spigerihteling.
Ach, und versaltz nür niht;
wanne es ist ein guot geriht.

Willst du ein gutes Gericht machen,
so nimm Sklavenschweiss,
der macht den Magen gar heiss,
und nimm Kieselsteinschmalz,
das ist gut für alle,
  die hüftenlahm sind.
Und nimm Brombeeren
  und Gartenerdbeeren,
das ist das allerbeste Ding.
Bist Du nicht sinnestaub,
so nimm grüne Weinblätter.
du sollst Binsen nehmen,
Liebstöckl und Minze,
das ist eine gute Würze
für die grossen Fürze.
Nimm Stieglitzfersen
  und Mückenfüsse,
die geben dem Gericht
  alle Süsse.
Das ist gut und mag wohl sein
ein gutes, leckeres Gericht.
Ach, und versalz es nicht,
wenn es ein gutes Gericht ist.

Derart spassig-exotische Vorschläge sind natürlich selten in den Kochbüchern jener Tage. In erster Linie enthalten sie ganz klare, teils nahezu wissenschaftliche Anleitungen, die zum Beispiel zu Zeiten *Karls des Grossen* für die Anlage und den Betrieb von Mustergütern niedergelegt wurden. Daraus geht hervor, dass man damals Gurken, Kohl, Karotten, Bohnen, aber auch Rosmarin, Malve und Kerbel anbaute und dass man die ersten Veredelungsversuche bei Äpfeln, Birnen, Pfirsichen und anderen Obstsorten betrieb.

Und besonders der Gesundheit widmete man sich, wie aus Vermerken hervorgeht. So heisst es zum Beispiel:

„Man spricht und das ist wahr/ dass die Kocherei die beste Arznei sei. Wo die Küche gut ist / bedarf es kaum der Doktoren oder Apotheker.“

Eine Weisheit, die bis zum heutigen Tag nichts von ihrer Wahrheit verloren hat. Und wir können uns ebenso dem Satz aus die „Teutsche Speisekammer“ anschliessen, der sagt: *„Allerlei Krankheiten entstehen von unzeitigem Essen und Trinken, davon bekommen die Ärzte den meisten Nutzen.“*

Doch genug der Medizinerei. Wenden wir uns lieber wieder den Freuden am Geniessen zu. Karl der Grosse liebte es übrigens, in besonders prunkvoller Umgebung reichhaltig zu speisen. Einmal jedoch kehrte er dem Bericht seines Hofschreibers nach unangemeldet auf einem Hof ein und fand den Tisch nur mit Brot und Käse gedeckt vor. Doch ihm mundete der Käse ausgezeichnet, aber er entfernte sorgfältig die kleinen blauen Schimmelinseln aus dem Käse, bis man ihn darauf aufmerksam machte, dass er das Beste verschmähe. Der Kaiser probierte den Schimmel und seine Liebe zum *Roquefort* war entzündet.

Wie uns die Kochbücher sichtbar machen, war die Hofhaltung des Adels generell verschieden von dem Haushalt in der Stadt oder gar auf dem Land. Denn dem Adel gehörten sowohl das Jagd- als auch das Fischrecht, und die Bauern lieferten ihnen mit dem Zehnten das Gemüse, Obst, Getreide und alles, was sonst noch in der Hofküche benötigt wurde.

Schlachtvieh wie Schwein, Rind, Kalb oder Lamm war mit Ausnahme des Spanferkels nicht so beliebt. So finden wir in den Küchenzetteln der Ritterzeit weitaus mehr Fische wie Forellen, Hechte, Brachsen, Äschen und Flusskrebse, die heute nahezu ausgestorben sind. Oder Hühner, Gans und Ente neben Krammetsvögeln *(Wacholderdrosseln)*, Wachteln, Fasanen und Rebhühnern. Und ausserdem neben Wild wie Hirsch, Reh, Gemse und Wildschwein auch Tiere, die uns heute „spanisch“ vorkommen wie Biber, Murmeltier, Bär, Pfau, Kranich, Storch und so weiter.

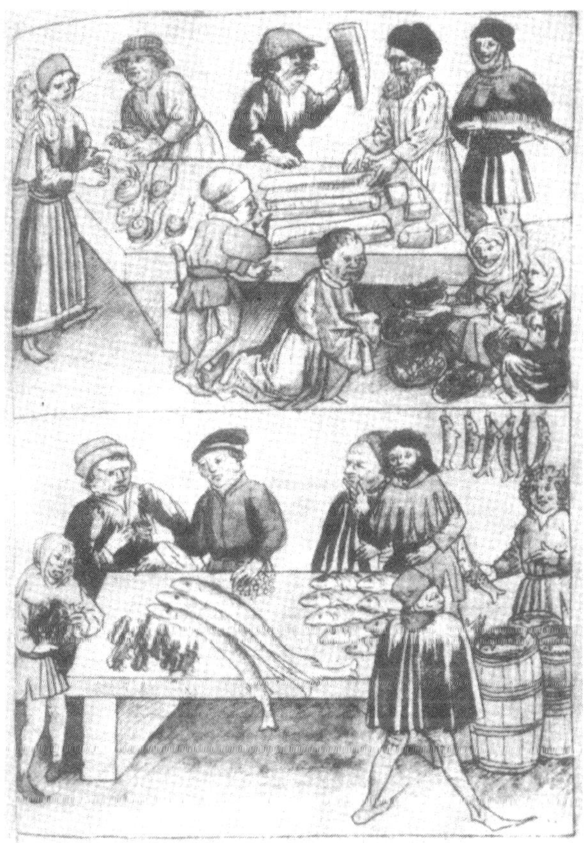

Fischmarkt während des Konzils zu Konstanz um 1417.

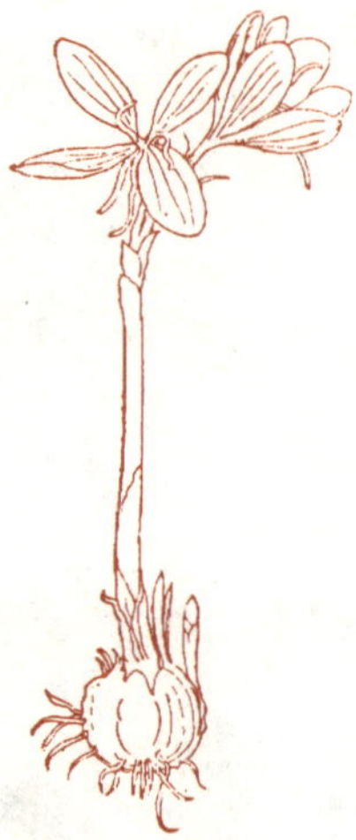

Der „echt Saffran", eine Kostbarkeit, aus dem „New Kreuterbuch" des Leonhart Fuchs, im Jahr 1543 in Basel erschienen.

Dazu kommt die besondere Vorliebe der Köche für Gewürze, die reichlich verwendet wurden, wenn sie denn vorhanden waren, denn damit zeigt man, dass man es hatte. Pfeffer, Ingwer, Kardamom, Kümmel, Zimt, Nelken, Muskat und Safran, der mit Gold aufgewogen wurde, geliefert von den Spezereihändlern. Und auch Salz, das seinerzeit teuer war, wurde ebenso als Gewürz verwendet. Für die Gewürzhändler, die legendären „Pfeffersäcke", brachen die goldenen Zeiten mit der Eroberung Jerusalems an, denn damit war der Weg für den Transport der kostbaren Güter aus dem fernen Orient ungefährlicher geworden. Doch auch der Hausgarten lieferte viele beliebte Kräuter für die Küche wie Petersilie, Lavendel, Estragon, Quendel, Basilikum, Dill sowie Schalotten, Zwiebeln und auch Knoblauch.

Die Zubereitung der Gerichte ist für uns heute oft so eigenartig und ungewöhnlich, dass wir uns fragen, ob ein Mensch überhaupt in der Lage war, diese „Küchenerzeugnisse" zu verspeisen. Dazu kommt auch noch die Vorliebe, Gerichte zu verfälschen. Dies fällt uns besonders bei den Rezepten, die aus Klosterküchen stammen, auf. So servierte man zum Beispiel Würste, die aber mit Fischfarce gefüllt waren, oder man bereitete einen Hirschbraten aus Hecht- und Karpfenfleisch. Mit diesen Tricks betrog man nicht nur das Auge und den Magen an strengen Fastentagen, sondern auch den Herrn im Himmel (was man aber später beichtete und mit drei bis zehn Ave Maria wieder gut machte). Aber auch die Köche an den Höfen liebten es, die Gäste bei Festessen mit Schaugerichten zu überraschen. So wurde ein Hasenbraten in Löwenbraten verwandelt oder den Pasteten entflogen beim Servieren lebende Vögel. Und ebenso wie in den Klosterküchen wurde an Fastentagen auf den Tafeln Prunkvolles serviert, das dem Verbotenen glich, aber aus Erlaubtem bestand. Diese kulinarischen Schaustücke sind um so grossartiger, wenn man sich einmal ansieht, wie primitiv die Ausstattung der Küchen damals war.

Einen Einblick geben uns die Abbildungen von Küchen und Gerätschaften im Buch „Opera" von Bartolomeo Scappi, dem Hofkoch von Papst Pius V. Dominierend war die offene Feuerstelle für den Bratspiess und den Kochkessel. Und die so möglichen Zubereitungstechniken bestimmen auch die

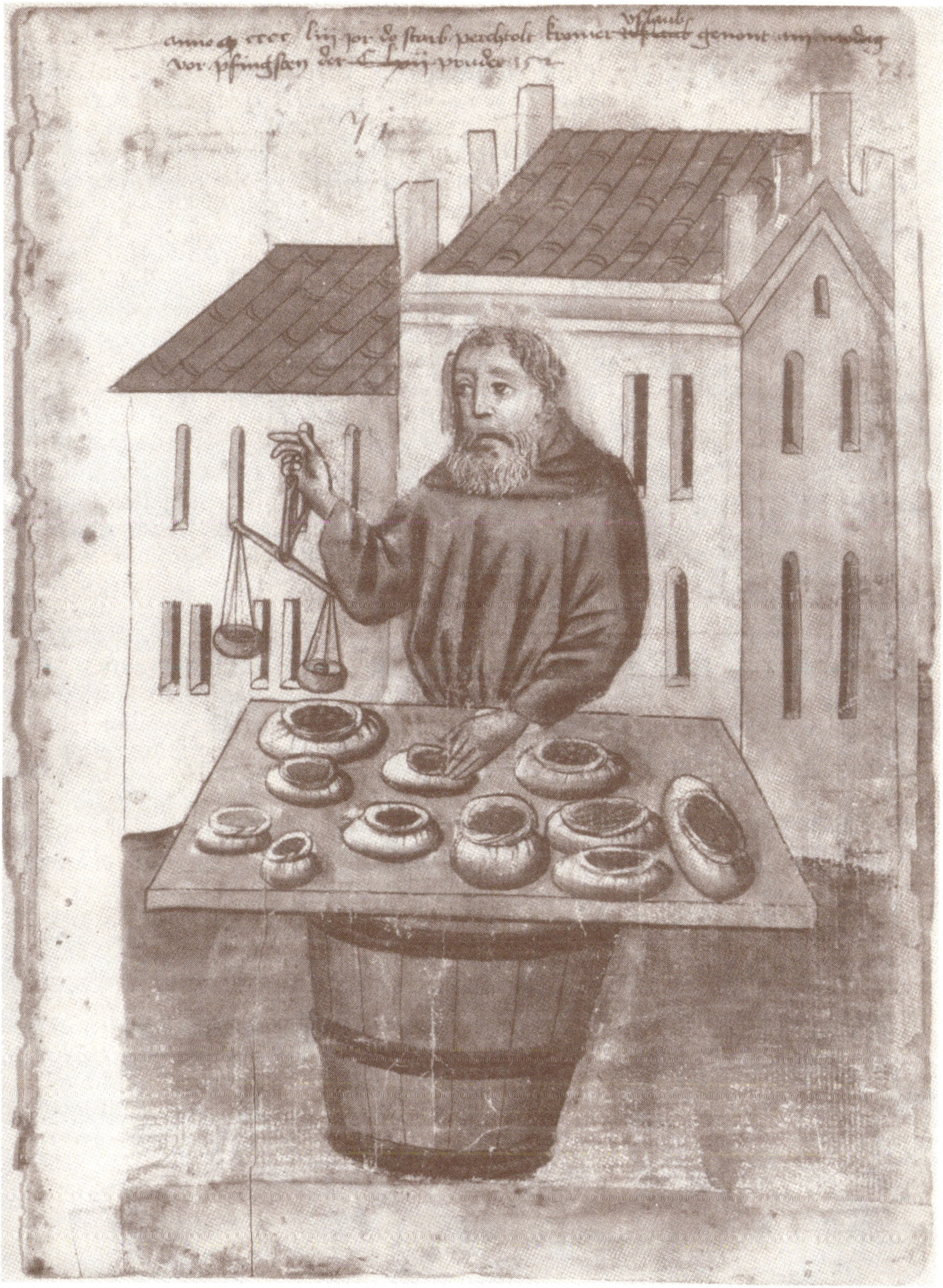

Der Gewürzhändler wiegt seine kostbaren Spezereien.
Aus dem „Hausbuch der Mendelschen Zwölfbruderstiftung zu Nürnberg".

Kochkunst. So war der Zenit der Feinschmeckerei der Spiessbraten, der meistens die einzige Möglichkeit war, knusprige Braten herzustellen. Demgemäss haben sich auch viele findige Geister damit befasst, diese Gerätschaft zu verbessern. Und selbst ein Genius wie Leonardo da Vinci war sich nicht zu schade, sich mit der Konstruktion eines Bratspiesses zu befassen.

Im Gegensatz zum Adel mussten die Bürger und Bauern sehr genügsam leben und sich den Spottnamen *„Kraut- und Rübenfresser“* gefallen lassen. Denn der Jahresablauf und die Erzeugnisse aus dem Garten oder vom Acker - und damit eben reichlich Kraut und Rüben - bestimmten ihre Küchenzettel. Es gab das tägliche Einerlei von Gersten-, Hirse- oder Haferbrei, in der Saison auch mal Gemüse aus dem eigenen Garten oder Wildgemüse, das man am Ackerrand fand, wie Sauerampfer, Löwenzahn oder Rapunzel und das nichts kostete. Doch an Fest- und Feiertagen stand auch die Küche des einfachen Mannes nicht hinter der des Adels zurück. Dann wurde geschlachtet, gebraten, gebacken und gekocht, so verführerisch und lecker, dass selbst ein so verwöhnter Gaumen wie der des Minnesängers Johannes Hadlaub vom fetten,

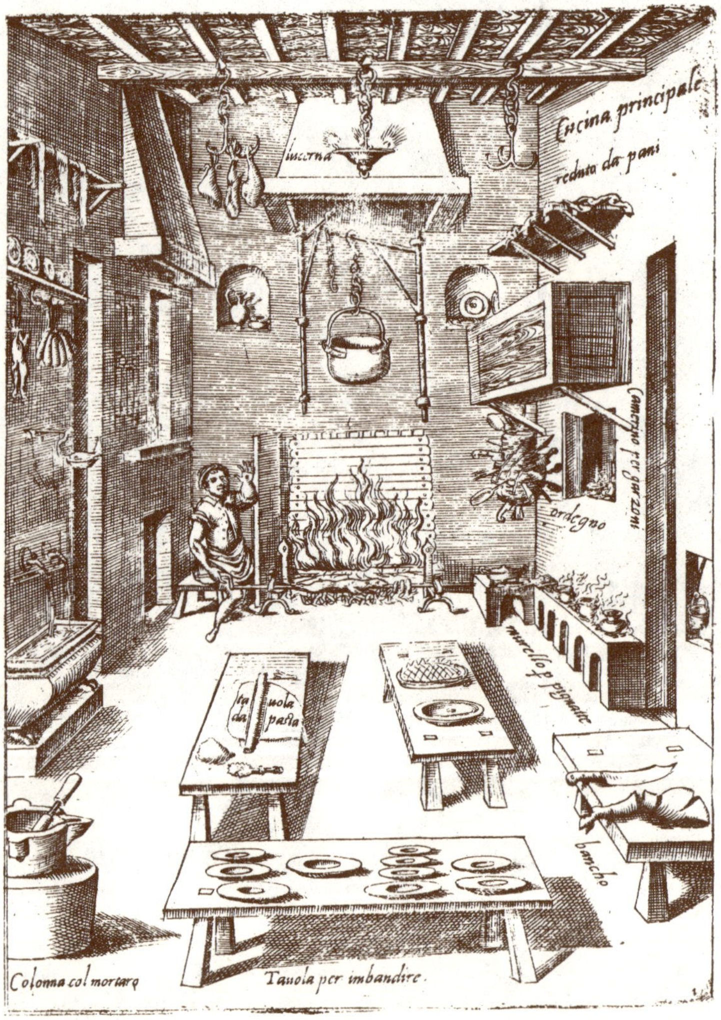

Blick in die Küche des Vatikans, wie sie der Leibkoch von Papst Pius V., Bartolomeo Scappi im Jahr 1560 zeichnen liess.

kräftig gewürzten Schweinebraten schwärmte. Oder von einer fetten Brühe, in der Grieben und Brotbrocken schwammen.

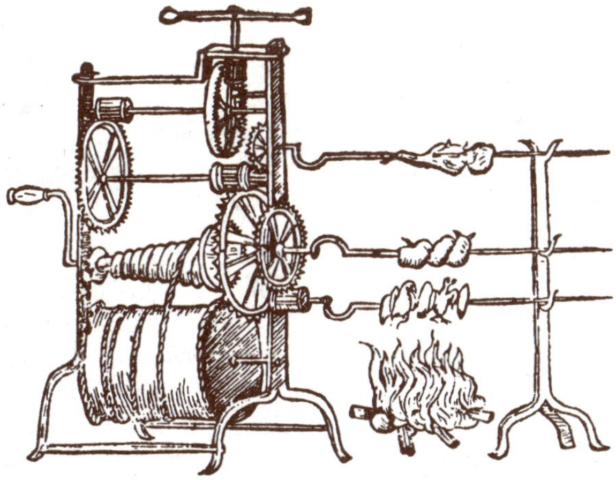

Kraut, Rüben und Kohl waren - angemacht mit Speck und Schmalz - die Alltagsgerichte. Gerichte, über die die feineren Leute zwar ihre Nasen rümpften, die aber fast täglich auf den bäuerlichen Tisch standen. „Schoenez brot" - helles Weizenbrot - und andere Dinge, die für uns heute alltäglich sind, waren teure Delikatessen. Denn das beste Korn ging als Zehntzins an den Adel oder die Kirche, und für die Bauersfrau oder den Bäcker blieben dann nur noch Roggen, Hafer und auch Gerste zum Backen ihres täglichen Brotes.

Ein mechanischer Bratenwender nach einer Konstruktion des Allroundgenies Leonardo da Vinci.

Der Fleischlieferant war auch damals schon in erster Linie das Schwein. Und da in der kalten Jahreszeit geschlachtet wurde, war die Palette der Würste, mit denen man das Fleisch ja haltbar machen konnte, auch reichhaltig: Blutwurst und Leberwurst, Bratwurst, Fleischwurst und auch Hirnwurst gab es. Aber von einem Wildbraten oder auch von Fischen konnten Bürger und Bauern meistens nur träumen.

Nimb die Finger unnd iss

Das Tafelgeschirr oder besser sein Nichtvorhandensein bestimmte die Tisch- und Eßsitten jener Zeit. Das Messer hatte man. Jedoch kaum einen Löffel oder Teller - und absolut keine Gabel. Diese fanden erst in späteren Jahren ihren Platz auf den Tischen. Aber niemand musste deshalb verhungern. Man ging mit seinen Händen ans Werk (was heute wieder topaktuell ist - als Finger-Food) und richtete das Essen auf Brotscheiben an.

Keine Löffel und Gabeln - werden Sie fragen? Die gibt es doch schon seit Urzeiten. Ja und Nein. Sicher sind Löffel und Teller fast so alt wie die Menschheit. Denn schon aus der Bronzezeit kennen wir sie, die Ägypter, die Römer benutzten sie. Warum unsere Vorfahren im Mittelalter nicht?

Die Antwort ist einfach: Löffel und Schale galten als liturgisches Gerät und kamen erst im 17. Jahrhundert als Tafelgerät in Gebrauch. Die Gabel dagegen fand schon 100 Jahre früher ihren Platz auf den Tischen und Tafeln.

Wenn unsere Ahnen nun fast nur mit den Händen gegessen haben, wie wurden dann die Speisen aufgetragen und angerichtet? Fleisch, Geflügel, Wild und Fisch wurde zumeist als Braten serviert, der dann kunstvoll vom Truchsessen oder Trincir, dem Vorschneider, zerteilt wurde. Wie hoch die Künste des Tranchierers in der Gunst standen, zeigt, dass viele dieser Künstler des richtigen Schnitts aus dem Adelsstand kamen. Und es war nicht nur ein kunstvolles Handwerk, sondern zugleich ein ehrenvolles Amt, das fürstlich bezahlt wurde. Ein Zeitgenosse berichtet: „wie rechtschaffene Tafelschneider nicht nur respectiret, sondern auch jährlich bestellet syn. Inmassen denn zu meiner zeit als ich zu Rom war ein Cardinal seinen Trincirer mehr als 1000 Dukaten verehrte."

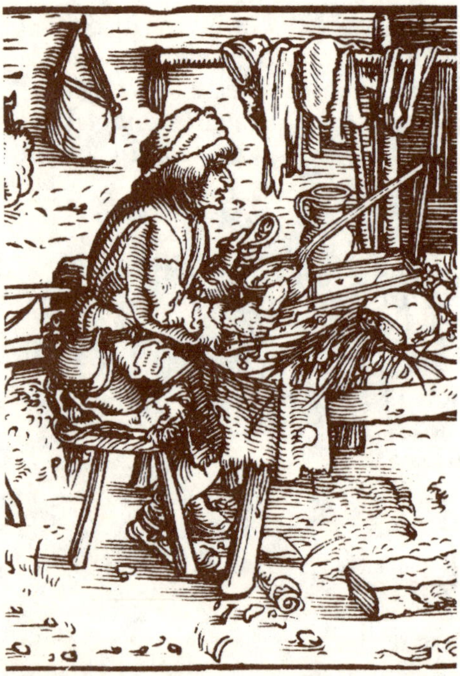

Einfach waren die Mahlzeiten der Bauern: Brei und Brot. Holzschnitt von Petrarca-Meister um 1520.

Andere Gerichte waren Ragouts und Breie, die in Schüsseln, Tortenformen oder Pasteten serviert wurden. Sie wurden reihum gereicht und jeder Tafelgast fischte sich handliche Brocken heraus, die auf Brot gelegt wurden oder man tauchte, wenn die Sache flüssiger war, Brot ein und ass so. Wenn Sie nun annehmen, dass die Küche des Mittelalters wegen der noch recht barbarisch anmutenden Tischsitten ebenso barbarisch gewesen ist, dann irren Sie. Die Vielfalt der Rezepte, das werden Sie auf den folgenden Seiten entdecken, war so gross, dass sie unserem heutigen Küchen-Rezeptschatz alle Ehre machen würde. Also waschen wir uns die Hände, lassen uns ein rupfernes Linnen von einer *„Fraw oder magde umbinden und nehmen siz an tafel"* unter dem Motto:

Las guot und vil essen vorlegen und iss.

Von der Eerlichē zimlichen / auch erlaubten Wolust des leibs /

Sich inn essen / trincken / kürtzweil rc. allerlay vnnd mancherlay Creaturen vnnd gaabenn Gottes / Visch / Vögel / Wildpret / Frucht der erden rc. mit Gott / allen eerē / auch gesundthait des menschens / mit dancksagung zů gebrauchen mügen / von allen Weisen / Erbaren vnd gelerten / besonders den Artzten gerathen / zůgelassen vnd gestattet / fein ordenlich hie iñ x. bůcher gesetzt / gekocht / vnd auff den tisch fein lustig berait vnd auffgetragen wirt / Durch den hochgelerten Philosophum vnd Oratorem / das ist weysesten vnd beredtesten Herrn / Bap. Platinam von Cremona / vnder Friderico iij. dem Römischē Kaiser gelebt / im̄ Jar 1481. jetz jüngst grüntlich auß dem latein verteütscht / durch M. Stephanum Vigilium Pacimontanum.

Im jar / M. D. XXXXII. ſ.

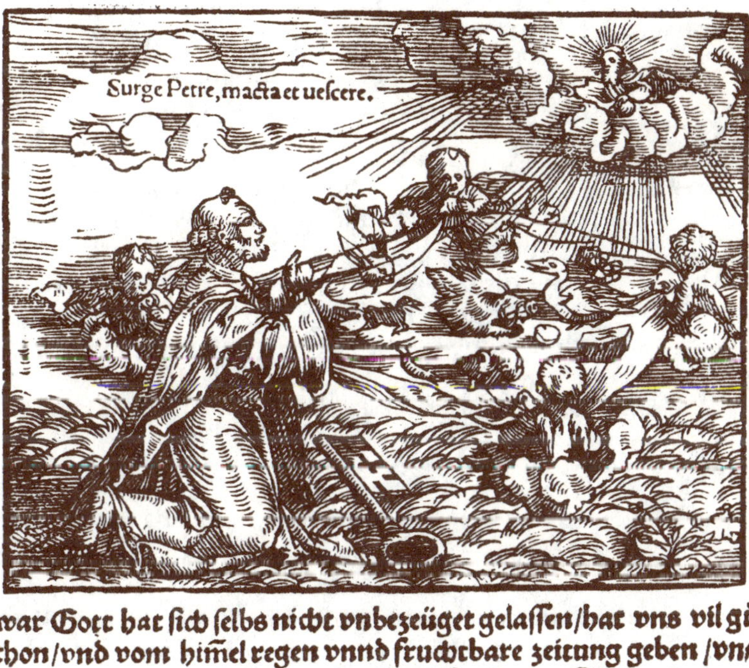

Vnd zwar Gott hat sich selbs nicht vnbezeüget gelassen / hat vns vil gůts gethon / vnd vom him̄el regen vnnd fruchtbare zeitung geben / vnsere hertzen erfüllet mit speiß vnd freüden rc. Acto. xiiij.

Ein guot kräfftiges süpplin zemachen

Mittelalterliche Genüsse aus dem dampfenden Suppentopf.

Unsere gute, alte Suppe suchen wir in den Kochbüchern des Mittelalters fast vergebens, obwohl wir unvoreingenommen davon ausgehen, dass sie breiten Raum eingenommen haben müssten.

Vergegenwärtigen wir uns aber die Möglichkeiten, die das Tafelgeschirr damals geboten hat, so kommen wir darauf, dass Suppen etwas Besonderes gewesen sind, denn weder Teller noch Löffel waren allgemein gebräuchlich. Auch wurden die Suppen als Höhepunkt des Menüs am Schluss gereicht. Sie sollten die Verdauung anregen, und so finden wir eine Reihe von Rezepten, die auch heute noch als sehr wirkungsvolle Abführmittel gelten. Ich habe das bei meinen kulinarischen Entdeckungsreisen durch das Mittelalter mehr als einmal magengrimmend am eigenen Leib erlebt.

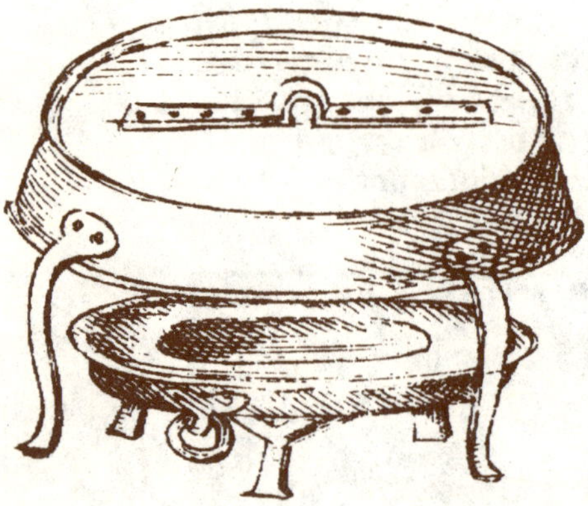

Die Suppe, die im späten 16. Jahrhundert ihren Weg in die Menüfolge fand und später zum bäuerlichen Hauptgericht avancierte, war im Mittelalter eigentlich meistens ein dicker Brei zum Auftunken mit Brot und „Mit-den-Händen-zu-Essen“ auf einem Fladen oder eine dünnflüssige Brühe zum Trinken.

Bei Tisch teilten sich meist zwei Personen eine Schüssel. Und es war Brauch, dass man Ehe- und Liebespaare zusammentat. Geändert hat sich das bis heute kaum, denn auch wir Männer lassen uns doch nur zu gern allerlei Leckereien von unserer Liebsten ins „Maul stopfen“. Seinerzeit jedoch war das umgekehrt: die Herren der Schöpfung hatten ihrer Liebsten „das Maul zu stopfen“. Mit allerlei köstlichen Leckereien aus der Suppenküche.

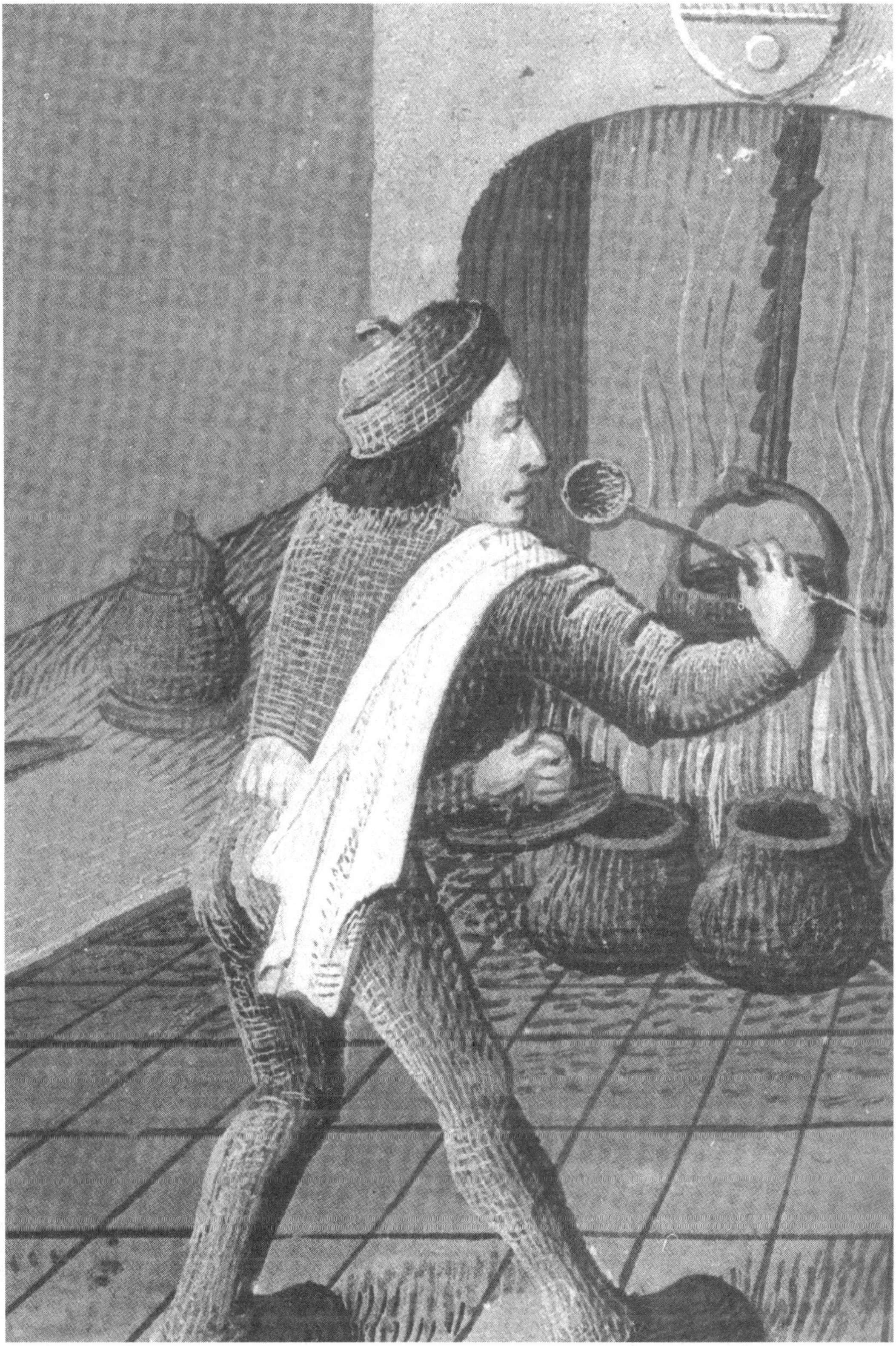

Ain guot linsin-spise

Linseneintopf - ein Gericht, das ja schon in biblischen Zeiten Geschichte gemacht hat.

400 g Linsen
3/4 l Fleischbrühe
1 Bund Suppengrün
2 Zwiebeln
2 Knoblauchzehen
50 g Schmalz
3 El Essig
1 Prise Zucker
Salz, Pfeffer

Die Linsen waschen und in der Fleischbrühe gut 12 Stunden einweichen lassen, dann das geputzte und kleingeschnittene Suppengrün zugeben, aufkochen lassen und etwa 90 Minuten zugedeckt auf milder Hitze garziehen lassen.

Die kleingeschnittenen Zwiebeln und Knoblauchzehen im Schmalz auf milder Hitze andünsten, bis sich die Zwiebeln goldig färben.

Eine Hälfte der Linsen durch ein Sieb passieren, mit den Zwiebeln vermischen und wieder unter die restlichen Linsen rühren. Aufkochen lassen, mit Essig, Zucker, Salz und Pfeffer kräftig abschmecken, anrichten und servieren.

Ruetschart

Ein Bohneneintopf - aus der Tegernseer Klosterküche. Er ist in Bayern noch als „Ritschert“ bekannt

300 g getrocknete weisse Bohnen
1 l Fleischbrühe
250 g durchwachsener Speck
150 g Karotten
Bohnenkraut
2 Knoblauchzehen
Salz, Pfeffer
Oregano
1 Bund Petersilie

Die Bohnen waschen und gut 12 Stunden (über Nacht) in der Fleischbrühe einweichen lassen. Dann in dieser aufsetzen und bei geringer Wärmezufuhr etwa 90 Minuten gar kochen.

Den durchwachsenen Speck in Würfel schneiden und auf milder Hitze goldbraun braten. Die kleingeschnittenen Karotten dazugeben, weich dünsten und mit den zerdrückten Knoblauchzehen sowie dem Bohnenkraut würzen.

Die Bohnen aus der Brühe nehmen und durch ein Sieb passieren. Mit dem ausgelassenen Speck gut vermischen und herzhaft kräftig mit den Gewürzen abschmecken. Mit der Brühe zu einem dickflüssigen Brei verrühren, anrichten. Mit der feingehackten Persilie bestreut servieren.

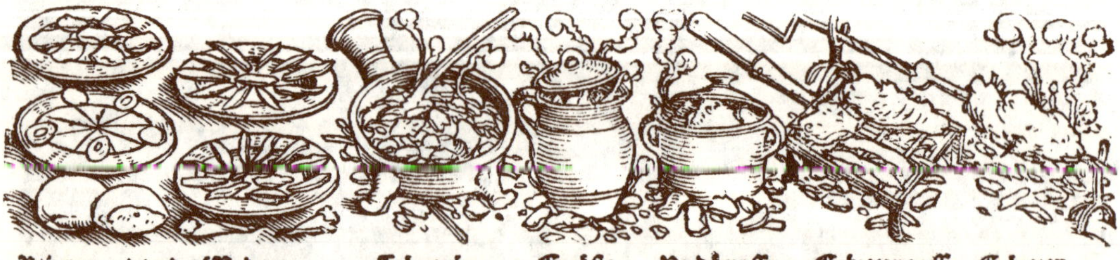

Bismaguard/vnd Sambusuch. Manducatate. Tabegeth. Geröfts. Verdämpfft. Gebratens vff kolen. Gebraten am spiß.

Kernlasuppelin

Kräuterwürzige Sagosuppe - für unseren heutigen Geschmack wiedererstanden.

1 l kräftige Fleischbrühe
50 g Sago
Salz, Pfeffer
2-3 El gehackte Petersilie

Den kurz kalt abgespülten Sago in die heisse Fleischbrühe einrühren, einmal aufkochen lassen und etwa 15 Minuten zugedeckt auf milder Hitze ausquellen lassen.

Recht kräftig mit den Gewürzen abschmecken und mit der gehackten Petersilie bestreuen.

Suben von swartze Bonen

Schwarze Bohnensuppe, wie sie der Bruder Küchenmeister vom Kloster Tegernsee zubereitete.

75 g durchwachsener Speck
1 Zwiebel
300 g rote Bohnen (Dose)
1 Tl Bohnenkraut
1/8 l milder Rotwein
1/4 l Fleischbrühe
1/4 l Sahne
Salz, Pfeffer
2 El gehackte Petersilie

Den durchwachsenen Speck in kleine Würfel schneiden und in einem Topf auf milder Hitze goldgelb auslassen, die feingehackte Zwiebel zufügen und goldgelb braten. Die Bohnen mit der Flüssigkeit und dem Bohnenkraut etwa 10 Minuten schmoren.

Durch ein Sieb oder die „Flotte Lotte" passieren bzw. im Mixer mit etwas Fleischbrühe glatt pürieren. Dann mit Fleischbrühe und Rotwein kurz aufkochen und die Sahne unterziehen. Mit Salz und Pfeffer aus der Mühle abschmecken, anrichten und mit gehackter Petersilie bestreuen.

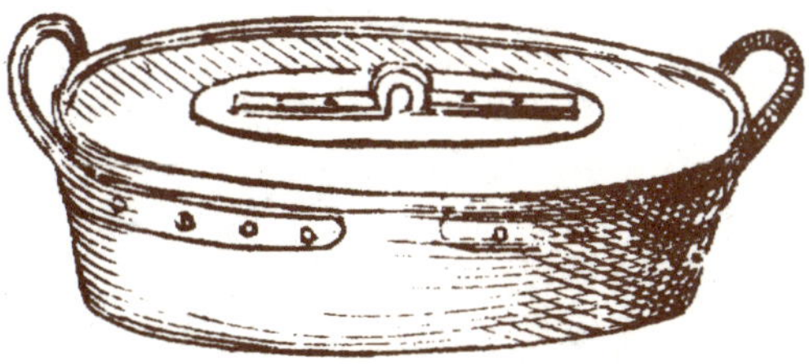

Suben von Lombardey

Lombardische Suppe nach einem Rezept von Bartolomeo Scappi, dem Leibkoch von Papst Pius V.

500 g Karotten
50 g Butter
1/2 l Fleischbrühe
1 Zweig Thymian
Salz, Pfeffer
50 g geriebener Emmentaler
1 Nelke
Zimt, Safran
Muskat
1/2 l weisser Traubensaft
3-4 Eigelb

Die geputzten und feingeschnittenen Karotten in der Butter andünsten. Die Fleischbrühe angiessen, den Thymian zugeben, salzen, pfeffern und die Suppe etwa 15 Minuten kochen lassen.

Wenn die Karotten gar sind, Käse, Gewürze und das mit Traubensaft verquirlte Eigelb unterziehen. Die Suppe nochmals kurz aufwallen (nicht mehr kochen!) lassen, anrichten und servieren.

Rindfleysch mite Kräutter gesoten

Herzhafte Rindfleischsuppe mit Gartenkräutern.

500 g Rindfleisch
(Brust oder Bein)
1 Stange Lauch
1 Karotte
1/4 Sellerieknolle
1 Petersilienwurzel
6 Pimentkörner
1 Lorbeerblatt
2 l Wasser
Salz, Pfeffer
50 g Butter
2 Zweiglein Thymian
2 Stengel Oregano
50 g Flädlein-Nudeln
3 El gehackte Petersilie/Kerbel

Das Fleisch und das Gemüse putzen und beides grob zerkleinern. Mit dem kalten Wasser aufgiessen, Pimentkörner und Lorbeerblatt zugegen und zugedeckt langsam zum Kochen bringen. Die Suppe gut abschäumen, salzen und auf milder Hitze etwa 2-2 1/2 Stunden kochen.

Die Suppe abschmecken, die Butter, Thymian, Oregano und die Nudeln zugeben. Noch einmal etwa 5 Minuten ziehen lassen, anrichten und mit Petersilie bestreuen.

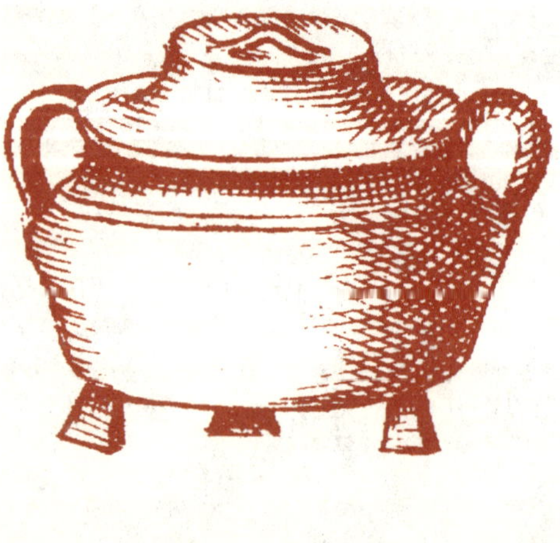

Fleysch in würzkreuter gesoten

Eine kräftige Fleischbrühe mit Kräutern - daran labte sich Erzherzog Ferdinand, der Gatte der Philippine Welser.

500 g Rindfleisch
(Brust oder Bein)
250 g Suppenknochen
1 Zwiebel
1 Bd. Suppengrün
2 l Wasser
8 El gehackte Kräuter
(Löwenzahn, Brennessel, Kerbel, Sauerampfer, Petersilie)
Salz, Pfeffer

Das grob zerkleinerte Fleisch, die Knochen, die gewaschene, mit der Haut (gibt der Suppe eine schöne Farbe) geviertelte Zwiebel und das geputzte, kleingeschnittene Suppengrün mit kaltem Wasser aufgiessen, langsam aufkochen, gut abschäumen und etwa 3 Stunden zugedeckt ziehen lassen.

Die gehackten Kräuter dazugeben und nochmals 20-30 Minuten ziehen lassen.

Das Fleisch und die Knochen herausnehmen. Das Fleisch in kleine Stücke schneiden und wieder in die Suppe geben, mit Salz und Pfeffer abschmecken, anrichten und mit etwas gehackter Petersilie bestreuen.

Eine fleischwürzig-herzhafte Suppe, zu der Sie am besten ofenfrische „Fladen von steynbrodt" (S. 129) oder die leckeren, in Butter gebratenen „Probstsemel" (S. 112) reichen.

Grauwe suben mit Hennerfleysch

Das Huhn - in grauer Suppe - dass die Untertanen des französischen Königs zumindest sonntags im Topf haben sollten.

1 Suppenhuhn (etwa 1.500 g)
2 l Wasser
1 Petersilienwurzel
1 Bund Suppengrün
Estragon
Thymian
Salz, Pfeffer
100 g Graupen

Das ausgenommene, gewaschene Suppenhuhn mit kaltem Wasser langsam zum Kochen bringen, gut abschäumen und zugedeckt auf milder Hitze 30 Minuten kochen lassen.

Die gesäuberten Innereien (Herz, aufgeschnittener Magen, Hals) mit dem zerkleinerten Suppengrün, der Petersilienwurzel, den Kräutern und Gewürzen zugeben und weitere 45 Minuten garen.

Die Leber zugeben und die Brühe nach weiteren 15 Minuten durch ein grobes Sieb abgiessen. Dann zurück in den Topf geben und die Graupen unterrühren.

Das Huhn enthäuten, das Fleisch von den Knochen lösen, zerkleinern und in der Suppe nochmals 10 Minuten heiss werden lassen.

Die Suppe abschmecken, und mit gehackter Peterilie bestreuen.

Hecht von Flus in suben

Würzige Flusshecht-Suppe für 4-6 Personen.

1 Hecht (etwa 1.000 g)
1/4 l trockenerWeisswein
1 Zwiebel
2 Lorbeerblätter
1 Bund Suppengrün
Salz, Pfefferkörner
2-3 El Butter
2 El Mehl
1 l Wasser
100 ml Sahne
1 Eigelb
Petersilie zum Garnieren

Den Fisch ausnehmen und säubern. Das Fleisch sauber von den Gräten lösen, häuten und grob zerteilen.

Die Fischreste (Gräten, Kopf, Flossen) im Wasser mit der in Scheiben geschnittenen Zwiebel, den Lorbeerblättern, dem zerkleinerten Suppengrün, Salz und Pfeffer etwa 30 Minuten einkochen und danach durch ein feines Sieb seihen.

Aus Butter und Mehl unter Rühren eine helle Mehlschwitze machen, den Fischsud unterrühren und etwa 10 Minuten ziehen lassen. Das Fischfleisch zugeben und den Weisswein unterziehen.

Nach 5 Minuten die mit dem Eigelb verquirlte Sahne einrühren und die Suppe binden. Mit der feingehackten Petersilie überstreuen.

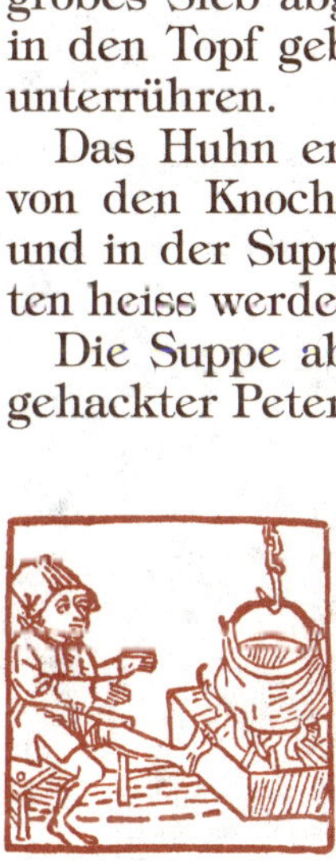
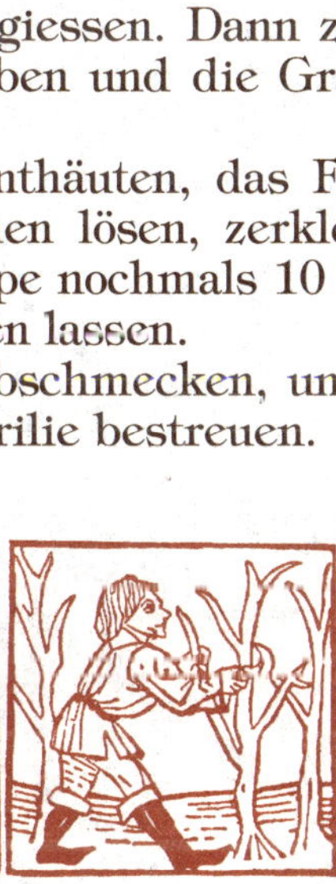
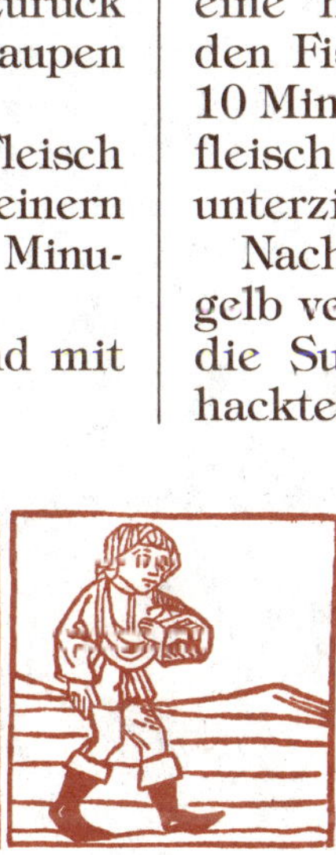
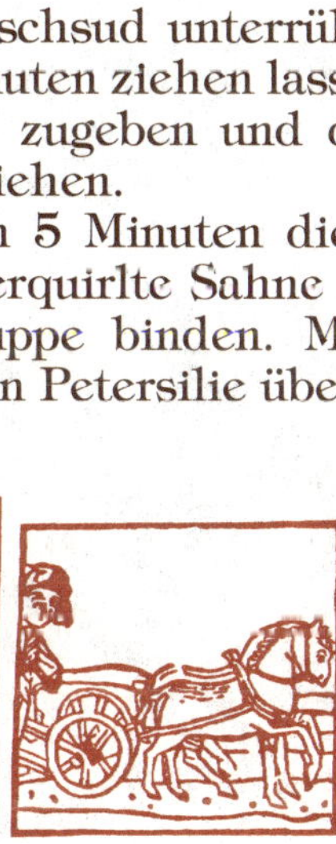
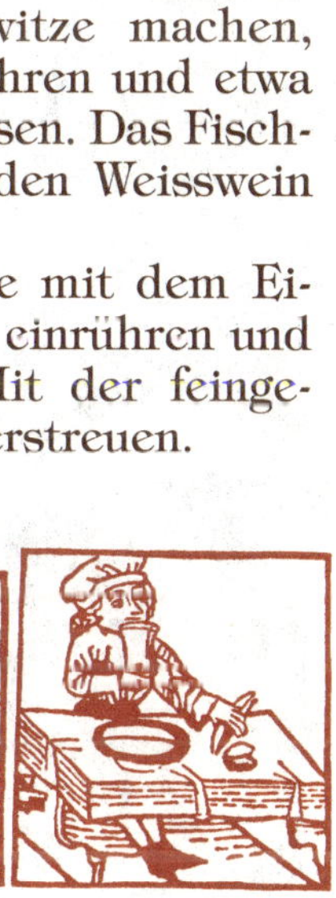

Suben von Hun mit Castanien

Geflügelsuppe mit Esskastanien aus dem Kochbuch des königlichen Hofkochs Taillevent.

200 g Esskastanien/Maronen
2 Hühnerlebern
3 hartgekochte Eier
1 l gute, entfettete Hühnerbrühe
1/2 Tl gemahlener Ingwer
1/2 Tl gemahlener Zimt
1 Msp gemahlene Nelken
1 Msp Safran
Salz, Pfeffer

Die Kastanien einmal über Kreuz einschneiden und im vorgeheizten Backofen (E: 200° C, G: 3) 10 Minuten garen, herausnehmen, etwas abkühlen lassen, schälen und häuten.

Zusammen mit den geputzten Lebern und den Eigelben im Mixer glatt pürieren. Dabei evtl. etwas Brühe zugeben, wenn das Püree zu fest wird.

Mit der Brühe gründlich verquirlen und mit den Gewürzen pikant abschmecken.

Zugedeckt auf milder Hitze unter Rühren cremig und heiss werden lassen. Sie darf keinesfalls kochen, da sie sonst leicht ausflockt. Anrichten und sofort auftragen.

Olla Potrida

Ein herzhaft deftiger Eintopf aus der spanischen Küche, der zu den Lieblingsrezepten der Zeit zählte. Sein Name „fauler Topf" täuscht, denn drin ist alles, was die Saison aufzubieten hatte. Für 8 Personen.

300 g Rinderbrust oder -schulter
300 g Lammschulter
300 g Schweineschulter
300 g Geflügelbrust
150 g durchwachsener Speck
150 g roher Schinken
1-2 Zwiebeln
1-2 Knoblauchzehen
2 Bund Suppengrün
250 g Weisskohl
Salz, Pfeffer
1 Lorbeerblatt
2 l gute Fleischbrühe
100 g Kichererbsen
reichlich frische Gartenkräuter (Petersilie, Kerbel, Basilikum, Salbei, Sauerampfer usw.)

Das gesäuberte Fleisch in mundgerechte Stücke, Speck und Schinken in Würfel schneiden. Zwiebeln und Knoblauch häuten und feinwiegen. Das Suppengrün und den Kohl putzen und kleinschneiden.

Zuerst den Speck und den Schinken in einem grossen Suppentopf

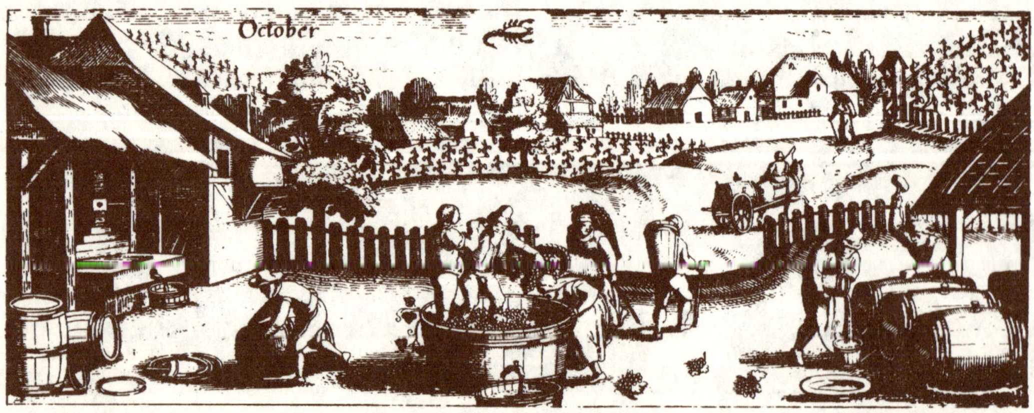

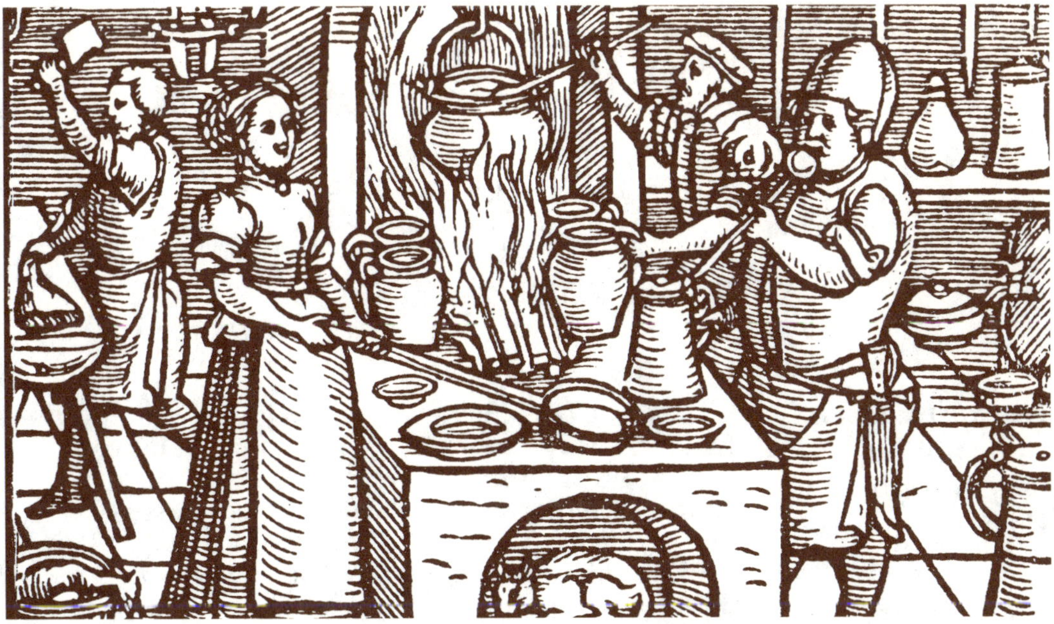

anbraten, herausnehmen und zur Seite stellen. Danach das Fleisch im Speckfett rundherum anbraten. Die Speck-Schinken-Mischung mit Zwiebeln und Knoblauch wieder zugeben.

Das Gemüse zugeben, unter Rühren kurz mitbraten, pfeffern, salzen, das Lorbeerblatt zugeben und mit der Brühe aufgiessen. Die Kichererbsen einrühren.

Den Eintopf zugedeckt auf milder Hitze gut 90 Minuten kochen lassen. Die feingewiegten Kräuter einrühren und den Eintopf auftragen.

Ein Eintopf der Geschichte geschrieben hat. Er kommt eigentlich heute in ganz Europa vor - mit den verschiedensten Namen. Zum Beispiel als „Hotchpotch", „Hotschpotsch" oder auch „Hochepot" ist er in Frankreich, England und Schottland ein winterliches Leibgericht.

Ramsuben mit Kernla

Rahmsuppe mit Sago - so wie Philippine Welser sie liebte.

3/4 l Vollmilch
1/4 l Sahne
50 g Sago
1-2 El Honig
Zimt, Anis, Ingwer
1 El Butter
3 Eigelb
Zimtzucker

Die Milch - bis auf 6 El - mit der Sahne und dem Sago unter Umrühren aufkochen, mit Honig, Zimt, Anis und Ingwer abschmecken. Die Butter zugeben und die Suppe etwa 10 Minuten zugedeckt auf mittlerer Hitze ziehen lassen.

Das Eigelb mit der Milch verquirlen, mit dem Schneebesen unter die Suppe ziehen und cremig binden. Nicht mehr kochen!

Die Suppe anrichten und Zucker mit Zimt getrennt dazu reichen.

Wiltu ein guot bastettem machen ...

Die köstlichen Geheimnisse mittelalterlicher Pastetenbäcker.

... musst Du haben sieben Sachen. Wie in diesem Kinderreim, so muten uns die vielen Anleitungen an, die mittelalterliche Küchenmeister für dieses *„frantzosisch gericht von teige gemacht innen hol und gefüllet wie ein Krapf“* aufgeschrieben haben. Und bei nicht wenigen läuft uns schon beim Lesen das Wasser im Mund zusammen. Die Rezepturen reizen uns zum Nachmachen. Zum Beispiel eine „bastede von krebzen“, eine „Pastetenn auß Kalbfleysch“ oder eine „Torten von fischen“. Doch nicht nur die Zusammenstellung der Zutaten ist interessant, auch die Form, in der diese Meisterwerke aus der Küche aufgetragen wurden. Denn hier haben die Pastetenbäcker ihrer Phantasie freien Lauf gelassen. Ganz freiwillig und zum Teil unter einem gewissen Zwang der Kirche, die es Menschen mit strengen Fastenvorschriften nur all-

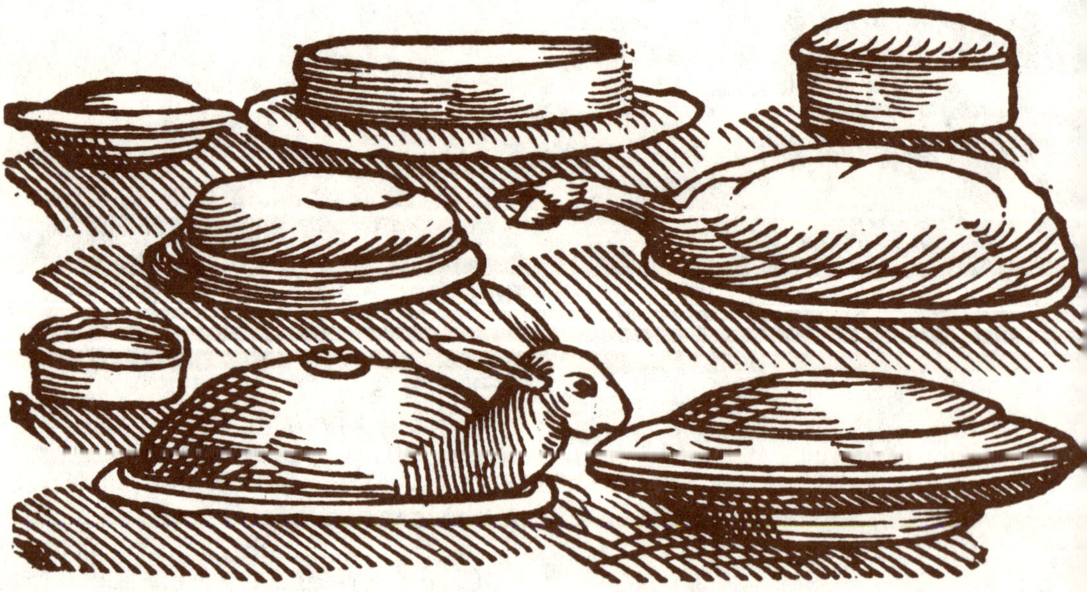

zuoft allzuschwer machte, das zu geniessen, worauf sie Appetit hatten. Denn mal ehrlich, was „Speis und Trank“ angeht, so legen auch wir uns doch nur höchst ungern Zwänge an, verzichten auf Gewohntes, Geliebtes. Drum erfanden die alten Küchenmeister trickreich, wie sie waren, Gerichte, die nach etwas aussahen, aber etwas ganz anderes waren wie beispielsweise einen „Rehpratem in der Fasten zumachen“, der aus Feigen, Weinbeeren und Mandeln bestand, oder „Repphüner“, die aus

Teig für Pasteten und Torten

wie er in der Küche der Philippine Welser
auf Schloss Ambras zubereitet wurde.
Für eine Pasteten- oder Tarteform.

250 g Mehl
1 Ei
125 g weiches Schmalz
1/2 Tl Salz
heisses Wasser nach Bedarf

Das Mehl mit Ei, Schmalz und Salz verkneten und dabei soviel Wasser zugeben, dass ein glatter Teig entsteht.

Zu einer Kugel formen und in Frischhaltefolie einige Stunden im Kühlschrank ruhen lassen.

Fischfleisch hergestellt waren. Und ausserdem zauberten die Köche „geniessbare Kunstwerke“ in Form von allerlei Tieren, Darstellungen von Schiffen oder Burgen als Schaustücke auf die Tafeln ihrer Herren.

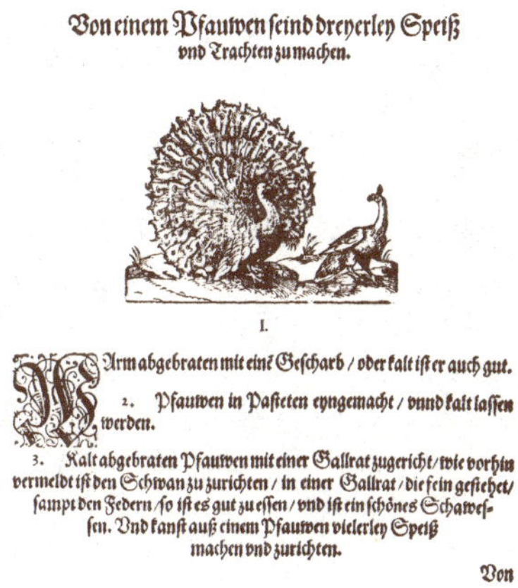
Von einem Pfauwen seind dreyerley Speiß
vnd Trachten zumachen.

I.

Warm abgebraten mit einē Gescharb / oder kalt ist er auch gut.

2. Pfauwen in Pasteten eyngemacht / vnnd kalt lassen werden.

3. Kalt abgebraten Pfauwen mit einer Gallrat zugericht / wie vorhin vermeldt ist den Schwan zu zurichten / in einer Gallrat / die fein gestehet / sampt den Federn / so ist es gut zu essen / vnd ist ein schönes Schawessen. Vnd kanst auß einem Pfauwen vielerley Speiß machen vnd zurichten.

Von

Kunstvoll wurden uns heute exotisch anmutende Braten, Pasteten und Schaustücke auf die Tafeln getragen.

Torten von Borbon

Eine leckere Vorspeise aus dem Kochbuch eines Hofkochs am französischen Königshof.

Teig:
75 g Butter
150 g Mehl
1 Ei
1-2 El Wasser
Salz
Fett für die Form

Belag:
3-4 Eier
200 ml Sahne oder Crème fraîche
75 g geriebener Käse
Muskatnuss
weisser Pfeffer

Die Butter gerade flüssig werden lassen, das Mehl, die Eier, eine Prise Salz und das Wasser schnell unterarbeiten und den glatten Teig zugedeckt mindestens 2 Stunden ruhen lassen.

Den Teig auf bemehlter Arbeitsfläche dünn ausrollen. Eine Tarteform ausfetten, mit dem Teig auslegen, mit einer Gabel mehrmals einstechen und im vorgeheizten Backofen (E: 200° C, G: Stufe 3) etwa 10 Minuten blindbacken. Herausnehmen und auskühlen lassen.

Die Eier mit der Sahne bzw. Crème fraîche kräftig verquirlen, den Käse unterheben, mit Muskat, Pfeffer und Salz abschmecken.

Die Masse auf den vorgebackenen Boden geben und im Backofen noch einmal etwa 30 Minuten, bis die Oberfläche goldbraun ist, backen.

Ein tortt von Mangoldt

Torte mit Mangold wie sie im Frankreich des Mittelalters serviert wurde.

Teig:
75 g Butter
150 g Mehl
1 Ei
1-2 El Wasser
Salz
Fett für die Form

Belag:
500 g Mangold
1 Bund Petersilie
5-6 Stengel Minze
1-2 Stengel Majoran
1-2 Stengel Basilikum
4 Eier
2-3 El Crème fraîche
1 Prise Zimt
1 Prise Muskat
1 Prise Ingwer
75 g geriebener Käse
8-10 Scheiben durchw. Räucherspeck (dünn geschnitten)

Die Butter gerade flüssig werden lassen, das Mehl, die Eier, eine Prise Salz und das Wasser schnell unterarbeiten und den glatten Teig zugedeckt mindestens 2 Stunden ruhen lassen.

Den Teig auf bemehlter Arbeitsfläche dünn ausrollen. Eine Tarteform ausfetten, mit dem Teig auslegen, mit einer Gabel mehrmals einstechen und im vorgeheizten Backofen (E: 200° C, G: Stufe 3) etwa 10 Minuten blindbacken. Herausnehmen und auskühlen lassen.

Inzwischen den Mangold putzen, waschen und zusammen mit den abgezupften Kräutern fein hacken.

Die Eier mit der Crème fraîche

verquirlen und die Gewürze zugeben. Die Gemüse-Kräutermischung und 50 g Käse unterheben.

Die Mischung auf die Tarte streichen und im Backofen 20 Minuten garen. Dann die Speckscheiben darauflegen, mit dem restlichen Käse bestreuen und unter dem Grill oder bei Oberhitze noch einmal 5-8 Minuten bräunen.

Vischbastetten mite Würtzkreutter

Delikate Fischpastete mit feiner Würzkräuterfüllung.

Teig:
500 g Mehl
2-3 Eier
50 g Schmalz
2 El Wasser

Füllung:
1000 g Forelle
1 Bund Petersilie
Majoran, Kerbel
1 Zehe Knoblauch
Salz, Pfeffer
2 Zwiebeln
2 Eier
2 El weiche Butter
1/8 l Weisswein
1/8 l Brühe
50 g Speckscheiben

Aus dem Mehl, 2 Eiern, dem erwärmten Schmalz und Wasser einen trockenen Teig bereiten. Wird er zu bröselig, das weitere Ei zugeben.

Den Teig in Frischhaltefolie eingeschlagen zwei Stunden ruhen lassen.

Inzwischen die Forellen säubern, waschen, enthäuten und entgräten. Das Fleisch - bis auf zwei Filets - feinwiegen. Die Gewürze, Kräuter, den zerdrückten Knoblauch und die sehr fein gehackten Zwiebeln dazugeben und untermischen. Danach Eier, weiche Butter, Wein und Brühe kräftig unterarbeiten, bis eine glatte Masse entstanden ist.

Den Teig - etwa ein Drittel für den Deckel zurückbehalten - ausrollen, eine ausgefettete Pastetenform (Kastenform) damit auslegen. Dann mit den Speckscheiben auslegen und die Hälfte der Fischmasse daraufgeben. Die beiden Filets mit Speckscheiben umwickeln, drauflegen und mit der restlichen Füllung bedecken.

Die Teigränder anfeuchten, den Deckel auflegen, gut andrücken, mit einer Gabel mehrmals einstechen und die Pastete im vorgeheizten Backofen (E: 200° C, G: Stufe 3) etwa 60 Minuten backen.

Garprobe mit einem Holzspiesschen machen. Bleibt es beim Herausziehen trocken, ist die Pastete gar.

Die Pastete gut auskühlen lassen, aus der Form stürzen, in dicke Scheiben schneiden, anrichten und servieren.

¶ Le liure de taillevent grant cuysinier du Roy de France.

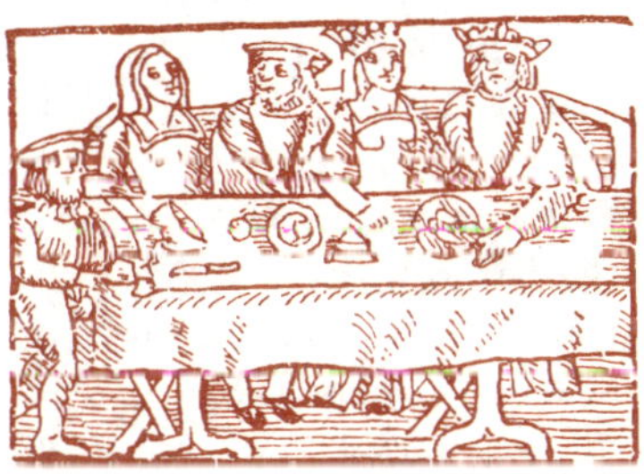

¶ Cy finist le liure de Taillevent grant cuysinier. Imprime nouuellement: a la maison de feu Barnabe chaussard, pres nostre dame de Confort. M. D. xiv.

Dorttem von Krebezen

Krebstorte - als Vorspeise für 4 bis 6 und Hauptgericht für 2 zu servieren.

Teig:
250 g Mehl
2 Eier
25 g Schmalz
2-3 El Wasser

Füllung:
3 Eier
50 g geriebener Käse (Parmesan oder Emmentaler)
125 g geriebener Lebkuchen
1/8 l Milch nach Bedarf
Salz
Safran
Salbei
Petersilie
16 ausgelöste Krebsschwänze
1 Apfel
3 getrocknete Feigen
etwas Schmalz zum Bestreichen

Aus dem Mehl mit Eiern, zimmerwarmem Schmalz und Wasser einen glatten, trockenen Teig bereiten, in Frischhaltefolie einschlagen und wenigstens 1 Stunde im Kühlschrank ruhen lassen.

Aus den Eiern, dem Käse und Lebkuchen eine nicht zu dünnflüssige Füllmasse bereiten. Bei Bedarf noch mit etwas Milch cremiger machen, mit den Gewürzen und Kräutern pikant abschmecken.

Den Teig auf der bemehlten Arbeitsfläche dünn ausrollen, etwa 1/3 des Teiges für den Deckel zurückbehalten und mit dem Rest eine gut ausgefettete ofenfeste Auflauf- oder Springform auskleiden.

Die Füllmasse gleichmässig darin ausstreichen und die Krebsschwänze sternförmig eindrücken.

Den geschälten, entkernten, in längliche Scheiben geschnittenen Apfel und die in Streifen geschnittenen Feigen abwechselnd dazwischen verteilen.

Die Teigränder anfeuchten und den Deckel aus dem Teigrest darauflegen. Gut andrücken, mit Schmalz bestreichen und im vorgeheizten Backofen (E: 200° C, G: Stufe 3) etwa 45 Minuten abbacken, bis die Kruste goldbraun ist.

Herausnehmen, etwas abkühlen lassen, in Portionsstücke schneiden und auf Tellern anrichten.

Heidenisch kuchen

Eine Pastete, deren Rezept aus den heidnischen Ländern, was soviel heisst, wie aus Böhmen oder dem Orient, stammt.

Teig:
500 g Mehl
2-3 Eier
50 g Schmalz
1-2 El Wasser
Salz

Füllung:
750 g Rindfleisch (Schulter o.ä.)
125 g durchwachsener Speck
2-3 Äpfel
Pfeffer, Majoran, Thymian, Liebstöckel
2 Knoblauchzehen
3 Eier
1 Eigelb

Aus den Zutaten einen festen, trockenen Teig zubereiten und zugedeckt 2 Stunden ruhen lassen.

Inzwischen die Äpfel schälen, vierteln und entkernen. Zusammen mit dem Rindfleisch und dem Speck durch den Fleischwolf (mittlere Lochung) drehen. Die Farce leicht salzen, kräftig mit den Kräutern, Gewürzen und dem zerdrückten Knoblauch abschmecken. Die Eier untermischen.

Den Teig auf bemehlter Arbeitsfläche dünn ausrollen und die Füllung als Rolle auf den Teig legen.

Die Ränder anfeuchten, den Teig über die Füllung klappen und die Nähte gut zusammendrücken. Die Pastete mit der Naht nach unten auf ein gefettetes Backblech legen, mit dem Eigelb bestreichen und mit einer Nadel mehrmals einstechen, damit der Backdampf entweichen kann.

In den vorgeheizten Backofen schieben (E: 200° C, G: Stufe 3) und etwa 60 Minuten goldbraun backen.

Als Vorspeise oder Zwischengericht servieren und die „Salse von wützic kreaeutter“ (S. 89) dazu reichen.

Kalf bastetten mit ribislmuos

Feine Kalbfleischpastete
mit Johannisbeercreme-Sauce
aus der mittelalterlichen
Feinschmeckerküche.

Teig:
500 g Mehl
3 Eier
50 g Schmalz
Salz

Füllung:
750 g Kalbfleisch (Schulter o.ä.)
100 g durchwachsener Speck
100 g Champignons
2 Knoblauchzehen
Salz, Pfeffer
125 ml trockener Weisswein
2 Eier
4 El Schmalz

Einen festen Teig aus dem erwärmten Schmalz, Mehl, Eiern und evtl. etwas Wasser kneten, salzen und mindestens 2 Stunden zugedeckt ruhen lassen.

Das Kalbfleisch in Würfel schneiden, mit dem Speck und den geputzten Champignons durch den Fleischwolf (feine Lochung) drehen. Mit den zerdrückten Knoblauchzehen, Salz, Pfeffer und Wein abschmecken. Die Eier und das Schmalz gründlich unterarbeiten.

Den Teig auf bemehlter Arbeitsfläche ausrollen, einen Teil für den Deckel zurückhalten und eine ausgefettete Pastetenform (Kastenform) auslegen und mit der Pastetenfarce füllen. Glattstreichen.

Den Teigrand anfeuchten, den Deckel auflegen, gut festdrücken und mehrmals mit einer Nadel einstechen, damit der Backdampf entweichen kann.

Im vorgeheizten Backofen 60-75 Minuten (E: 200° C, G: Stufe 3) backen. Garprobe mit dem Holzspiesschen machen, bleibt es trocken, ist die Pastete gar. Herausnehmen, über Nacht auskühlen lassen, aus der Form stürzen und in Scheiben geschnitten anrichten.

Dazu gibt es das fruchtige „Ribislbermuos“ (S. 90).

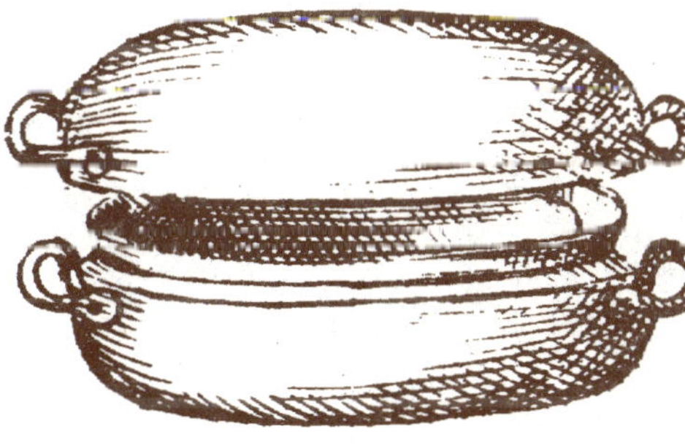

Ain fein bastetten vonn Ochsenzungen

Ochenzungenpastete -
aus dem um 1550 entstandenen
Kochbuch der Philippine Welser.

Teig:
500 g Mehl
3 Eier
50 g Schmalz
Salz
etwas Wasser
75 g durchwachsener Speck in Scheiben

Füllung:
1 gekochte Ochsenzunge (etwa 1.500 g)
Nelkenpulver
Ingwer, Zimt, Muskat
Salz, Pfeffer

Paste:
2 Eier
1 Glas Rotwein
3 El Semmelbrösel
10 g Schmalz
Fett für die Form
1 Eigelb zum Bestreichen

Einen festen Teig aus dem Mehl, erwärmtem Schmalz, den Eiern, Salz und evtl. etwas Wasser kneten und 2 Stunden zugedeckt ruhen lassen.

Inzwischen die gekochte, abgezogene und gesäuberte Ochsenzunge in Scheiben schneiden.

Die ausgefettete Pastetenform mit dem dünn ausgerollten Teig, ein Drittel für den Deckel zurückhalten, und danach mit den Speckscheiben auslegen.

Die Ochsenzunge daraufschichten und jede Schicht mit dem Gewürzgemisch aus gemahlenen Nelken, wenig Ingwer, Zimt, reichlich Muskat, Salz und Pfeffer bestreuen.

Die ausgelegte Form mit der Paste aus Eiern, Rotwein, Semmelbröseln und Schmalz übergiessen.

Die Teigränder anfeuchten, den Deckel auflegen, gut andrücken und dann mit einer Nadel mehrmals einstechen, damit der Backdampf gut entweichen kann. Mit dem verquirlten Eigelb bestreichen.

Im vorgeheizten Backofen etwa 45 Minuten (E: 200° C, G: Stufe 3) goldbraun backen. Garprobe mit einem Holzspiesschen machen, bleibt es beim Herausziehen trocken, ist die Pastete gar. Etwas abkühlen lassen, aus der Form stürzen, in dicke Scheiben schneiden und servieren.

Die Pastete als Vorspeise oder Zwischengericht servieren und die „Salse von wützic kreaeutter“ (S. 89) dazu reichen.

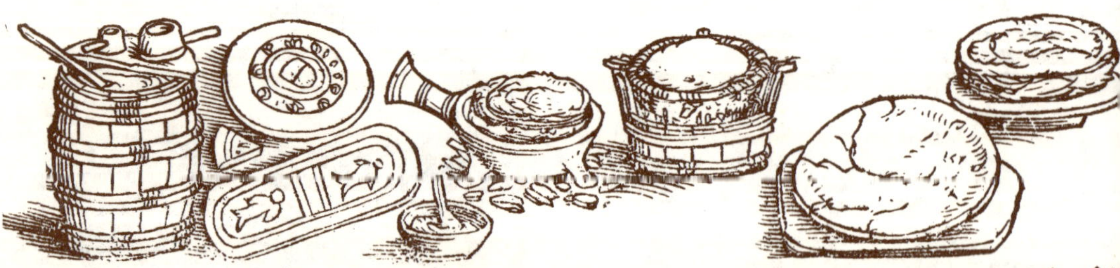

Honig. Feludichi. Catayff mit nußzen. Chabis. Chaloe mit nußzen. Cuskabenchl.

Kaponenbastetten mit phlumenmuos

Hühnerfleisch-Pastete
mit Pflaumenmus-Sauce.

Teig:
250 g Mehl
2 Eier
50 g Schmalz
2 El Milch oder Wasser
Salz

Füllung:
1.000 g Hühner-, Poularden- oder Hähnchenbrust
Wasser oder Hühnerbrühe
Majoran, Basilikum
Rosmarin, Estragon
1 Zwiebel
2 Eier
1/8 l saure Sahne oder Crème fraîche
1/8 l trockener Weisswein

100 g durchwachsener Speck in Scheiben
Fett zum Ausfetten
1 Eigelb

Aus dem Mehl, Eiern, Schmalz, Salz und Wasser einen trockenen Teig kneten und mindestens 2 Stunden zugedeckt im Kühlschrank ruhen lassen.

Inzwischen das Fleisch in Wasser oder Hühnerbrühe 10 Minuten garziehen lassen, herausnehmen und - bis auf eine Brusthälfte - zusammen mit den Kräutern zweimal durch den Fleischwolf (mittelfeine Lochung) drehen. Mit den Eiern, der feingehackten Zwiebel, der Sahne und dem Weisswein einen glatten Teig rühren. Abschmecken.

Die restliche Brusthälfte in den Speck wickeln. Eine Auflauf- oder Pastetenform ausfetten. Den Teig auf etwas Mehl ausrollen, ein Drittel für den Deckel zurückbehalten und mit dem Rest die Form auslegen.

Die Pastetenfülle zur Hälfte hineinfüllen, die vorbereitete Brust darauflegen und mit dem Rest Pastetenmasse bedecken.

Die Teigränder anfeuchten, den Deckel auflegen, gut andrücken, mit dem verquirlten Eigelb bestreichen, und mit einer Nadel mehrmals einstechen, damit der Dampf beim Backen entweichen kann.

Im vorgeheizten Backofen etwa 60 Minuten (E: 200° C, G: Stufe 3) backen. Garprobe mit einem Holzstäbchen machen, bleibt es beim Herausziehen trocken, ist die Pastete gar.

Aus dem Backofen nehmen, über Nacht auskühlen lassen, aus der Form stürzen und in Scheiben geschnitten anrichten.

Dazu reichen Sie Pflaumenmus, das Sie mit einer Prise Zimt und Ingwer pikant abschmecken und mit etwas Rotwein flüssiger machen.

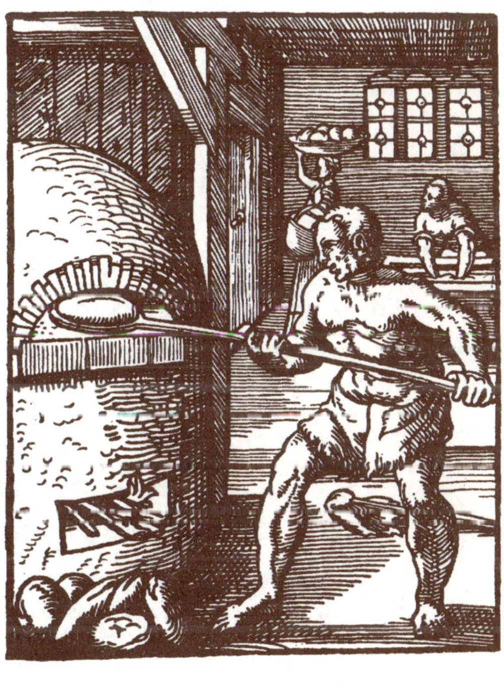

Bastetten von Hispania

Spanische Pastete -
ein Rezept, das schon die Griechen
in der Antike als „Katillos“ kannten.

Teig:
500 g Mehl
2 Eier
50 g Schmalz
2 El Wasser

Füllung:
1 Bund Schnittlauch
2 Zwiebeln
100 g Champignons
250 g Hähnchenbrustfilets
250 g Schweinefleisch
(Schnitzel oder Keule)
250 g Lammfleisch
(Keule oder Schulter)
50 g Rindermark
20 g Schmalz
Salz, Pfeffer
Thymian, Basilikum
Kerbel, Rosmarin

100 g roher Speck in Scheiben
1 Eigelb

Aus dem Mehl, Eiern, erwärmtem Schmalz und Wasser einen glatten, trockenen Teig bereiten und etwa 2 Stunden zugedeckt ruhen lassen.

Den Schnittlauch, die gehäuteten Zwiebeln und geputzten Champignons fein wiegen.

Das Fleisch fein hacken oder einmal durch den Fleischwolf (grobe Lochung) treiben, mit dem ebenfalls feingewiegten Mark, dem Schmalz sowie dem Zwiebel-Pilzgemisch und dem Ei gut vermengen. Mit den Kräutern und Gewürzen kräftig abschmecken.

Den Teig auf bemehlter Arbeitsfläche ausrollen, etwa ein Drittel für den Deckel zurückbehalten, eine ausgefettete Spring- oder Pastetenform auslegen. Mit den Speckscheiben auskleiden, die Füllung daraufgeben und glattstreichen.

Die Teigränder anfeuchten, den Deckel auflegen und gut andrücken. Mit einer Nadel mehrmals einstechen oder ein etwa markstückgrosses Loch herausschneiden, damit der Backdampf entweichen kann.

Mit dem verquirlten Eigelb bestreichen und im vorgeheizten Backofen (E: 200° C, G: Stufe 3) etwa 90 Minuten knusprig goldbraun backen. Garprobe mit einem Holzspiesschen machen. Bleibt es beim Herausziehen trocken, ist die Pastete fertig.

Aus dem Ofen nehmen, über Nacht auskühlen lassen, aus der Form stürzen und in Scheiben schneiden.

Zu dieser herzhaft-würzigen Pastete reichen Sie die „Salse von kronsbere“ (S. 91) oder auch Johannisbeer-Gelee, das es ja überall fertig zu kaufen gibt.

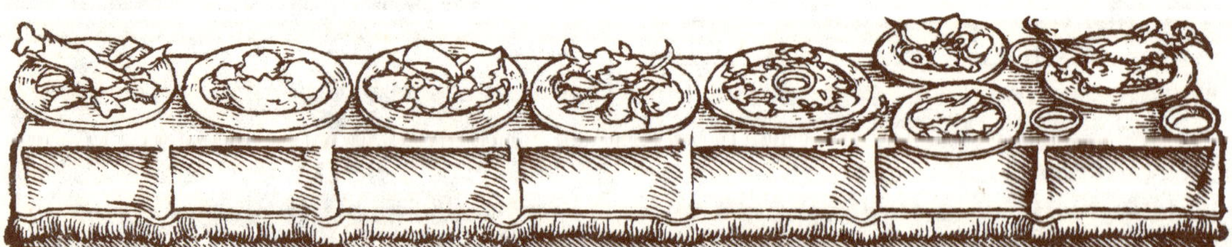

Bomadia. Tamuria. Berberosia. Corumbria. Munturia. Torosia/Cerasia. Agrestia.

Hasenbastettem

Hasenpastete. Ein etwas aufwendiges Rezept, das Sie aber für die mühevolle Zubereitung mit mittelalterlichen Gaumenfreuden belohnt.

1 junger Hase (etwa 1.500 g)
250 g roher Speck in Scheiben

Füllung:
Innereien vom Hasen
400 g Wild- oder Kalbsleber
150 g Semmelbrösel
100 ml Crème fraîche
100 ml fruchtiger Rotwein
10 Knoblauchzehen
1 Tl Thymian
Salz, Pfeffer

Beize:
1/2 l Rotwein
3 Zwiebeln
2 Knoblauchzehen
50 g Schmalz

Fett für die Auflaufform
125 ml süsse Sahne
250 ml fruchtiger Rotwein

Den gesäuberten, ausgenommenen Hasen waschen und abtrocknen.

Die Innereien (Leber, Herz) mit der Wild- bzw. Kalbsleber fein schneiden, mit den Semmelbröseln, der Sahne und dem Rotwein verrühren. Die Knoblauchzehen häuten, zerdrücken und mit dem gerebelten Thymian dazugeben. Mit Salz und Pfeffer abschmecken, gut durcharbeiten und den Hasen mit der Masse füllen.

Den Hasen verschliessen - am einfachsten mit dem Schnürschuh-Trick (S. 52) - und mit den Speckscheiben umwickeln.

Aus dem Rotwein, den in Scheiben geschnittenen Zwiebeln und halbierten Knoblauchzehen eine Beize zubereiten. Über den Hasen giessen und 24 Stunden darin marinieren.

Einen Bräter mit Schmalz ausstreichen, den abgetrockneten Hasen darauflegen und im vorgeheizten Backofen (E: 225°, G: Stufe 4) etwa 45-60 Minuten braten. Dabei immer wieder mit der Beize übergiessen. Nach 30 Minuten die gehackten Zwiebeln und den zerdrückten Knoblauch zugeben.

Den fertigen Hasen herausnehmen, etwas abkühlen lassen, zerlegen und entbeinen.

In die ausgefettete Auflaufform schichtweise Fleisch und Füllung geben. Den Bratenfond mit Rotwein loskochen, mit Sahne binden, würzen und darüber giessen.

Die Form in den vorgeheizten Backofen (E: 225° C, G: Stufe 4) schieben und 40-50 Minuten backen. Garprobe mit einem Holzspiesschen machen: Bleibt es beim Herausziehen trocken, so ist die Pastete fertig. Aus dem Ofen nehmen und bis zum nächsten Tag auskühlen lassen.

Die Pastete in der Form auf den Tisch bringen oder zuvor in Scheiben schneiden und anrichten.

Dazu gibt's Semmeltorte (S. 110) und Preiselbeerragout (S. 91) oder Weichselkirschsauce (S. 90).

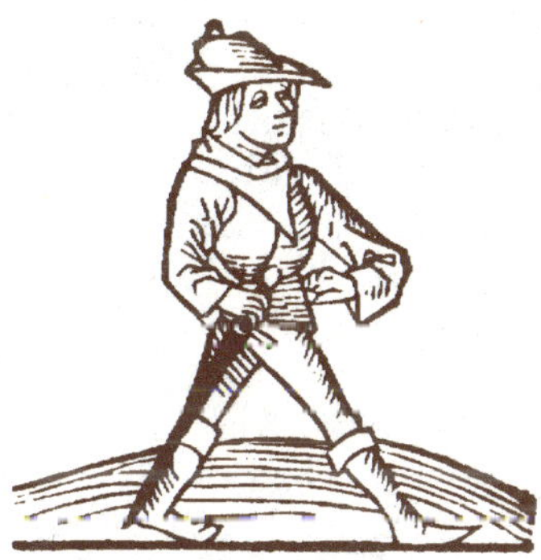

Colericus die conplexion
ist die ander vnd dauon
Will ich dir sagen hie alsus
wisse das ein Colericus
Ist von nature trucken heiß
dem fewr geleich als ich dz weiß
Dem sümer er auch gleichet ist
vñ kan vil trugenhafftiger list

Wildbredtbastette mit Weichsel Salse

Wildpastete mit Weichselkirschenmus - für 4-6 Personen, als Vorspeise auch für etwa 10 Personen.

Teig:
500 g Mehl
2-3 Eier
50 g Schmalz
1 El Wasser

Füllung:
500 g Wildfleisch (Reh, Hirsch)
250 g Kalbfleisch
250 g frischer Speck
125 g Kalbsleber
20 g Butter
3-4 El Armagnac oder Cognac
4-5 El Rotwein
2 Zwiebeln
50 g Pistazien
Salz, Pfeffer
Majoran
Fett für die Form
1 Eigelb

Aus dem Mehl, Eiern, weichem Schmalz und Wasser einen trockenen Teig kneten und in Frischhaltefolie eingeschlagen mindestens 1 Stunde im Kühlschrank ruhen lassen.

Inzwischen die Hälfte des Wildfleisches, das Kalbfleisch und den Speck durch den Fleischwolf (mittlere Lochung) drehen. Die Leber in fingerdicke Streifen schneiden, in der Butter leicht anbräunen, mit Armagnac ablöschen, würzen und herausnehmen.

Das restliche Wildfleisch ebenfalls in feine Streifen schneiden, anbraten, mit dem Rotwein ablöschen, würzen und zur Seite stellen.

Danach die in feine Würfel geschnittenen Zwiebeln im Bratfond glasig dünsten. Die Pistazien grob hacken und zugeben.

Die durchgedrehte Fleischmasse mit den Zwiebeln, Pistazien und dem Bratfond gut vermischen, kräftig abschmecken und das Wildfleisch sowie die Leber unterheben.

Den Pastetenteig auf etwas Mehl ausrollen, etwa ein Drittel für den Deckel zurückbehalten und mit dem restlichen Teig eine ausgefettete Form auslegen.

Die Pastetenmasse hineingeben und glattstreichen. Den Teigrand mit Wasser anfeuchten, den Deckel auflegen und gut andrücken. Mit einer Nadel mehrmals einstechen oder ein etwa markstückgrosses Loch herausschneiden, damit der Backdampf entweichen kann, und mit dem verquirlten Eigelb bestreichen.

Die Pastete im vorgeheizten Backofen (E: 200° C, G: Stufe 3) etwa 75-90 Minuten backen. Ggf. eine Viertelstunde vor Ende der Backzeit mit Alufolie abdecken, damit sie nicht zu dunkel wird. Garprobe mit einem Holzspiesschen machen. Bleibt es beim Herausziehen trocken, ist die Pastete gar.

Herausnehmen, einige Stunden auskühlen lassen, aus der Form stürzen, in Scheiben schneiden, anrichten und servieren.

Die „Weichsel Salse“ dazu finden Sie auf Seite 90.
Auch dieses Rezept zeigt wieder einmal, dass die Köche des Mittelalters schon Rezepte hatten, die sich mit unseren heutigen ehrenvoll messen können.

Die Gerätschaften, mit denen ein Koch hantierte, vom päpstlichen Hofküchenmeister Bartolomeo Scappi beschrieben.

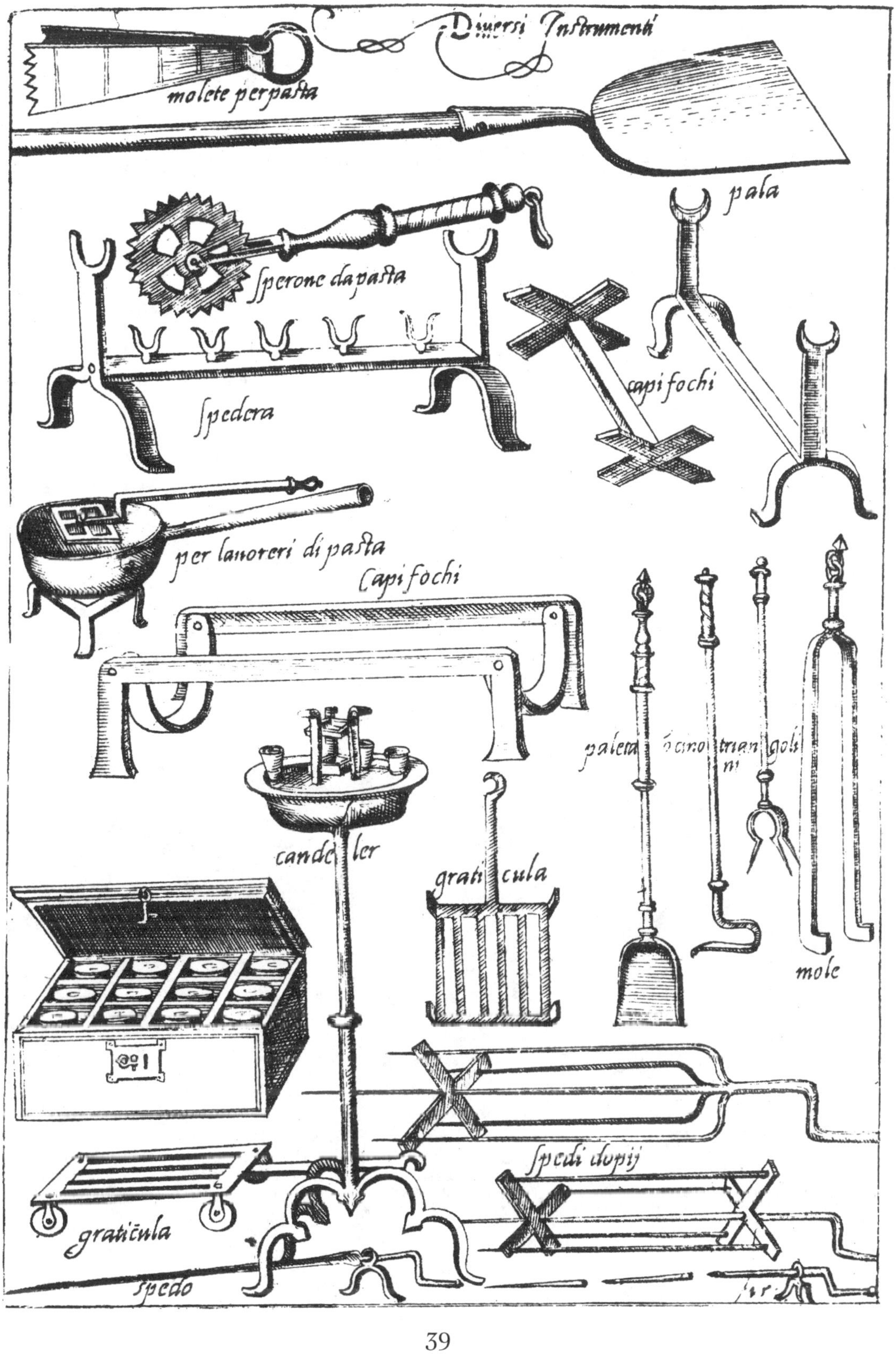
Diversi Instrumenti
molete per pasta
pala
sperone da pasta
spedera
capi fochi
per lavoreri di pasta
Capi fochi
paleta
triangoli
candeler
graticula
mole
spedi dopij
graticula
spedo

Wie man allerlay Vischen kochen sol

Spezialitäten von der Angel und aus dem Netz.

Es wäre nicht verfehlt, den Fischrezepten der Küche des Mittelalters ein Loblied zu singen, ist es doch nicht zuletzt der grossen Frömmigkeit der Menschen jener Tage zuzuschreiben, dass uns eine Reihe grossartiger Zubereitungen von Fischen überliefert ist, die wir heute als wahrhaft lukullische Schlemmereien wiederentdecken dürfen.

Die interessantesten Einblicke in die Fischküche jener Zeit geben uns zwei Bücher: das *„Tegernseer Koch- und Angelbüchlein“*, das ein anonymer Bruder Küchenmeister des Klosters zu Tegernsee im 14. Jahrhundert geschrieben hat, und das *„Fischbuch“* des Schweizers Conrad Gesner. Das „Tegernseer Koch- und Angelbüchlein“

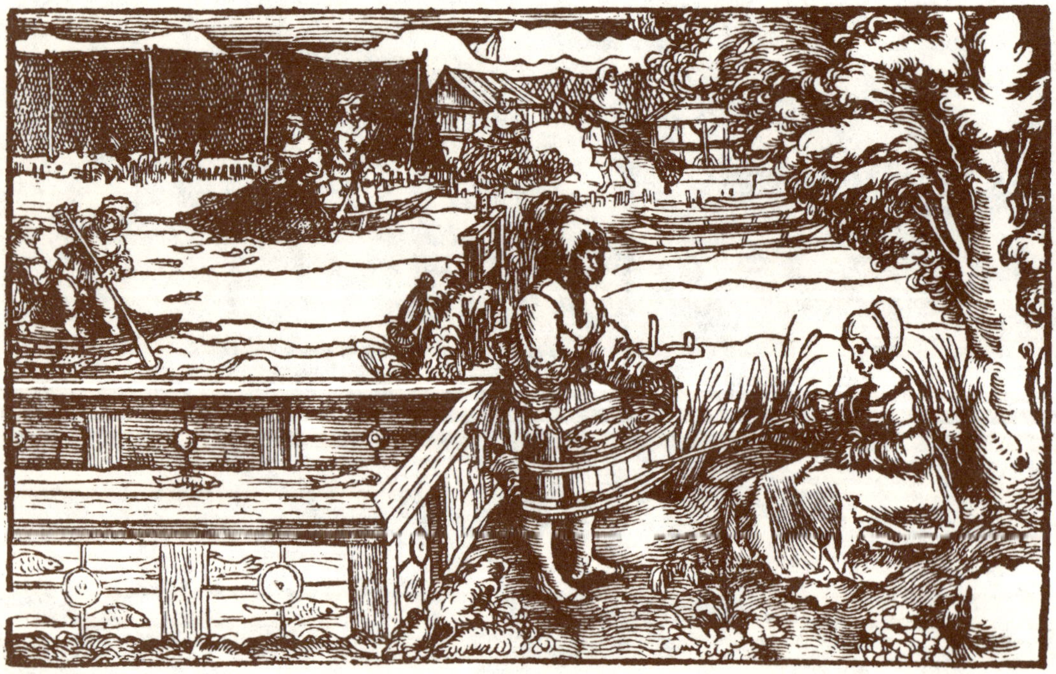

insbesondere zeigt uns das Gewicht, welches Fischgerichten in jenen Tagen beigemessen wurde, gab es doch neben den 52 Freitagen des Jahres noch eine wahre Unzahl von vorösterlichen, pfingstlichen, adventlichen und sonstigen Fastzeiten, die Abstinenz vom Fleisch verlangten.

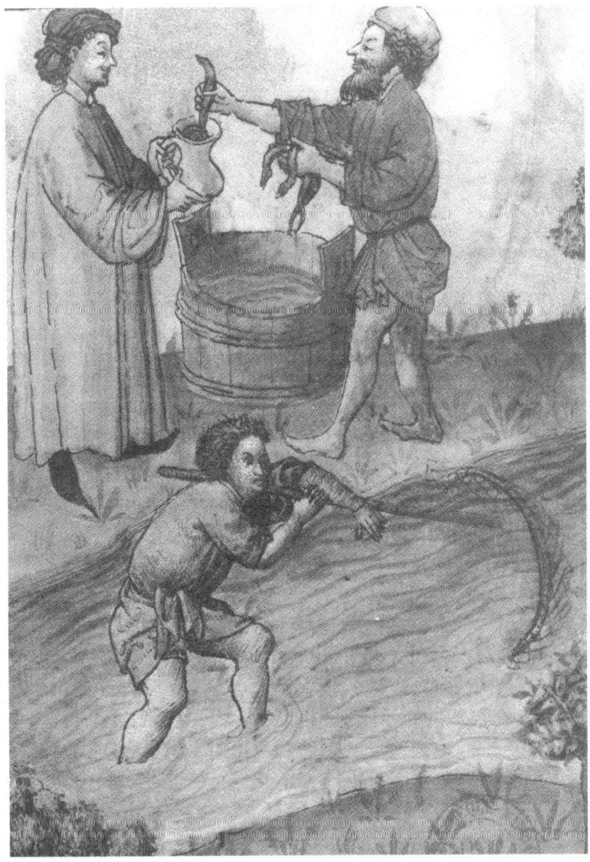

Die Flussfischer verkaufen frische Aale. Aus dem im 15. Jahrhundert entstandenen „Tacuinum sanitatis".

Trotz aller Einfachheit und Ursprünglichkeit der Rezepte ist die Phantasie der Köche zu bewundern, die mit ihren sehr begrenzten Möglichkeiten oft geradezu Unmögliches möglich machten. So finden wir allein im Tegernseer Kochbuch 27 Fischarten in unterschiedlichster Zubereitung. Neben *„Hechtenvisch"* (Hecht) und *„Vorhen"* (Forellen) stossen wir auf *„Präxen"* (Brachsen), *„Koppen"* (Kaulbarsch) und insbesondere auch auf *„Krebeze"* (Flusskrebse, die es damals noch in rauhen Massen gab). Und nicht wenige Rezepte kommen uns so neuzeitig vor, dass wir kaum glauben können, dass sie schon vor über 500 Jahre niedergeschrieben worden sind.

Ich möchte mich an dieser Stelle den berühmten Gastrosophen anschliessen, die der Meinung waren und sind, dass sich nur eine einzige Speise etwas auf ihre Berühmtheit einbilden darf: der Fisch. Und das gilt insbesondere für die Gattung der Plattfische. Diese Familie der Butte, Schollen und Zungen wird auch schon im Mittelalter für ihre Delikatesse gerühmt. So schreibt Gesner in seinem Buch über den Dornbutt, den wir heute Stein- oder Glattbutt nennen:

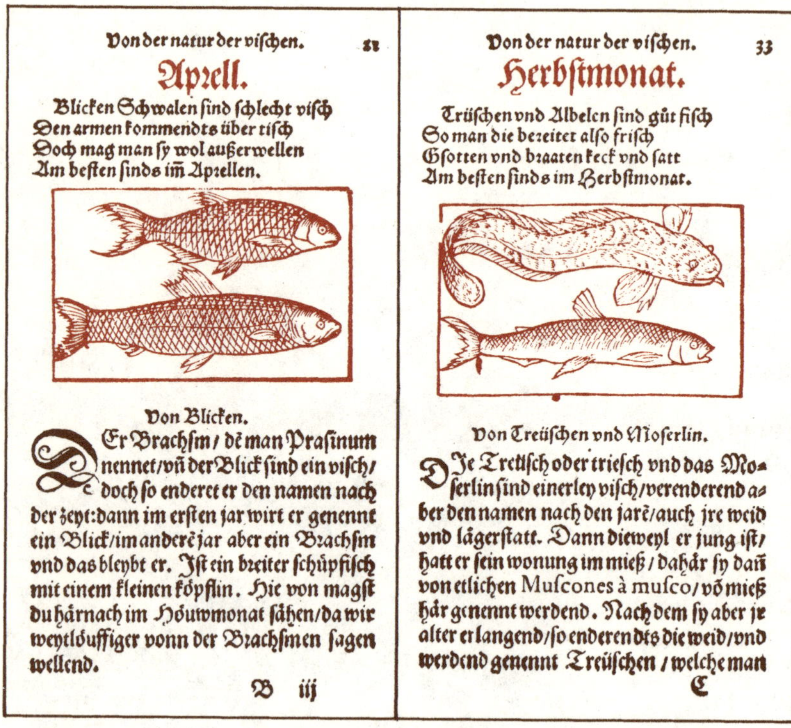
Von der natur der vischen. 21

Aprell.

Blicken Schwalen sind schlecht visch
Den armen kommendts über tisch
Doch mag man sy wol außerwellen
Am besten sinds im Aprellen.

Von Blicken.

DEr Brachsim / dē man Prasinum nennet / vñ der Blick sind ein visch / doch so enderet er den namen nach der zeyt: dann im ersten jar wirt er genennt ein Blick / im anderē jar aber ein Brachsim vnd das bleybt er. Ist ein breiter schůpfisch mit einem kleinen köpflin. Hie von magst du hårnach im Höuwmonat såhen / da wir weytlöuffiger vonn der Brachsimen sagen wellend.

B iij

Von der natur der vischen. 33

Herbstmonat.

Trüschen vnd Albelen sind gůt fisch
So man die bereitet also frisch
Gsotten vnd braaten keck vnd satt
Am besten sinds im Herbstmonat.

Von Treüschen vnd Moserlin.

DIe Treüsch oder triesch vnd das Moserlin sind einerley visch / verenderend aber den namen nach den jarē / auch jre weid vnd lågerstatt. Dann dieweyl er jung ist / hatt er sein wonung im mieß / dahår sy dañ von etlichen Muscones à musco / vō mieß hår genennt werdend. Nach dem sy aber je alter erlangend / so enderen dts die weid / vnd werdend genennt Treüschen / welche man

C

„Das Fleisch dieser Fische wird von allen naturkündigern höchlich gepriesen, als dass es so gar gesund und nützlich sey, auch lieblich zu essen, ingleichen eines angenehmen geschmacks, sey leichthin zu verdauen, speiße und sättige wol, gebe auch eynem Kranken gute Krafft und habe keinen bösen Saft.

In Summa er wird verglichen einem edlen Phasanen. Doch sol der Glatbutt noch besser seyn als der Dornbutt. Er kan auff alle weiß zubereitet werden. Er behält seyn Lob und preiß, er sey gesotten, gebraten oder gebacken, wird als auß der zahl der köstlichsten fischen Fürsten und Herrn dargestellt."

Sie sehen, über den guten Geschmack liess sich auch vor Jahrhunderten nicht streiten. Die grosse Rolle, die der köstliche Steinbutt schon damals auf dem Speisezettel spielte, zeigt auch das Festmahl, das der Kardinal Lorenzo zu Ehren seiner Majestät, Kaiser Karl V., im April 1536 in Rom gab. Dabei spielte der venezianische Steinbutt eine besondere Rolle. Der Kaiser lobte zungenschnalzend die Delikatesse des Fisches und die schneefarbene Weisse seines Fleisches. Und jetzt wollen wir diese Fischkochkunst wiederentdecken können - mit den nun folgenden Rezepten aus der Fischküche des Mittelalters.

Dornbutt in kreyter gebachen

Steinbutt im Kräuterbett gebacken. Ein Gericht, das Feinschmeckern schon vor 500 Jahren das Wasser im Mund zusammenlaufen liess.

1 Steinbutt (für 4 Personen)
1 Eichenbrett
(allseitig 5 cm grösser als der Fisch, ca. 3 cm dick - am besten ein ungeleimtes Eichenbrett)
reichlich frische Kräuter
(Petersilie, Estragon, Dill, Fenchel, Thymian, Basilikum, Borretsch usw.)
Salz, weisser Pfeffer
Öl
Zitronensaft
50 g Butter

Den Steinbutt unter fliessendem Wasser waschen, gut abtupfen und die dunkle Haut der Oberseite vorsichtig abziehen. Dazu schneiden Sie den Fisch mit einem scharfen Messer am Schwanz ein, packen die Haut mit der einen, mit der anderen den Fisch und ziehen die Haut vorsichtig, doch mit energischem Ruck ab. Die helle Haut auf der Unterseite des Fisches im Abstand von etwa 1 cm bogenförmig einschneiden.

Auf dem Backbrett in der Grösse des Fisches ein „Bett" aus frischen Kräutern auslegen.

Den Steinbutt leicht salzen, pfeffern und mit der hautlosen Seite auf das Kräuterbett legen. Dann dick mit Kräutern, die Sie vorher durch das Öl gezogen haben, belegen.

Den Fisch im vorgeheizten Backofen (E: 180° C, G: Stufe 2-2 1/2) - je nach Grösse - 25-30 Minuten garen lassen.

Den fertigen Steinbutt herausnehmen, die Kräuter entfernen und den Fisch portionsweise tranchieren. Dazu mit dem Filetiermesser von der Mittelgräte auf den Gräten nach aussen fahren und die Filets ablösen.

Die Filets anrichten und mit Kräutern bestreuen.

Die erwärmte, schaumig geschlagene und mit etwas Zitronensaft abgeschmeckte Butter dazu reichen.

Ein königlicher Genuss.
Dafür lohnt sich die Mühe der Anschaffung eines speziellen Backbretts, das nach öfterem Gebrauch immer mehr das Fumet (Aroma) des Steinbutts annimmt und ihn immer besser schmecken lässt.

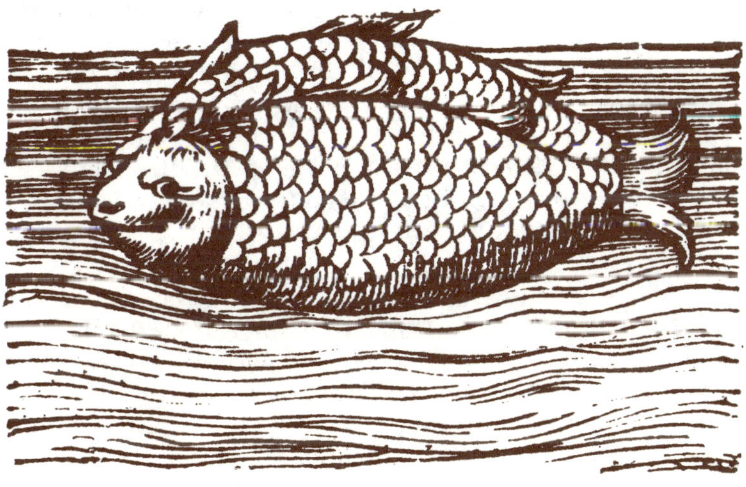

Krepfelin vonn hechtenvisch in gele salse

Feine Hechtklösschen
in gelber Würzsauce,
als Vorspeise für 4 Personen.

250 g Hechtfleisch
250 g Butter
125 g Mehl
1/4 l Milch
4 Eigelb
Salz, Pfeffer
1 Prise Muskat
4 Eiweiss

Fischabschnitte
(Kopf, Gräten, Schwanz)
1/2 l Wasser
1 Kräutersträusschen (Thymian, Oregano, Estragon, Lorbeer)
2 Eigelb
Safran
1/8 l süsse Sahne

Das sauber filetierte Hechtfleisch grob zerteilen und mit der Butter durch einen Fleischwolf (feine Lochung) drehen.

Aus der Milch - 5-6 El abnehmen -, Mehl und den Gewürzen unter Rühren eine dicke Creme kochen. Vom Herd nehmen, das mit der restlichen Milch verquirlte Eigelb unterziehen und abkühlen lassen.

Das Hechtfleisch mit der Creme gut vermischen. Das Eiweiss mit einer Prise Salz steif schlagen, unter die Masse ziehen und durch ein grobes Sieb passieren.

Das Hechtpüree mit Folie abgedeckt einige Stunden im Kühlschrank ruhen lassen.

Die Hechtabfälle mit dem Kräuterbündel und Wasser etwa 30 Minuten zu einer kräftigen Fischbrühe kochen und durch ein mit einem Leinentuch ausgelegtes Sieb passieren.

Aus der Hechtfleischmasse mit einem immer wieder in heisses Wasser getauchten Esslöffel längliche Klösschen abstechen und 8-10 Minuten in der siedenden Würzbrühe gar ziehen lassen. Herausnehmen, abtropfen lassen und zugedeckt warmstellen.

Das Eigelb mit Safran und Sahne verquirlen, mit dem Schneebesen in die Brühe einrühren und die Sauce unter ständigem Rühren cremig andicken lassen. Abschmecken.

Die Hechtklösschen anrichten und mit der Sauce überziehen.

Saibling von hofeliche Meisterkoche

Feiner Saibling nach Art
des höfischen Meisterkochs.

2 Saiblinge oder 4 Forellen
Salz, Pfeffer
350 g Champignons oder Steinpilze - nach Saison
1/4 l trockener Weisswein
50 g Butter
Saft von 1 Zitrone

Die gesäuberten und gewaschenen Fische innen und aussen mit etwas Salz und reichlich weissem Pfeffer einreiben und in eine ausgefettete, ofenfeste Form geben.

Die Champignons oder Steinpilze putzen, möglichst nicht waschen, sondern nur abwischen, in Scheiben schneiden und um den Fisch verteilen. Mit Weisswein übergiessen, mit Butterflocken belegen und mit dem Saft der Zitrone beträufeln.

Im vorgeheizten Backofen - je nach Grösse - (E: 200° C, G: Stufe 3) 15-20 Minuten garen lassen, anrichten und servieren.

Salmen mit würtzkreutter

Lachs in Kräutersauce - aus dem Kochbuch der schönen Augsburgerin Philippine Welser.

1.000 g Lachs
1/2 l trockener Weisswein
4 Zwiebeln
2 Karotten
4-6 El gemischte Kräuter (Petersilie, Thymian, Kerbel, Dill)
6 weisse Pfefferkörner
Salz
Zitronensaft
2 Eigelb

Einen Sud für den Fisch aus dem Wein, den Kräutern, den in Scheiben geschnittenen Zwiebeln und Karotten, einem Esslöffel Salz und den Pfefferkörnern kochen.

Den ausgenommenen, gesäuberten Lachs mit Zitronensaft beträufeln, in den Sud geben und 5-8 Minuten auf mittlerer Hitze garziehen lassen. Herausnehmen und warmstellen.

Den Sud durch ein Sieb giessen, einige Esslöffel abnehmen, den Rest kurz kräftig durchkochen und reduzieren. Das Eigelb mit dem abgenommenen Sud verquirlen und mit dem Schneebesen unter den nicht mehr kochenden Sud rühren. Abschmecken und über den angerichteten Fisch geben.

Vorhen daz gibt ze Tegernsee

Forellen nach einem Tegernseer Klosterrezept aus dem 14. Jahrhundert.

4 Forellen
8 Flusskrebse
1/2 l Wasser
1 Zwiebel
3 Karotten
1 Lorbeerblatt
1/2 l trockener Weisswein
Thymian, Petersilie
Salz
Pfeffer

Die ausgenommenen, gesäuberten Forellen mit einem ungewachsten Küchengarn rund dressieren.

Das Wasser mit den Fischinnereien (ohne die Galle), dem geputzten, feingehackten Gemüse, den Kräutern und Gewürzen aufkochen und 10 Minuten sieden lassen. Durch ein feines Sieb giessen und den Wein zugeben.

In diesem Sud die Krebse ca. 10 Minuten zugedeckt kochen, herausnehmen und mit etwas Sud bedeckt warmstellen.

Nun die Forellen in den restlichen Sud einlegen und 12-15 Minuten sieden - nicht kochen! -, herausnehmen, anrichten und je 2 Krebse in den Ring jeder Forelle legen.

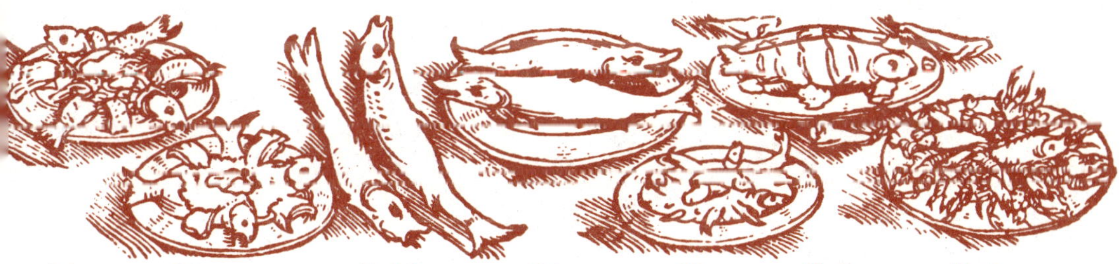

Fisch. Fisch saur gewürtzt. Gesaltzen fisch. Gebraten fisch. Charet. Sachne. Krebs gesaltzen.

Schniden von trueschen

Fischschnitten in Kräutersauce. Im Originalrezept wurde dieses Gericht mit einem Flussaal zubereitet.

4 Fischfilets à 200 g (Kabeljau, Goldbarsch)
Salz, Pfeffer
Zitrone
4 Speckscheiben
4 El frische Kräuter (Thymian, Oregano, Majoran, Dill, Basilikum, Kerbel)
1/8 l Sahne
Butter
1 Eigelb

Den gesalzenen, mit Zitronensaft beträufelten und mit Speckstreifen belegten Fisch auf eine gefettete Alufolie legen und verschliessen.

Auf dem Backblech in den vorgeheizten Ofen (E: 200° C, G: Stufe 3) schieben und etwa 20 Minuten garen. Aus der Folie nehmen, anrichten und mit Pfeffer aus der Mühle würzen.

Die Kräuter inzwischen 10 Minuten mit der Sahne - 3 El zurückbehalten - bei milder Hitze ziehen lassen. Den Fischfond unter die Kräutersauce ziehen, mit der Butter und dem mit der Sahne verquirlten Eigelb verrühren. Die Sauce über den angerichteten Fisch geben.

Dieses feingewürzte Fischgericht können Sie ebenso mit anderen Fischarten - auch mit Flussfischfilets - zubereiten. Und probieren Sie auch einmal eine reine Dillsauce dazu.

Muos vonn vischen

Dieser fein gewürzte Fischbrei war eine beliebte Fastenspezialität der Tegernseer Mönche

1.000 g Fisch (Forelle, Schleie, Hecht, Zander)
1/2 l Wasser
Salz
Kräutersträusschen
1/2 l Milch
50 g gemahlene Mandeln
8 Scheiben Weissbrot
50 g Reis
etwa 1/8 l Salzwasser

Den Fisch säubern, filetieren und das Fleisch fein wiegen.

Die Fischabschnitte im Wasser mit einer Prise Salz und dem Kräutersträusschen aufkochen, etwa 15 Minuten ziehen lassen, abgiessen und durch ein feines Sieb passieren.

Währenddessen aus der Milch und den Mandeln eine cremige Mandelmilch kochen. Die entrindeten Weissbrotscheiben darin einweichen und herausnehmen.

Gleichzeitig den Reis im Salzwasser etwa 15 Minuten kochen lassen und abgiessen.

Das Fischfleisch mit dem Weissbrot und dem Reis im Mixer glatt pürieren und durch ein grobes Sieb in den Fischsud passieren.

Nun unter ständigem Rühren aufkochen und dabei die Mandelmilch zugeben. Den cremigen Fischbrei gut abschmecken, in einer Schüssel anrichten und servieren.

Ein guot spise vonn Vischen

Ein Ragout von Fisch aus dem französischen „Liber de Coquina".

1-2 Zwiebeln
2 El neutrales Öl
50 g Sultaninen
12 Trockenpflaumen ohne Stein
50 g gemahlene Mandeln
1 Tl Mittelalter-Gewürz (S. 84)
1 Msp Safran
250 ml trockener Weisswein
3-4 El milder Weinessig
1-2 Tl Honig

600 g festes Fischfilet
Zitronensaft
Pfeffer, Salz
Mehl zum Wenden
Butter zum Braten

Die Zwiebeln häuten, in Scheiben schneiden und im Öl braten, bis sie gerade Farbe nehmen. Herausnehmen und zur Seite stellen.

Inzwischen die Pflaumen in Stücke schneiden, mit den Rosinen und den Mandeln unter Rühren im Fett anbraten. Mit dem Wein und Essig ablöschen und mit dem Honig süss-sauer abschmecken. Die Zwiebeln wieder zugeben. Mit dem Mittelaltergewürz, Safran, Pfeffer und Salz würzen und zugedeckt auf milder Hitze einige Minuten ziehen lassen.

Den Fisch säubern, in mundgerechte Stücke schneiden, mit Zitronensaft beträufeln, pfeffern, salzen, im Mehl wenden und im Fett rundherum goldbraun braten.

Den Fisch anrichten und mit der Sauce überzogen servieren.

Hofeliche Krebeze

Flusskrebse, Hummer oder Langusten nach einem alten bretonischen Fischerrezept, das durch klösterliche Aufzeichnungen überliefert ist. Es handelt sich wahrscheinlich um das Urrezept, das schon die alten Römer ähnlich zubereiteten.

16 Flusskrebse, 2 mittlere Hummer oder Langusten
Salzwasser
4 El Öl
Salz, Pfefferkörner
Aniskörner
Piment, Thymian
Lorbeerblätter

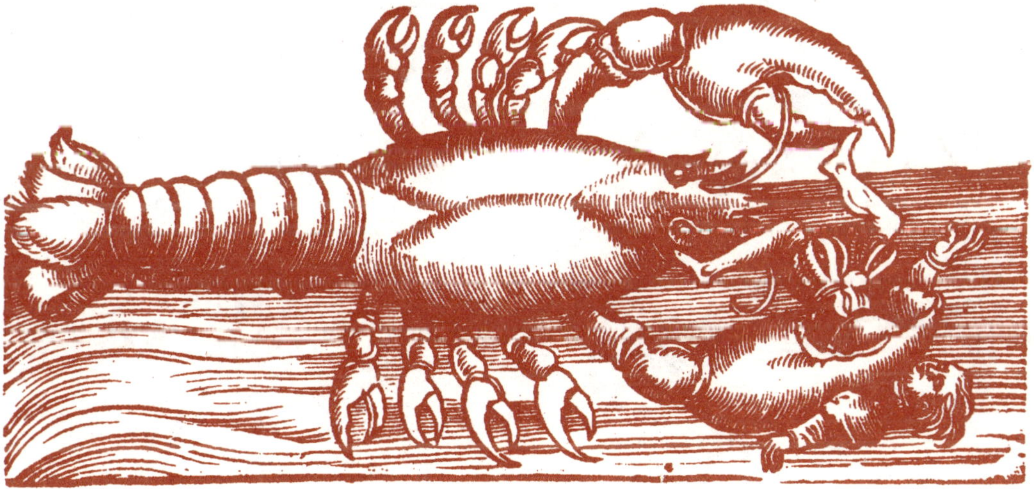

Estragon
2-3 Zwiebeln
2 Knoblauchzehen
1/4 l Weisswein
1 Gläschen Armagnac
1/4 l dunkle Sauce (Salse von Hispanien S. 85)

Die Flusskrebse, Hummer bzw. Langusten mit den Scheren bzw. Fühlern voran in das kochende Salzwasser gleiten lassen, etwa 15 Minuten kochen, herausnehmen und etwas abkühlen lassen.

Dann der Länge nach durchteilen, die Weichteile und Därme entfernen. Bei Krebsen bzw. Hummern die grossen Scheren ablösen.

Das Öl in einer Kasserolle mit den Kräutern, den zerdrückten Knoblauchzehen, fein geschnittenen Zwiebeln, Salz, Pfeffer unter ständigem Rühren warm werden lassen.

Die Krustentierteile dazugeben und durchschwenken, bis sich die Rückenschilder schön rot gefärbt haben. Herausnehmen, von Gewürzteilchen befreien und warm stellen.

Den Bratfond mit dem Weisswein, der dunklen Sauce und Armagnac ablöschen. Die Sauce unter Rühren zwei- bis dreimal aufwallen lassen, durch ein feines Sieb streichen und über die angerichteten Krustentiere geben.

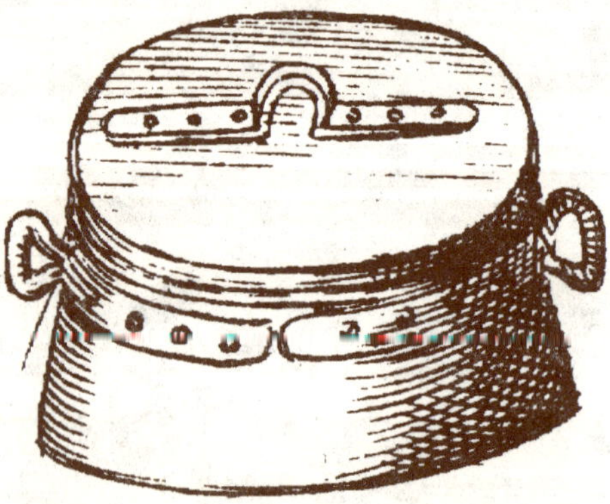

Ein hofelich spise vonn Ostren

Muschelpfeffer, wie ihn die Küchenmeister in Frankreich auf den Tisch brachten.

1.500 g Miesmuscheln
3-4 El Öl
1 mittlere Zwiebel
100 g Paniermehl/Semmelbrösel
1/2 l trockener Weisswein
1-2 El Weinessig
1 Kräutersträusschen (Lorbeerblatt, Petersilie, Estragon)
1/2 Tl Ingwer
1/2 Tl Zimt
1-2 Msp Safran
weisser Pfeffer, Salz

Die Muscheln gründlich säubern und offene wegwerfen. Die restlichen im Öl in einer grossen Pfanne zugedeckt unter mehrfachem Schütteln auf starker Hitze etwa 5 Minuten garen, bis sie sich geöffnet haben. Herausnehmen und den Sud durch ein feines Sieb seihen.

Das Muschelfleisch aus den Schalen lösen und zur Seite stellen.

Die Zwiebel häuten, fein hacken und in etwas Öl glasig werden lassen. Das Paniermehl einrühren und kurz mitbraten.

Mit Wein und Essig aufgiessen, das Kräutersträusschen einlegen und zugedeckt 10 Minuten ziehen lassen.

Den Sud ohne das Kräutersträusschen im Mixer glatt pürieren. Dabei den Muschelsud zugeben und mit den Gewürzen pikant abschmecken. Es darf jedoch keines der Gewürze hervorschmecken.

Den Sud nun zurück in den Topf geben, die Muscheln zufügen und langsam unter ständigem Rühren heiss werden lassen.

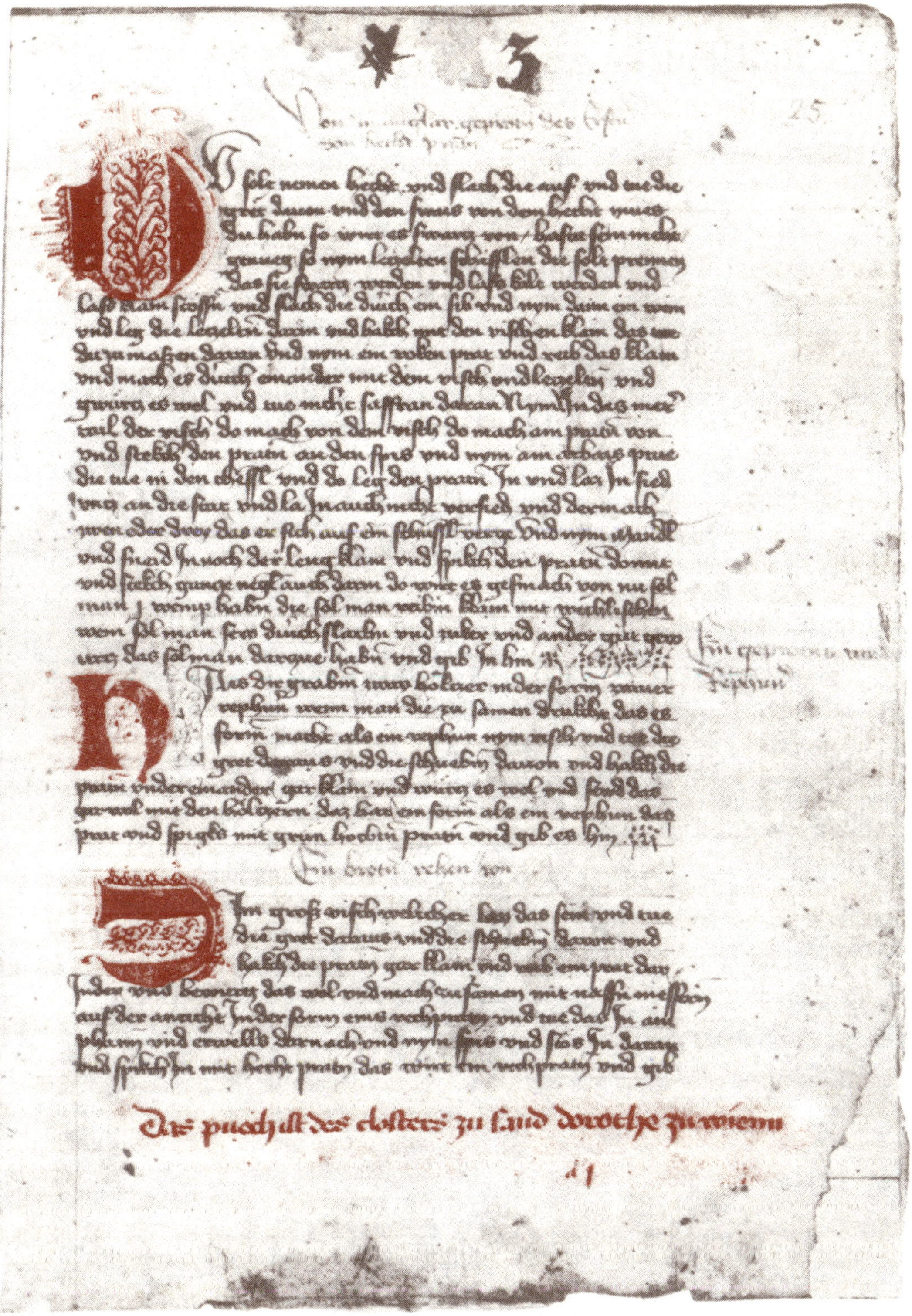
Das puech ist des closters zu sand dorothe zu wienn

Von zam Vögelin

Geflügelte Gerichte aus der Küche des Mittelalters.

Einer der begehrtesten und beliebtesten Spitzenreiter der mittelalterlichen Küche war das liebe Federvieh. Das Hausgeflügel wie Huhn, Gans oder Ente, am Spiess gebraten oder aus dem Backofen, als duftender Braten oder köstliche Pastete.

Es waren phantasievolle, kulinarische Schlemmereien, von denen uns heute eigentlich nur noch die Martinsgans im November, die Kirchweih-Ente und die traditionsreiche deutsche Weihnachtsgans überliefert sind. Im folgenden Kapitel möchte ich Ihnen Rezepte vorstellen, die das liebe Federvieh in bisher unbekannten Variationen zeigt. Damit auch Sie, wie ich hoffe, bald zur Gemeinde der begeisterten Geflügelfreunde zählen - zu den Kennern, die die

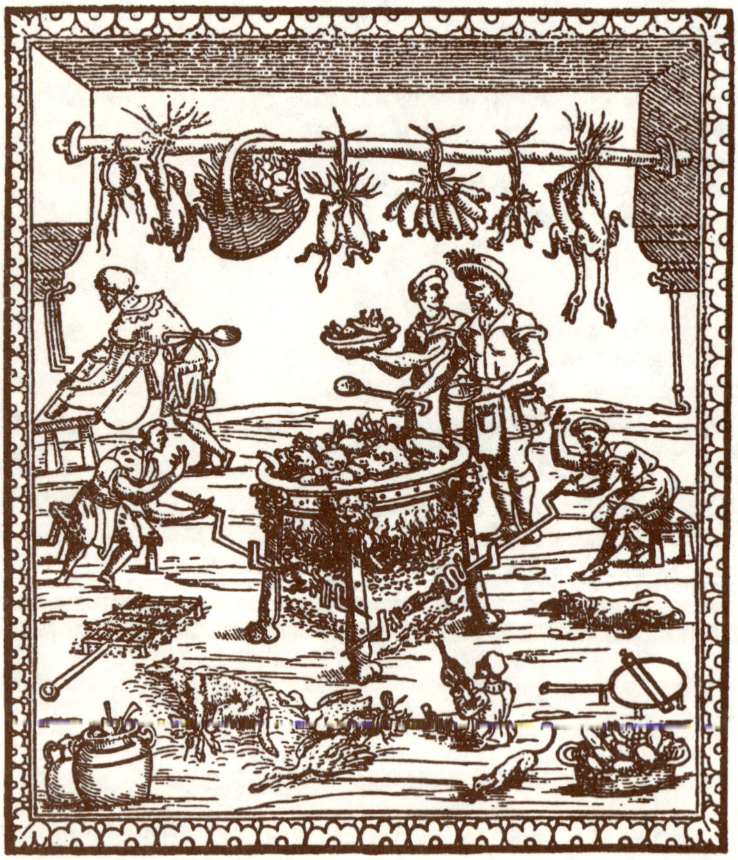

In der Hofküche wird ein Festmahl mit allerlei Geflügel zubereitet - eine Abbildung aus dem berühmten „Bankett-Buch" des Messisbugio, das erstmals im Jahre 1549 gedruckt wurde.

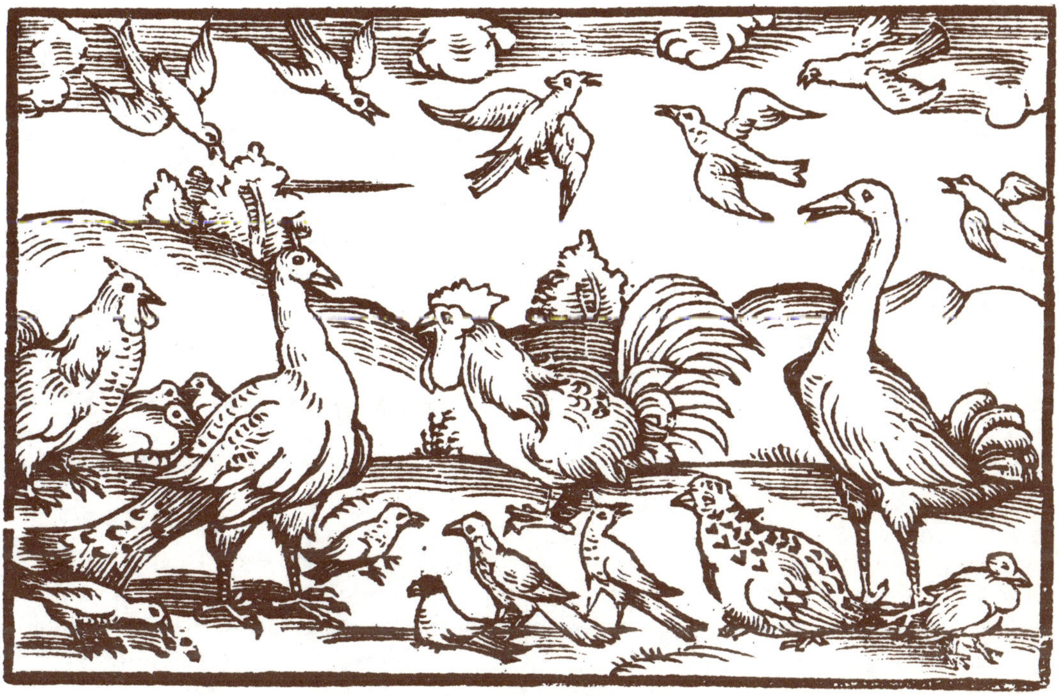

geflügelten Tiere nicht nur wegen ihrer gesundheitlichen Werte zu schätzen wissen und mehr aus ihnen machen können als eben nur Suppe, Ragout oder mal ein Brathähnchen. Also folgen wir dem mittelalterlichen Motto:

Der ganze „Hühnerhof" nach einen Holzschnitt aus dem Kochbuch des Platina.

„stekk an die gentzpratem,
darzu die henner jung,
darauf mag uns gerathen
eyn freyer, frischer trunk"

Henner von maistrekoche Bartolomeo

Gefülltes Huhn nach Art des päpstlichen Hofkochs.

1 Poularde (etwa 1.500 g)

Füllung:
100 g milder, roher Schinken
100 g Kalbsschnitzel
1 Bund Petersilie
1 Knoblauchzehe
1 Ei
Salz, Pfeffer

500 g Rinderrippchen
1 Markknochen
200 g Karotten
150 g weisse Rüben
100 g Lauch
1 Zwiebel
Wasser oder Hühnerbrühe

Die Poularde ausnehmen und die Innereien beiseite legen, dann gut waschen und abtrocken.

Den Schinken und das Schnitzelfleisch in grobe Würfel schneiden, durch den Fleischwolf (grobe Lochung) drehen, mit der gehackten Petersilie, dem zerdrückten Knoblauch und dem Ei vermischen. Mit Salz und Pfeffer würzen.

Die Füllung in die bratfertig vorbereitete Poularde geben und verschliessen - mit dem „Schnürschuh-Trick“: die Öffnung einfach quer mit Zahnstochern zustecken, dann darum kreuzweise einen Faden schlingen und am Ende verknoten.

Die Rippchen, Markknochen und das geputzte, grob geschnittene Gemüse in einem Schmortopf mit etwas Fett gut anrösten, zweimal mit Wasser oder Brühe ablöschen und die Flüssigkeit wieder fast einkochen lassen. Die Poularde daraufsetzen und soviel Wasser oder Brühe angiessen, bis das Gemüse bedeckt ist. Salzen und zugedeckt langsam aufkochen lassen,

Auf milder Hitze etwa 75 Minuten schmoren. Dabei hin und wieder mit dem Fond überschöpfen und Flüssigkeit nachgiessen.

Die Poularde herausnehmen, den Verschluss entfernen, die Füllung herausnehmen und anrichten. Die Poularde in Portionsstücke teilen und dazu anrichten. Das Schmorgemüse darum garnieren, pfeffern und mit etwas Fond überschöpfen.

Eine wahrlich köstliche Geflügel-Delikatesse, nach der sich die alten Rittersleute nicht nur sprichwörtlich die Finger leckten.

Hüner in salse von rothem wein

Poularde in Rotwein-Sauce.
Ein Rezept, das auf Julius Cäsar zurückgehen soll und uns vom päpstlichen Leibkoch Bartolomeo Scappi überliefert ist.

1 Poularde (etwa 1.500 g)
100 g Butter
125 g durchwachsener Speck
10 Schalotten
250 g Champignons
2 schwarze Trüffel (falls möglich)
1 El Mehl
1 Kräutersträusschen
1 Flasche kräftiger Burgunder
Salz, Pfeffer

Die ausgenommene, vorbereitete Poularde der Länge nach halbieren, die Flügel abtrennen und die beiden Hälften in Brust und Keulen teilen.

Die Hälfte der Butter mit dem in kleine Würfel geschnittenen Speck und den gehackten Schalotten zugedeckt im Schmortopf glasig dünsten. Die feinblättrig geschnittenen Champignons zugegeben, weitere 5 Minuten dünsten, herausnehmen und beiseite stellen.

Die Poulardenteile in der restlichen Butter rundherum goldbraun anbraten. Das Gemüse und die Speckwürfel wieder dazugeben und evtl. auch die feingehackten Trüffel. Salzen, pfeffern, mit dem Mehl bestäuben und das Ganze zugedeckt etwa 5 Minuten schmoren lassen.

Mit dem Rotwein aufgiessen, das Kräutersträusschen zugeben und die Poularde zugedeckt noch weitere 40 Minuten schmoren lassen.

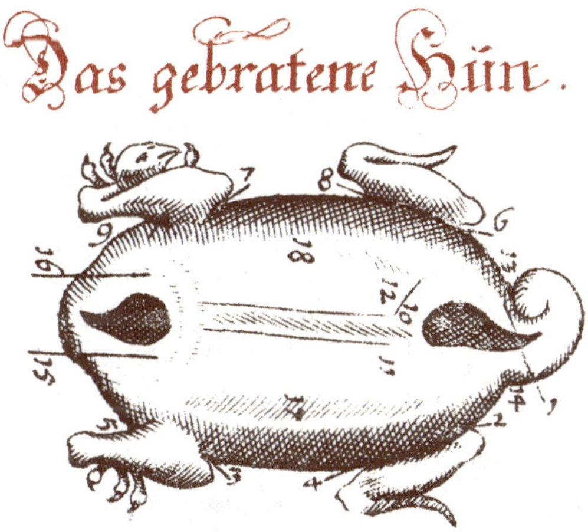

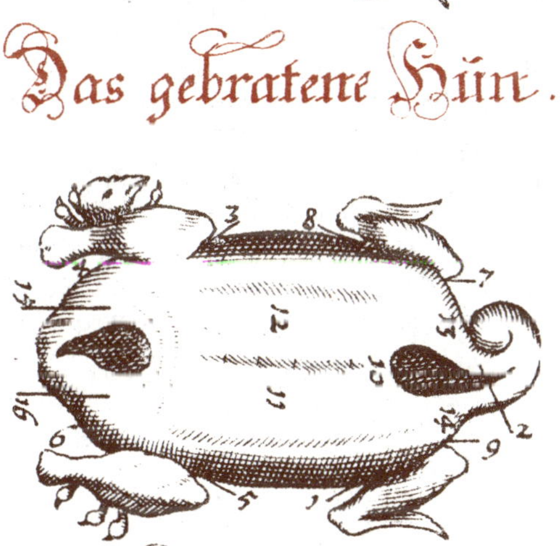

Abschmecken, evtl. die Poulardenteile herausnehmen und den Fond schnell auf starker Hitze etwas einkochen. Die Poulardenteile auf dem Schmorgemüse anrichten, mit dem Fond überziehen und servieren.

Zu diesem Gericht reichen Sie als Beilage „In buttern anprenzt probstsemel" (S. 112), in Butter goldbraun gebratene Weissbrotscheiben.

Kapon von spis mite vil guot würtzkreyter

Knusprige, am Spiess gebratene Poularde mit feiner Kräuterwürze.

1 Poularde (etwa 1500 g)
2 Knoblauchzehen
20 g Butter
Salz, Pfeffer

reichlich frische Gartenkräuter (Basilikum, Majoran, Rosmarin, Kerbel, Estragon, Petersilie)

20 g Butter zum Bestreichen
3 El Honig
3 El Wasser

Die Poularde sauber ausnehmen, waschen und gut abtrocknen. Die Knoblauchzehen häuten, zerdrücken, mit der Butter vermischen, salzen und pfeffern. Die Poularde von innen gut damit einreiben.

Die Kräuter kurz abbrausen und abtrocknen. Die Poularde damit füllen und verschliessen.

Die Poularde aussen mit wenig Salz, reichlich frisch gemahlenem Pfeffer, zerstossenem Majoran und Rosmarin einreiben, auf einen Bratspiess stecken und unter den vorgeheizten Grill hängen.

Während der Bratzeit hin und wieder mit Butter und dem herabgetropften Fond bestreichen. Nach etwa 45 Minuten mit der Honig-Wasser-Lösung einpinseln und noch etwa 5-10 Minuten bräunen lassen.

Die Poularde der Länge nach halbieren, die Kräuter entfernen und danach dann quer in die Bruststücke und Keulen teilen.

Dazu gibt es Gemüse oder - etwas ungewöhnlich, aber lecker - die gebratenen Äpfel „Epfel in wine gebachen“ (S. 119).

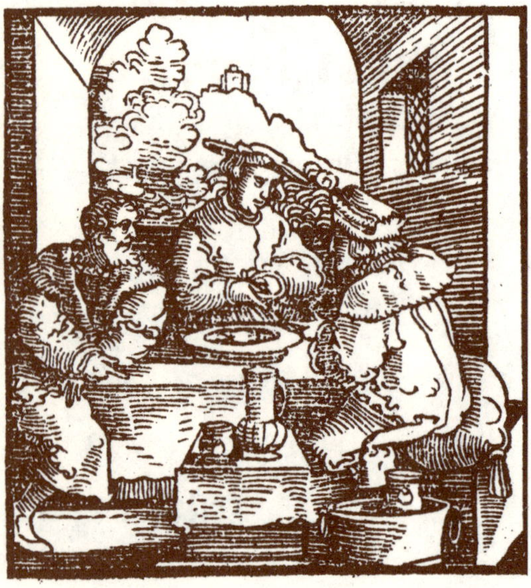

Ain guot gerihte von Hüner

Hühnerragout mit Kümmel als *Comminée de poulaille* im Viandier des königlichen Hofkochs Taillevent überliefert.

1 Poularde (1.500 g)
1 Zwiebel
2 Nelken
2 Karotten
1 Stange Lauch
1 Stück Sellerie
Salz
Wasser
1/8 l trockener Weisswein

75 g altbackenes Weissbrot
1/4 l Brühe vom Kochen
Saft von 1/2 Zitrone
1/4 l trockener Weisswein
1/2 Tl gemahlener Ingwer
1/2 Tl gemahlener Kümmel
schwarzer Pfeffer
1 El Butter oder neutrales Öl

Die ausgenommene, gesäuberte und gewaschene Poularde in einen grossen Topf geben.

Die Zwiebel häuten, mit den Nelken spicken und dazugeben. Karotten, Lauch und Sellerie putzen, waschen, grob zerschneiden und um die Poularde verteilen. Salzen. Mit soviel Wasser und dem Wein auffüllen, dass die Poularde bedeckt ist

Zugedeckt langsam zum Kochen bringen, abschäumen und auf milder Hitze etwa 45 Minuten garen lassen.

Das Brot in der Brühe mit Wein und Zitronensaft einweichen und dann durch ein feines Sieb passieren oder im Mixer glatt pürieren. Mit Ingwer, Kümmel, frischgemahlenem Pfeffer und einer Prise Salz würzen und unter Rühren zum Kochen bringen. Eventuell noch etwas Brühe zugiessen, wenn die Sauce zu dick wird und zur Seite stellen.

Die Poularde herausnehmen, etwas abkühlen lassen und häuten.

Das Fleisch von den Knochen lösen, in mundgerechte Stücke teilen und in der Butter unter Wenden kurz anbraten, mit der Sauce aufgiessen, nochmals abschmecken, anrichten und auftragen.

Hünner in salse vonn zymmedt

Huhn in zimtwürziger Sauce.
Ein Rezept des französischen Küchenmeisters Taillevent.

75 g gemahlene Mandeln
1 Tl gemahlener Zimt
1 Prise gemahlener Ingwer
1 Msp gemahlene Nelken
1 Msp gemahlener Kardamom
Saft von 1/2 Zitrone
1/4 l Geflügelbrühe
weisser Pfeffer, Salz

600 g Geflügelbrust
dunkles Mehl zum Wenden
1 El Schmalz

Die Mandeln mit den Gewürzen, Zitronensaft und der Brühe unter Rühren auf milder Hitze kochen, bis die Sauce cremig andickt.

Die Geflügelbrust in mundgerechte Stücke schneiden, pfeffern, salzen, in Mehl wenden und im Schmalz rundherum goldbraun braten.

Anrichten und mit der heissen Sauce überzogen servieren.

Hune mite Pflawmen unnd Datteln

Geflügelragout mit pikantsüsser Note, das offensichtlich von der Küche der Mauren beeinflusst ist.

1 Poularde (etwa 1.500 g)
100 g magerer, durchwachsener Speck
2 Zwiebeln
2 Msp Mittelaltergewürz (S. 84)
1 Prise Safran
1-2 Tl Honig
1/4 l Hühnerbrühe
50 g Sultaninen
10-12 entsteinte Backpflaumen
10-12 entsteinte Datteln
50 g gehobelte Mandeln

Die Poularde der Länge nach halbieren, dann die Flügel und die Keulen ablösen. Die Brust quer halbieren und die Keulen in Ober- und Unterschenkel teilen.

Den Speck in Würfel schneiden. Die Zwiebeln häuten und in Schei-

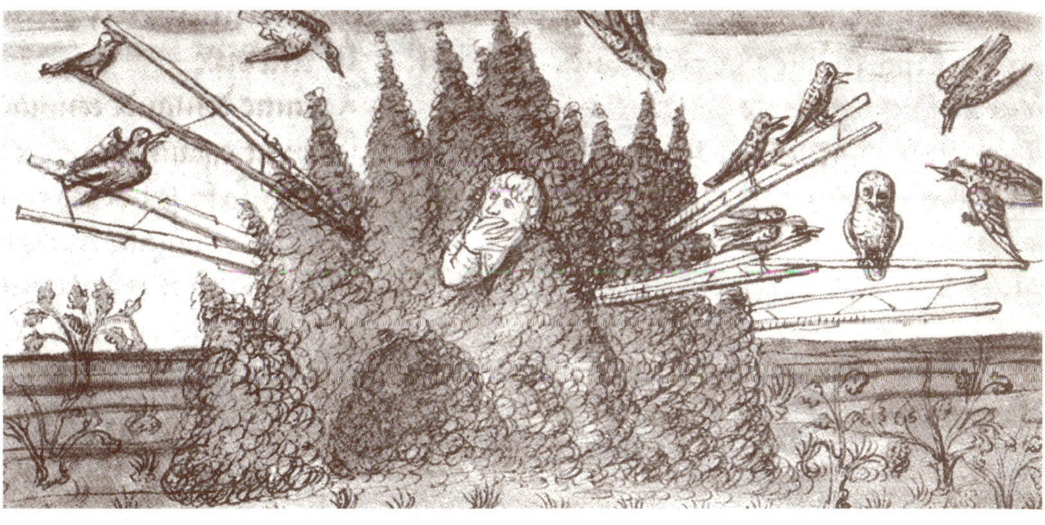

…en schneiden. Den Speck in einem ofenfesten Schmortopf glasig auslassen. Die Zwiebeln darin schmoren, bis sie gerade Farbe ziehen. Mit dem Schaumlöffel herausheben und zur Seite stellen.

Die Poulardenteile im Fett rundherum anbraten. Vom Herd nehmen, pfeffern, salzen und die Zwiebel-Speckmischung darum verteilen.

Den Topf mit Alufolie gut verschliessen, den Deckel auflegen und die Poularde im vorgeheizten Backofen (E: 175° C, G: Stufe 2) 20 Minuten schmoren.

Die Sultaninen in etwas Wasser einweichen. Die Pflaumen und Datteln in Würfel schneiden.

Nach 20 Minuten die Poularde mit den Gewürzen bestreuen, mit Honig und Brühe übergiessen und mit Rosinen, Datteln und Pflaumen umlegen. Wieder verschliessen und weitere 20 Minuten schmoren.

Die gehobelten Mandeln in einer unbeschichteten Pfanne ohne Fett goldbraun rösten.

Das Ragout noch einmal kräftig abschmecken, anrichten und mit den Mandeln bestreut auftragen.

Von den Cappaunen.

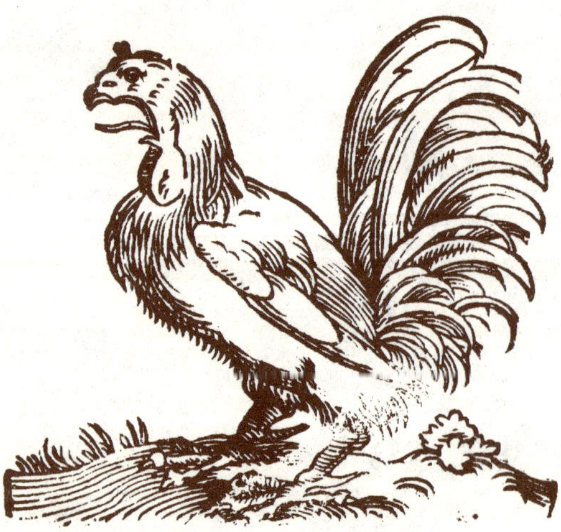

Pfaffensnitze

Ein köstliches Geflügelgericht, dessen Name schon zeigt, dass es nur bei der besseren Gesellschaft auf den Tisch kam. Für 2 Portionen.

Teig:
500 g Mehl
200 ml Wasser
125 g Schmalz
1 Ei
Salz

50 g gemahlene Mandeln
1/4 l Geflügelbrühe
100 g Rundkorn- oder Risottoreis
25 g Sultaninen

300 g Geflügelbrust
1 kleine Zwiebel
1 El Schmalz
weisser Pfeffer, Salz
1 Prise Zimt
1 Prise Safran
1 Ei

Das Mehl mit dem Wasser, dem weichen Schmalz, Ei und Salz zu einem glatten Teig verkneten, eine Kugel formen und in Frischhaltefolie eingeschlagen über Nacht im Kühlschrank ruhen lassen.

Die Mandeln mit der Brühe zum Kochen bringen, den Reis und die Sultaninen einrühren und alles zugedeckt auf milder Hitze 15 Minuten garziehen lassen.

Die Geflügelbrust in etwa kleinfingerdicke Streifen schneiden. Die Zwiebel häuten und in kleine Würfel schneiden. Beides im Schmalz unter Wenden anbraten, bis die Zwiebeln Farbe nehmen.

Unter den Reis heben, pfeffern, salzen, mit Safran sowie Zimt würzen und in eine ofenfeste Schüssel füllen.

Den Teig auf bemehlter Arbeitsfläche etwa 5-6 cm grösser als der

Schüsseldurchmesser ausrollen. Den Teigrand und den Aussenrand der Schüssel mit Eiweiss einstreichen. Den Teig auflegen und den Rand gut andrücken. Mit dem mit etwas Wasser verquirlten Eigelb einstreichen.

Etwa 25 Minuten im vorgeheizten Backofen (E: 200° C, G: Stufe 3) garen, bis der Deckel goldbraun ist. Herausnehmen und gleich servieren.

Gefilte taup vonn spis

Gefüllte Tauben vom Spiess oder auch im Backofen gebraten.

4 Tauben
Salz, Pfeffer
100 g roher Speck in dünnen Scheiben

Füllung:
1 Brötchen
1 Bund Petersilie
1 kleine Zwiebel
Herzen und Lebern der Tauben
2 Eier
1-2 El Sahne
1 El Butter
Salz, Pfeffer
Muskat

Sauce:
125 ml trockener Weisswein
4 El süsse Sahne

Das Brötchen einweichen und ausdrücken. Die Petersilie, die Zwiebel und die Innereien fein hacken, mit dem Brötchen, den Eiern, der Sahne und der Butter gut vermengen. Mit den Gewürzen kräftig abschmecken.

Die bratfertigen Tauben waschen, abtrocknen, innen sowie aussen salzen und pfeffern.

Die Tauben füllen und verschliessen, in die Speckscheiben einwickeln und mit ungewachstem Küchengarn gut zubinden.

Auf dem Bratspiess unter den Grill oder im Bräter im vorgeheizten Backofen (E: 175 ° C, G: Stufe 2) 30-40 Minuten unter mehrfachem Begiessen mit dem Bratfett und Wein braten.

Herausnehmen und warmstellen. Den Bratenfond mit dem restlichen Wein und der Sahne zu einer sämigen Sauce einkochen. Abschmecken.

Die Tauben auswickeln, der Länge nach halbieren, mit der Füllung anrichten und die Sauce dazugeben.

Gefilte Gänß mite blauwen krautzchol

Würzig gefüllte Gans mit Rotkohl - eine Winter-Spezialität der mittelalterlichen Küche - für 4 - 6 Personen.

1 Gans (etwa 2.500 g)
Salz, Pfeffer

Füllung:
500 g Äpfel
250 g Birnen
2 Zwiebeln
1 Tl Zimt
Majoran
Thymian

Honigwasser (Verhältnis 1:1)

Die Gans ausnehmen, die Fettflomen heraustrennen, gut waschen und abtrocknen. Innen und aussen kräftig mit Salz und Pfeffer einreiben.

Die Äpfel und Birnen schälen, vierteln, entkernen und in Würfel schneiden. Die Zwiebel häuten, in dünne Scheiben schneiden und mit dem Obst mischen. Mit Zimt, Majoran, Thymian, Pfeffer und Salz kräftig würzen.

Die Gans füllen und verschliessen. Am einfachsten mit dem Schnürschuh-Trick: Die Öffnung mit Zahnstochern zustecken, dann kreuzweise ungewachstes Küchengarn darumschlingen und am Ende mit den Keulen verknoten. Die Flügel unter den Rücken schieben

Die Gans mit der Brust nach unten auf den Bratrost über der Fettpfanne legen und in den vorgeheizten Backofen (E: 200° C, G: Stufe 3) schieben.

Nach 15 Minuten etwa zwei Finger hoch kochendes Wasser zugiessen und die Gans an den Seiten, Hüften, am Rücken und oberhalb der Flügel mit einer Nadel einstechen, damit das Fett ablaufen kann.

Das Fett während der Bratzeit des öfteren über die Gans giessen. Nach

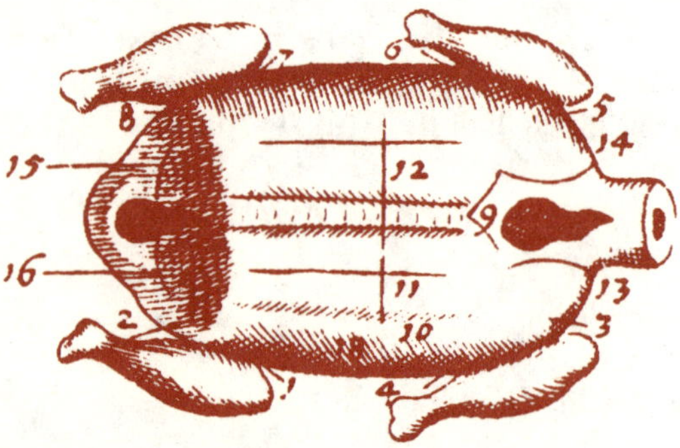

Von der Gans.

BRinge dieſelbe auff die Gabel/ ſchneide den ſteiß auf/ſtelle das Meſſer in die lincke Hand zu der Gabel/mit einem Löffel thue das Eingefüllete heraus auf einen abſonderlichen Teller / iſt aber Beyfuß darein/ ſo thue denſelben mit der Gabel heraus und ſchneide

1. Den Oberſchnit am rechten ſchenckel/
2. Den Gegenſchnitt daſelbſt /
3 und 4. Den Ober- und Contra-ſchnitt am ſelben Flügel/
5. 6. Den lincken Flügel/
7. 8. Löſe den lincken Schenckel mit einem Ober- und Gegenſchnitt/
9. Das Ziehbeinlein/
10. 11. 12. Schneid das Bruſtfleiſch auff der rechten und lincken ſeite ab / mit einem Creutz-ſchnitt/ und ſtoſſe es mit dem Meſſer von den Hüpuff.
13. 14. Hebe das rechte und lincke Achſelbeinlein aus.
15. 16. Spalte den ſteiß auff der rechten und lincken ſeite/
17. 18. ſtoß die Rippen entzwey.
19. Zertheile den Rumpff in der Schüſſel.

60 Minuten wird die Gans umgedreht und nach 2 Stunden der Ofen auf starke Oberhitze geschaltet.

Die Gans dann immer wieder mit dem Honig-Wassergemisch bestreichen und noch 5 Minuten knusprig goldbraun werden lassen.

Die Gans zugedeckt im ausgeschalteten Backofen noch etwa 10 Minuten ruhen lassen, damit sich die Fleischsäfte beruhigen können. die Gans herausnehmen und auf ein Tranchierbrett legen.

Den Verschluss entfernen und die Füllung aus der Gans herausholen. Anrichten.

Nun die Gans tranchieren. Dazu zuerst die Keulen und Flügel abtrennen. Dann einen Schnitt entlang des Brustbeines machen und die beiden Brusthälften ablösen. Diese danach quer in Scheiben schneiden. Dann die Gans auf der Füllung anrichten und auftragen.

Wer mag, kann den zwar recht fett- und kalorienreichen Bratfond (reines Gänsefett, das aber auch erkaltet zu köstlichem Schmalz wird) als Sauce dazu reichen.

Dazu gibt es herzhaft gewürtzten „Blauw krautzchol“ (S. 104) und die „Semeldorttem“ (S. 110), mit der man den köstlichen Bratensaft auftunken kann.

Von Fröschen seind fünfferley Speiß vnd Trachten zu machen.

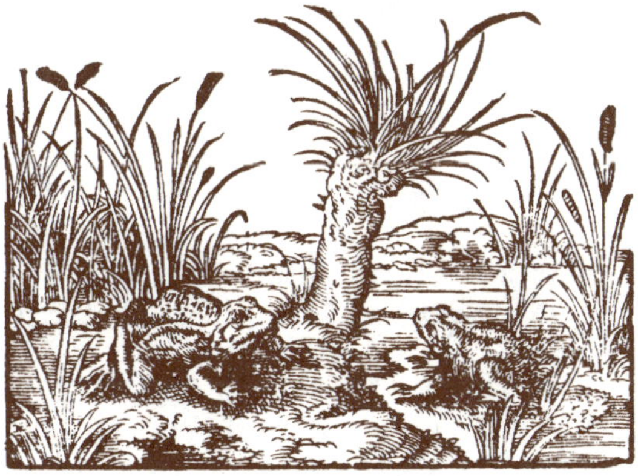

I.

Gebackene Frösch / saltzs / pfeffers vnnd mehls eyn / backs auß heisser Butter / daß sie fein resch seyn / gib sie warm auff den Tisch / vñ besträw sie mit Ingwer. Wiltu aber ein saure Brüh darüber geben / so nimb Agrastwasser mit den Beern / nimb auch Butter darein / vnd ein wenig Pfeffer / laß darmit auffsieden / vnnd geuß es vber die gebackene Frösch / so wirdt es gut vnnd wolgeschmack. Vnd wenn du die Frösch wilt zurichten / so zeuch die Haut darvon hinweg / nimb das Hindertheil / vnd quells in heissem Wasser / saltz vnd pfeffers / vnd laß ein weil darinnen ligen / so zeucht es viel Wasser darauß / darnach kanstu es zum backen oder zum eynmachen nemmen.

2. Nimb Frösch / die sauber gequellt seyn / geuß Agrastwasser darüber / vnd gestossenen Pfeffer / auch frische vnzerlassene Butter / laß darmit reich eynsieden / vnnd wenn du schier wirst anrichten / so wirff etliche Agrastbeer darein / vnd laß damit ein Sudt auffthun / so ist es gut vnd wolgeschmack.

3. Gefricusierte Frösch mit Agrastbeer vnd Wasser / damit angemacht / wenn sie gefricusiert seyn / vnd wol gepieffert / vnd nicht viel gesaltzen.

4. Du kanst auch wol eynmachen mit Agrastbrüh in Pasteten / die von weissem Teig auffgetrieben / so werden sie gut vnd wolgeschmack.

5. Frösch gekocht schwartz mit Karpffenschweiß / seind gut vnd wolgeschmack.

Vom wildtpret zemachen...

Wildgerichte nach der Art der Küchenmeister.

Wildbret, das Fleisch von wild lebenden Tieren, gehört sicher zu den ältesten Nahrungsmitteln der Menschheit. Denn schon unsere Ururahnen in der Steinzeit lebten als Jäger vom Fleisch der erlegten Beutetiere. Im Mittelalter erlebte die Jagd dann eine Blütezeit an den Höfen und auf den Burgen - und mit ihr gelangte auch die Zubereitung zu hoher Meisterschaft. Die Vielfalt der Rezepte und die phantasievolle Kunstfertigkeit der Küchenmeister überrascht uns heute ebenso wie die Vielzahl der Tiere, die auf die Tafel kamen. Da entdecken wir neben den auch heute noch beliebten Haarwildarten wie Rot-, Dam- und Rehwild, Elch, Gemsen, Schwarzwild und Hasen Wildarten, die

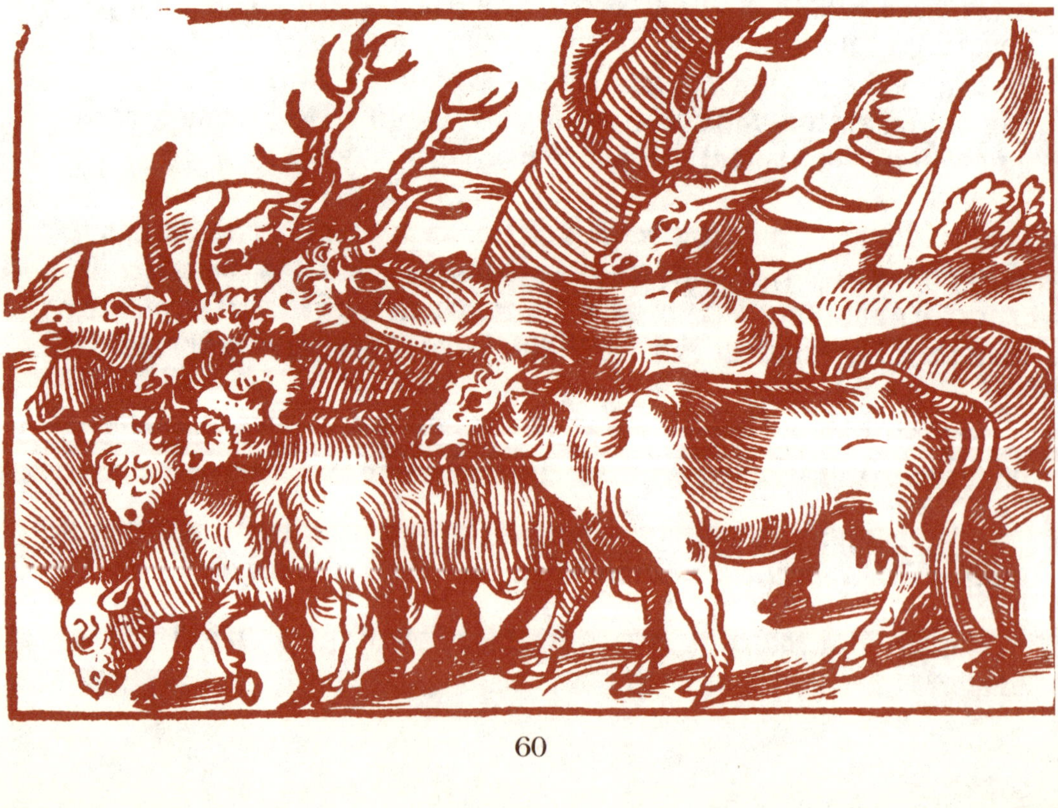

von uns heute sorgsam gehegt werden, wie Stein- und Muffelwild, Bären, Dachse, Ottern und Biber, deren Schwänze besonders in der Fastenzeit, da er als Wassertier zu den Fischen gerechnet wurde, als exquisite - und erlaubte - Delikatesse galten. Und auch beim Federwild finden wir alles wieder, was heute noch aus freier Wildbahn auf unsere Teller „fleucht“. So standen auf den Speisezetteln neben Wildhühnern wie Rebhuhn, Wachtel, Birk- und Auerhahn oder Schneehuhn auch der erst mit den Kreuzzügen nach Europa eingeführte Fasan. Wilde Tauben, Enten und Gänse wurden ebenso verzehrt wie Pfauen, Reiher, Schnepfen, Kraniche, Möwen, Störche, Trappen und selbst Drosseln (*Krammetsvögel* oder Weinbergdrosseln), die auch heute noch in Frankreich, Italien und Spanien als eine gesuchte Schlemmerei gelten.

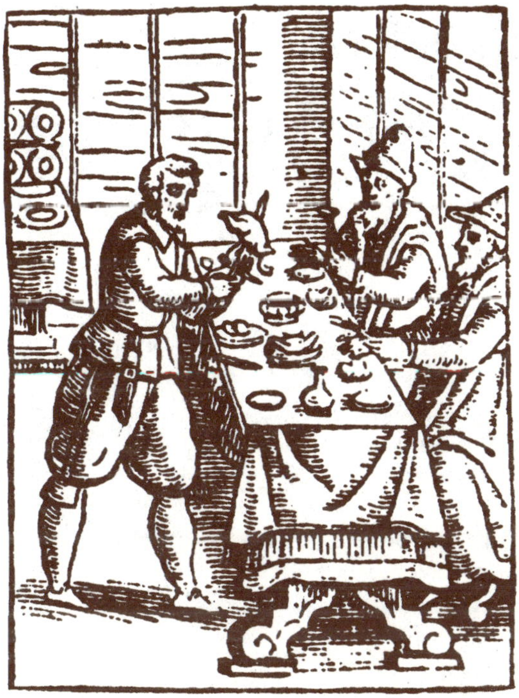

Der „Trincir“, der Tranciermeister, legt an der Tafel der Herren vor.

Ein Beispiel davon, welche Mengen Wild verzehrt wurden, zeigt der Jagdbericht über zwei Hirschjagden, die im Jahre 1568 anlässlich der legendären Münchner Fürstenhochzeit zwischen Herzog Wilhelm V. von Bayern und Renata von Lothringen stattfanden. Für diese als grossartigstes und prächtigstes Fest des Jahrhunderts beschriebene Hochzeit brachte man am 3.März stolze 80 und am folgenden Tag sogar 120 Hirsche für die Festmähler zur Strecke. Und die Beschreibung des Hochzeitsmahls zeigt uns, mit welchem Prunk

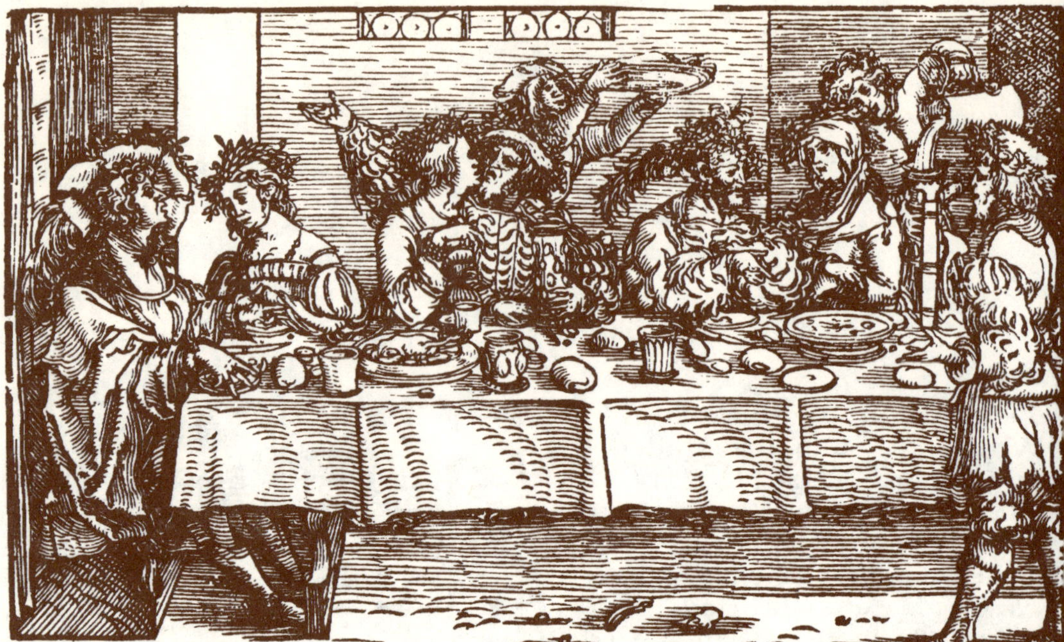

„Allerlei Speiß und Trachten“ kamen auf die reichlich gedeckte Tafel der Edelleute. „Wann sich die Junckern nider gesetzt haben/so sol man alsbald aufftragen“, vermeldet der Mundkoch Marx Rumpoldt.

man damals tafelte und welche grossartigen, nicht nur Kochkünstler die Köche waren.

Man tafelte im grossen Saal der Neuen Veste zu München, und die Tafel war mit 40 Gedecken mit goldbestickten Servietten, 20 silbernen und vier goldenen Salzgefässen und allerhand herrlichem Tafelgerät gedeckt. Sechs mannshohe Löwen dienten als Kerzenhalter und viele silberne Leuchter umstanden die Tafel, an deren Haupt das Brautpaar unter einem goldbestickten Thronhimmel mit dem bayrischen und lothringischen Wappen sass. Ihnen zur Seite hatten die erlauchten Fürsten mit ihren hochwohlgeborenen Damen und die vornehmsten Gesandten Platz genommen. Im grossen Rundsaal dann stand die Fürstentafel für die Geschwister des Brautpaares, die übrigen erlauchten Verwandten und die adligen Gäste, die von vier Marschällen, 30 Grafen, 40 Baronen und zahlreichen Edelleuten bedient wurden.

Das erste Gericht wurde von den Marschällen, begleitet von sechs Edelknaben mit brennenden Wachslichtern, beim Schall von Pauken und Trompeten aufgetragen. Ihm vorangetragen wurden drei kunstvoll aus Wachs gefertigte Schiffe mit farbig bemalten Figuren, auf denen die zehn Lebensalter des Menschen dargestellt wurden ...

Die sechste Tracht (Gang) dann besteht aus drei kunstvollen Labyrinthen von Backwerk, in deren Mitte Damen und Ritter beim Gastmahl sitzen, ferner aus drei brennenden Öfen und drei vierspännigen Kutschen mit sich bewegenden Pferden ...

Backwerk ziert auch die siebente Tracht: drei mit bestem Muskatellerwein beladene, sechsspännige Wagen deutscher Art, dazu drei Kastelle mit den Wappen von Österreich, Bayern, Lothringen, jedes drei Spannen (etwa 75 cm) hoch ...

Danach werden Früchte aufgetragen und mit ihnen Darstellungen von drei paradiesischen Gärten. Im ersten wandelt die Göttin Pomona, im zweiten Ceres und im dritten badet Diana mit drei Nymphen ...

Während die Hofkapelle unter der Leitung von Orlando di Lasso die Gäste mit Quartetten erfreut, wird der „Nachtisch" gereicht: Pfauen, Fasanen, Reb- und Haselhühner, Kapaunen, Pasteten, Sülzen und Lammbraten; Ferkel, Wildschweinköpfe, Hirsche, Kaninchen und Enten und vielerlei Arten von Fischen. Den „Nachtisch" ziert Zuckerwerk (!) mit alt- und neutestamentarischen Darstellungen.

Und natürlich werden zu allen Speisen die erlesensten Weine aus den besten Anbaugebieten der Zeit serviert. Danach wird wie schon zu Beginn des Mahls den Gästen zum Abschluss dieser wahrhaft gargantuesken Schlemmerei wohlriechendes Wasser zum Händewaschen gereicht.

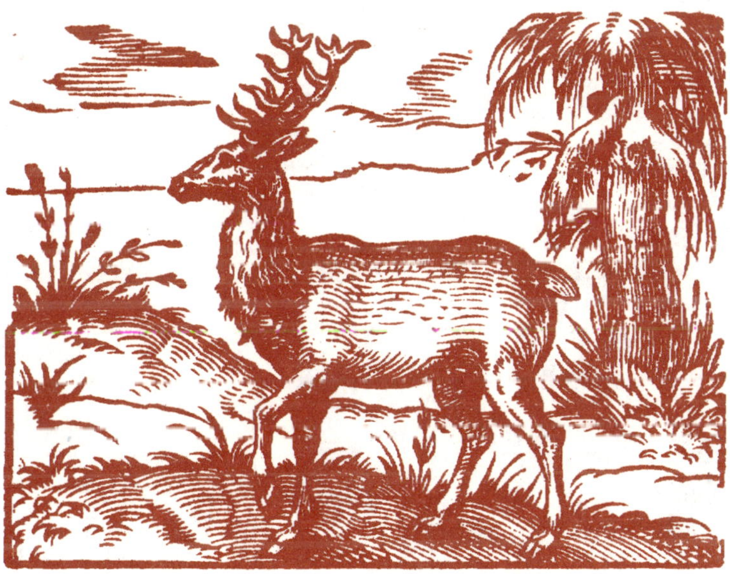

Rucken von reh an spis gepraten

Rehrücken am Spiess gebraten - für 4-6 Personen.

1.500 g ungespickter Rehrücken
100 g Butter
Pfeffer, Salz
Majoran, Thymian,
Rosmarin, Salbei
250 ml Crème fraîche

Beize:
1 l Buttermilch
(nur für alte Rehböcke)

Die Rücken von Ricken (Rehdamen) und Jungböcken nicht(!!!) beizen, da ihr spezifischer zarter Wildgeschmack dadurch, auch wenn es nur in Buttermilch ist, beeinträchtigt wird. Nur Rücken von älteren Böcken können, wenn Sie den typischen Wildgeschmack abmildern wollen, etwa 2-4 Stunden in Buttermilch eingelegt werden.

Den Rehrücken säubern und entlang der Rückenknochen, ohne das Fleisch zu verletzen, auf den Grillspiess stecken.

Die weiche Butter mit frischgemahlenem Pfeffer, Salz und den feingehackten, frischen Kräutern gut vermischen (getrocknete Kräuter, z.B. Herbes de Provence, lassen Sie eine Viertelstunde in 1-2 El Wasser, Wein oder Öl ziehen). Den Rücken dick mit der Kräuterbutter bestreichen und unter dem vorgeheizten Grill etwa 30 Minuten grillen. Dabei immer wieder mit dem herabgetropften Fond bestreichen.

Das Fleisch soll „à point", auf den Punkt, gebraten sein, d.h., es muss im Anschnitt noch rosa schimmern.

Ist das Fleisch noch nicht gar, so reagiert es wie Gummi, rosa gebratenes Fleisch ist elastisch, zu durchgebratenes Fleisch hingegen ist fest. Können Sie die Garstufe nicht durch Daumendruck feststellen, so machen Sie mit einem scharfen Messer einen spitzen Einschnitt bis auf den Knochen und sehen nach, wie das Fleisch dort aussieht.

Ist das Fleisch richtig gebraten, lassen Sie den Rücken noch etwa 10 Minuten zugedeckt abruhen, damit sich die Fleischsäfte beruhigen und setzen können.

Dann das Fleisch vom Knochen lösen, in etwa daumendicke Scheiben schneiden und wieder auf dem Knochen anrichten. Den Bratenfond mit der Crème fraîche unter Rühren loskochen und über den angerichteten Rehrücken giessen.

Schlegl von Reh

Würzig marinierte Rehkeule, wie sie auf den Burgen am Spiess gebraten wurde, für 4-6 Personen.

1 Rehkeule (1.500 g)

Marinade:
1/2 l fruchtiger Rotwein
1 El Thymian
1 Tl Majoran
4 Lorbeerblätter
10 Pfefferkörner
2 feingehackte Zwiebeln
4 gehackte Knoblauchzehen
Salz, Pfeffer

100 g roher Speck in Scheiben
50 g Butter oder Schmalz
1 Bund Suppengrün
2 Zwiebeln
1/8 l Sahne
Rotwein

Die Marinade aus den Zutaten anrühren, einmal aufkochen und völlig auskühlen lassen. Die gesäuberte Rehkeule über Nacht darin einlegen. Herausnehmen und gut abtrocknen.

Das Fleisch salzen, pfeffern und mit den Speckscheiben umwickelt in einen Bräter im vorgeheizten Backofen (E: 225° C, G: Stufe 4) braten.

Während der Bratzeit immer wieder mit der Marinade und dem Bratensaft übergiessen.

Nach 20 Minuten das geputzte und zerkleinerte Suppengrün und die geviertelten Zwiebeln zugeben.

Nach etwa 40 Minuten den Speck abnehmen. Nach spätestens 60 Minuten sollte die Keule perfekt gebraten sein. Aus dem Ofen nehmen und zugedeckt warmstellen.

Den Bratfond mit etwas Rotwein loskochen, durch ein Sieb giessen und zurück in den Topf geben. Mit Sahne und einem guten Schuss Rotwein cremig einkochen, pfeffern und evtl. mit etwas Salz abschmecken.

Die Keule in Scheiben vom Knochen schneiden, anrichten und die Sauce getrennt dazu servieren.

Dazu reichen Sie stilgerecht „rosenkrautzchol“ (S. 105) und „Fromentee“ (S. 110) zum Auftunken der Sauce.

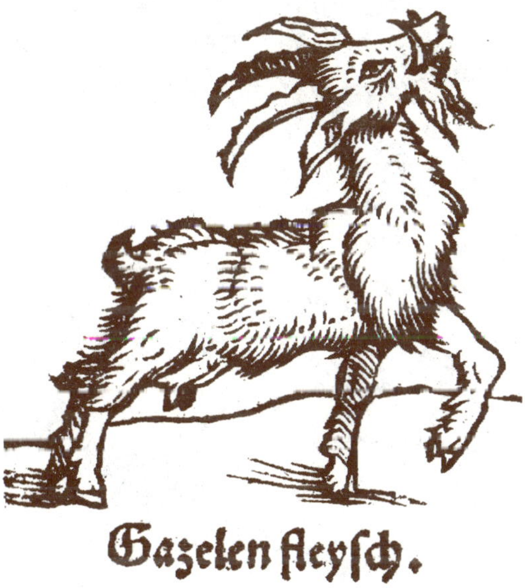

Gazelen fleysch.

Ein gut geriht von Haßen

Hasentopf nach einem Rezept des mittelalterlichen Meisterkochs Frantz de Rontzier, erschienen in einem der ersten Kochbücher deutscher Sprache, dem „Kunstbuch von mancherley Essen“.

1 Hase (etwa 1.000 g)
3-4 Zwiebeln
4 Knoblauchzehen
4 Nelken
Pfeffer
je 1 Bund Thymian, Majoran, Estragon
200 ml milder Rotweinessig
1 Flasche halbtrockener Rotwein
800 g Schweinebauch
100 g Schweineschmalz
50 g Mehl
50 g Pumpernickel
Salz
250 g Roggenbrotteig, evtl. vom Bäcker

Den Hasen säubern, ausnehmen, waschen, gut abtrocknen, in kleinere Stücke teilen und in einen Steingut- oder Edelstahltopf schichten.

Die gehackten Zwiebeln, zerdrückten Knoblauch und Gewürze dazugeben. Mit der Essig-Wein-Mischung übergossen etwa 4-6 Stunden kühlgestellt marinieren und dann gut abtropfen lassen.

Den Schweinebauch in kleine Würfel schneiden und in einem ofenfesten Schmortopf auf milder Hitze unter Wenden anbräunen. Herausnehmen und zur Seite stellen.

Die Hasenstücke pfeffern, salzen, in Mehl wenden, im Fett anbraten und den angebräunten Schweinebauch wieder zugeben. Den geriebenen Pumpernickel und die Marinade gut unterrühren und alles einmal kurz aufkochen lassen.

Den Brotteig auf bemehlter Arbeitsfläche rundherum 4-6 cm grösser als der Topfdurchmesser ausrollen, als „Deckel" über den Topf legen und gut festdrücken. Im Backofen (E: 175° C, G: Stufe 2) etwa 90 Minuten schmoren lassen. Herausnehmen und direkt im Topf auf den Tisch bringen. Den Teigdeckel erst dann öffnen - und der verführerische Duft wird allen das Wasser im Mund zusammenlaufen lassen.

Dazu reichen Sie frische „würtzig fladen von steynbrot" (S. 129) und eine „Salse von kronsbere" (S. 91).

Boussac de connins

Wildkaninchen-Ragout auf altfranzösische Art nach einen Rezept aus dem anno 1393 geschriebenen *Ménagier de Paris*.

<u>Teig:</u>
150 g dunkles Weizenmehl
350 g dunkles Roggenmehl
1 Päckchen Trockenhefe
1 Tl Salz
1 Tl gemahlener Fenchel
1 Tl gemahlener Koriander
etwa 1/4 l lauwarmes Wasser

1 Kaninchen
1 El Schmalz
75 g altbackenes helles Brot
200 ml Wildfond
200 ml trockener Rotwein
1 Tl Ingwer
1 Tl Kardamom
schwarzer Pfeffer, Salz
4 Nelken
4-6 Pimentkörner
Saft von 1/2 Zitrone

Das Mehl in eine Schüssel sieben, Hefe, Salz und Gewürze hineingeben und mit dem Wasser einen geschmeidigen Teig kneten. Zugedeckt an einem warmen Ort ruhen lassen, bis er sein Volumen etwa verdoppelt hat.

Das Kaninchen der Länge nach halbieren, Vorder- und Hinterläufe abtrennen und jeweils in Ober- und Unterschenkel teilen. Die beiden Kaninchenhälften in 3-4 Stücke teilen und dabei das Rückgrat entfernen.

Die Stücke in einem breiten, ofenfesten Schmortopf im Schmalz rundherum anbraten, herausnehmen und zur Seite stellen.

Das in Würfel geschnittene Brot im Fett anrösten, Brühe und Wein zugeben, mit dem Mixstab glatt pürieren und würzen.

Die Kaninchenstücke hineinlegen und mit dem Zitronensaft beträufeln.

Aus dem Teig auf bemehlter Arbeitsfläche eine lange Rolle formen, auf den Topfrand legen, den Deckel aufsetzen und gut andrücken.

Etwa 45-60 Minuten im vorgeheizten Backofen (E: 150° C, G: Stufe 1-2) garen lassen. Wenn das Brot fertig ist, ist auch das Kaninchen gar.

Herausnehmen und direkt auftragen. Am Tisch das vom Schmordampf gewürzte Brot abbrechen und den Deckel abheben. Das Kaninchen anrichten und das Brot als Beilage reichen.

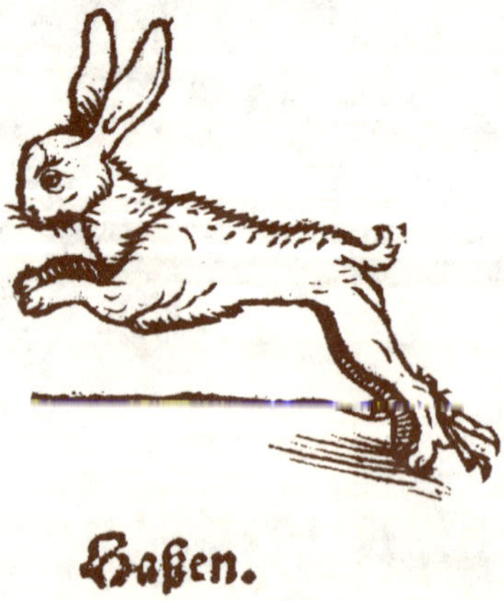

Haßen.

Schlegl von Gems

Gemsenkeule
aus der Schlossküche von Ambras,
dem Schloss der Philippine Welser -
für 6 Portionen.

1 Gemsenkeule (etwa 1.500 g)
2 Knoblauchzehen
1 Zwiebel
1/4 l Rotwein

100 g frischer Speck in dünnen Scheiben
1 El Butter
1 Zwiebel
1 Petersilienwurzel
1 Karotte
1/8 Sellerieknolle
3-4 schwarze Pfefferkörner
3 Wacholderbeeren
Salz, Pfeffer
evtl. 2-3 Knoblauchzehen
2 El Preiselbeeren
falls möglich 1 kl. ungespritzter frischer Tannenzweig

Aus dem Rotwein, der in Scheiben geschnittenen Zwiebel und einer zerdrückten Knoblauchzehe eine Marinade bereiten.

Die Hautreste und Flechsen der Gemsenkeule sauber entfernen und danach mit der in dünne Stifte geschnittenen, zweiten Knoblauhzehe spicken. In die Beize legen, zudecken und 2 Tage durchziehen lassen. Dabei des öfteren wenden

Die Keule abtrocknen und mit den Speckscheiben umwickeln.

In einer Bratenpfanne in der Butter auf milder Hitze von allen Seiten anbraten.

Die Zwiebel häuten und grob hacken. Das Gemüse putzen und kleinschneiden. Die Pfefferkörner und Wacholderbeeren zerstossen und zusammen mit etwas Marinade um die Keule verteilen.

Im vorgeheizten Backofen etwa 60 Minuten (E: 200° C, G: Stufe 3) zugedeckt schmoren.

Den Deckel abnehmen, die Keule mit dem Schmorfond überschöpfen und noch weitere 30 Minuten braten lassen. Dabei immer wieder mit dem Bratenfond überschöpfen und evtl. noch etwas Beize zugeben. Und wer Knoblauch mag, lässt noch 2 halbierte Zehen mitschmoren.

Die Keule herausnehmen und zugedeckt im ausgeschalteten Backofen noch 10 Minuten ruhen lassen.

Den Fond mit etwas Beize loskochen. Salzen, mit den Preiselbeeren und evtl. einem Teelöffel feingehackten Tannennadeln abschmecken, noch einmal kurz aufkochen und binden lassen.

Das Fleisch vom Knochen lösen, in Scheiben schneiden, anrichten und mit der Sosse übergiessen.

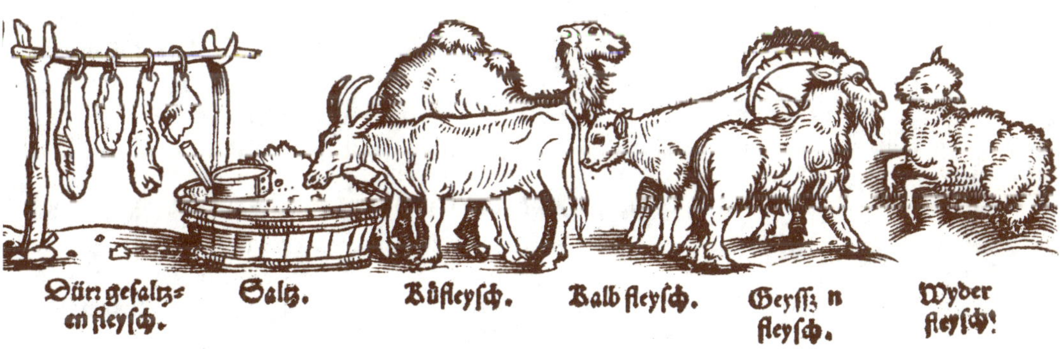

Wildtschweine in krustem gebachen

Überkrusteter Wildschweinrücken mit Weinbeeren - für 6-8 Personen.

1 Frischlingsrücken (etwa 2.000 g)
Thymian, Salbei
Pfeffer, Salz
1/2 l roter Traubensaft
2 Karotten
1 Zwiebel
1/4 Sellerieknolle

250 g Butter
3 Eier
6 El Semmelbrösel/Paniermehl
3 El gehackte Petersilie
1 Tl Zucker
1 Msp gemahlener Zimt
etwas Ingwer
150 g blaue Trauben
6-8 El süsse Sahne

Den Wildschweinrücken säubern, Hautreste entfernen, mit den Kräutern, Pfeffer und Salz kräftig einreiben und in einen Bräter legen. Die geputzten, kleingeschnittenen Karotten, Zwiebel und Sellerie darum verteilen und mit dem Traubensaft übergiessen.

Etwa 90 Minuten zugedeckt auf milder Hitze schmoren und des öfteren mit dem Fond überschöpfen.

Inzwischen aus der zimmerwarmen Butter, den Eiern, Semmelbröseln, Petersilie, Zucker, Zimt und Ingwer eine cremige Paste rühren.

Das Fleisch aus dem Topf nehmen, abtropfen lassen und auf ein Backblech legen. Dick mit der Würzpaste bestreichen und im vorgeheizten Backofen (E: 200° C, G: Stufe 3) nochmals 10-15 Minuten überbacken, bis die Kruste goldbraun und knusprig geworden ist.

Den Schmorfond durch ein Sieb passieren, die halbierten, entkernten Weintrauben und die Sahne dazugeben, aufkochen und binden lassen.

Das Fleisch vom Knochen lösen, in Scheiben schneiden, anrichten und die Sauce dazu reichen.

Ein Teil des Rückens kann nach Belieben eingefroren, aber spätestens nach 3 Wochen verbraucht werden.

Mite öpflen gefilte Enten

Mit Äpfeln gefüllte Wildenten nach einem Rezept aus dem Haus- und Jagdbuch eines Burgherrn.

2 Wildenten
Salz, Pfeffer
Majoran
4 säuerliche Äpfel
6 Scheiben Bardierspeck (frischer fetter Speck)
50 g Schmalz oder Butter
6 cl Calvados
1/4 l Wasser
4 El saure Sahne

Die bratfertig vorbereiteten Wildenten waschen, abtrocknen, innen pfeffern und aussen kräftig mit Salz, Pfeffer und Majoran einreiben.

Die Äpfel waschen, ungeschält achteln und entkernen. Die Enten damit füllen und verschliessen. Am einfachsten mit dem sogenannten „Schnürschuh-Trick“: Die Öffnungen quer mit Zahnstochern zustecken Küchengarn wie bei einem Schnürschuh darum schlingen und am Ende verschliessen.

Die Enten mit den Speckscheiben umwickeln, mit Garn festbinden, nebeneinander in einen Bräter legen und mit dem heissen Schmalz gut übergiessen.

Im vorgeheizten Backofen 30-40 Minuten (E: 225° C, G: Stufe 4) braten. Dabei hin und wieder mit dem Bratfett und der Mischung aus Calvados und Wasser übergiessen.

Den Bardierspeck entfernen und die Enten noch 8-10 Minuten weiterbraten lassen, bis sie knusprig braun sind. Im ausgeschalteten Backofen noch etwa 10 Minuten ruhen lassen.

Währenddessen den Bratfond mit der Sahne unter Rühren loskochen und abschmecken.

Die Verschlüsse der Enten entfernen, dann der Länge nach halbieren, auf der Apfelfüllung anrichten und mit der Sauce überziehen.

Gefilte wachtl mit wildbrett von ayren

Gefüllte Wachtel auf Eierteigstäbchen. Eine beliebte Delikatesse am Hof Erzherzog Ferdinands und seiner feinschmeckerischen Gemahlin Philippine Welser.

8 Wachteln
Salz, Pfeffer
100 g roher Speck in Scheiben zum Bardieren

Füllung:
200 g Wildfleisch
Lebern und Herzen der Wachteln
Majoran
Rosmarin
Salz, Pfeffer
2 Knoblauchzehen
4 cl Armagnac/Cognac
4 El süsse Sahne
4 El gehackte Pistazien
4 El Semmelbrösel

Die Wachteln ausnehmen, innen und aussen waschen, gut abtrocknen leicht salzen, aber gut pfeffern.

Das Wildfleisch und die Innereien für die Füllung sehr fein hacken, mit den Gewürzen, den zerdrückten Knoblauchzehen, Armagnac, Sahne, Pistazien und Semmelbröseln gut vermengen und etwa 1 Stunde zugedeckt durchziehen lassen.

Die Wachteln mit der Farce füllen, mit dem „Schnürschuh-Trick" (S. 68) verschliessen, mit den Speckscheiben bardieren und in einer Bratenpfanne im vorgeheizten Backofen (E: 200° C, G: Stufe 3) 25-30 Minuten braten. Dabei immer wieder mit dem Bratfett begiessen.

Die Wachteln herausnehmen, den Speck und die Verschlüsse entfernen, dann halbieren und auf der Füllung anrichten.

Als Beilage servieren Sie dazu das „wildbrett von ayren" (S. 94).

Krametsvögel mit vinpleter

Krammetsvögel oder Wacholderdrosseln in Weinblättern - eine Delikatesse der höfischen Küche des Mittelalters, als Wachtel in Weinblättern wiederentdeckt.

4 Wachteln
40 g Butter
Salz, Pfeffer
8 Wacholderbeeren
200 g grüne Weintrauben
100 g Weinblätter (aus der Dose)
100 g roher Speck in Scheiben zum Bardieren
1/4 l süsser weisser Dessertwein

Die Wachteln sauber ausnehmen, waschen und gut abtrocknen.

Aus der Butter mit den fein zerstossenen Wacholderbeeren, Salz und Pfeffer eine Paste zubereiten und die Wachteln innen sowie aussen damit gut einreiben.

Die Weintrauben waschen, halbieren und entkernen. Die Wachteln damit füllen, mit den Weinblättern und Speck umwickeln und mit ungewachstem Küchengarn festbinden.

Die Wachteln für die Zubereitung im Grill auf einen Bratspiess stecken und 20-25 Minuten unter ständigem Begiessen mit dem Wein braten. Dann den Speck und Weinblätter entfernen und die Wachteln noch etwa 5 Minuten bräunen.

Bei der Zubereitung im vorgeheizten Backofen (E: 200° C, G: Stufe 3) die Wachteln 20 Minuten braten. Dann Bardierspeck und Weinblätter ablösen und nochmals 5 Minuten bei starker Oberhitze bräunen.

Die Wachteln zugedeckt ruhen lassen, während Sie den Bratfond mit dem Dessertwein unter Rühren loskochen, abschmecken und etwas einkochen lassen.

Die Wachteln halbieren, auf den Weinblättern und Trauben anrichten und mit dem Bratfond übergiessen.

Schwan.

Mein flocken weisser Leib und meine schöne Brust
Bringe meinen lieben Herrn und andern schöne Lust.
(Einer schönen Ehefrau.)

Henne.

Man achtet mich nicht groß / wann ich nicht legen kan/
Wann nun der Han nichts taugt / hab ich dann schuld daran?
(Einer unbekinderten Ehe-Frauen.)

Storch.

Ich schlucke manche Schlang in meinen Magen ein/
Und kan mir keine doch zu meinem Tode seyn.
(Einer Vielbegierigen.)

Von ein gepratne Phaßhun

Pikant gewürzter Fasan,
wie in Taillevent, der Hofkoch des
französischen Königs auftrug.

2 junge Fasane
Pfeffer, Salz
1 Prise gemahlene Nelken
1 Prise gemahlener Kardamom
4-8 grosse Scheiben fetter Speck
6-8 cl Rosenwasser
6-8 cl Balsamico-Essig
Muskat
Zimt
Piment
16-20 Schalotten
1-2 El Honig

Die Fasane säubern, waschen und gut abtrocknen. Innen und aussen mit Pfeffer, Salz, Nelken- und Kardamompulver einreiben und in die Speckscheiben einwickeln.

Auf den Bratrost legen und etwa 30 Minuten im vorgeheizten Backofen (E: 200° C, G: Stufe 3) braten.

Nach 10 Minuten den Bratenfond mit der Mischung aus Rosenwasser und Balsamico-Essig, mit je einer guten Prise Muskat, Zimt und Piment gewürzt, loskochen. Nach 25 Minuten den Speck entfernen, damit die Fasane schön bräunen, und nach Ende der Garzeit zugedeckt im ausgeschalteten Ofen ruhen lassen.

Die Schalotten häuten, mit dem Honig und etwas Bratenfond in einer Kasserolle auf mittlerer Hitze etwa 10 Minuten kochen. Dabei immer wieder schwenken, damit sie rundherum schön glasiert werden. Den restlichen Bratenfond loskochen und abschmecken.

Die Fasane mit dem Fond übergiessen und den Zwiebeln umlegen.

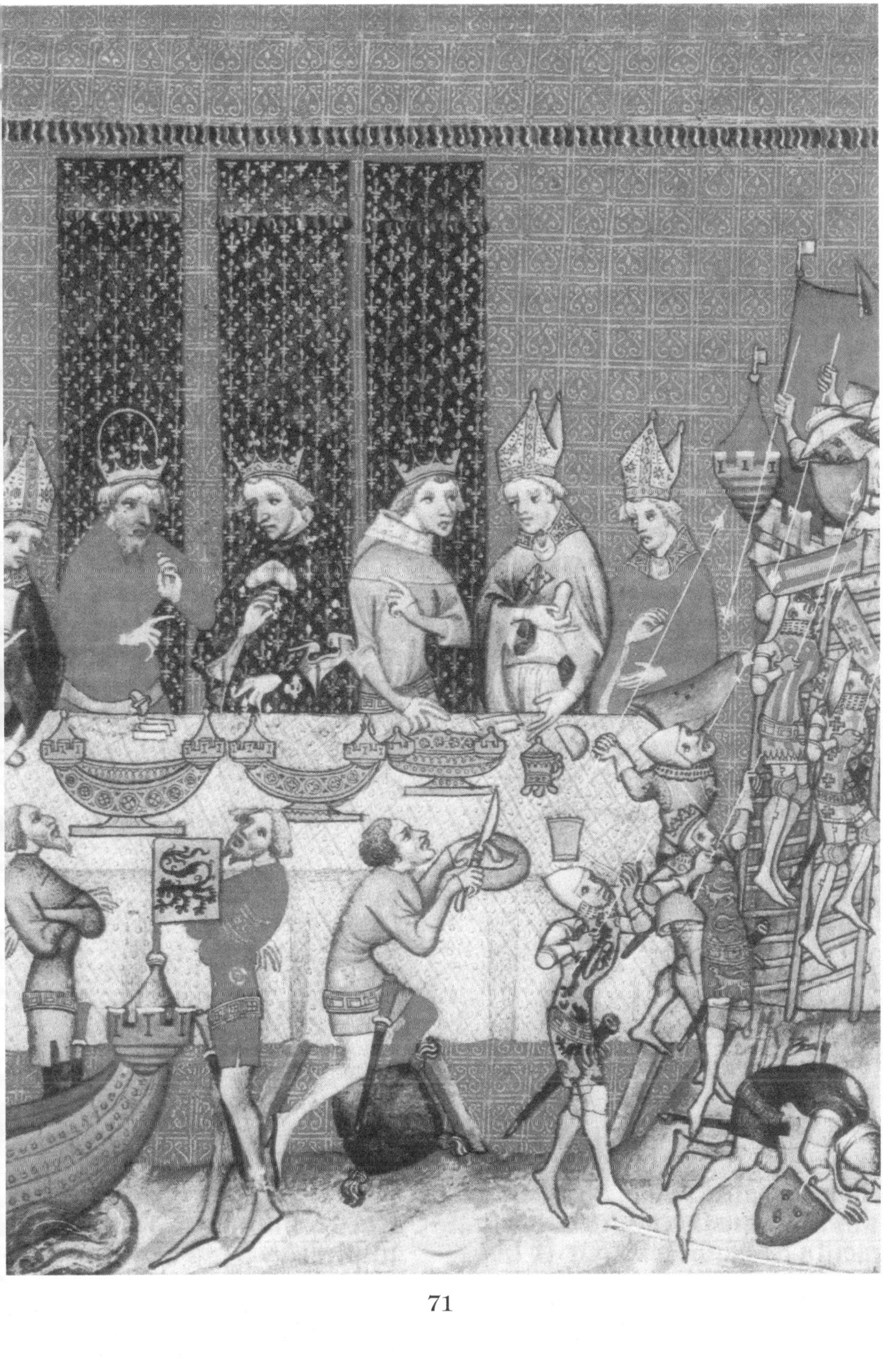

Fleischliche Genüsse aus der mittelalterlichen Küche.

Selbst ein tellergrosses, dickes Steak, das uns heute als das Maximum dessen erscheinen mag, was ein Mensch an Fleischeslust verspüren kann, wäre für unsere Vorfahren im Mittelalter, wenn denn einmal Fleisch auf den Tisch kam, gerade soviel gewesen, um einen hohlen Zahn zu stopfen. Und bei der einen Tracht (Gang) mit Braten allein blieb es natürlich nicht. Wenn es irgendein Land auf dieser Erde gab, wo die Menschen, was das Prassen anging, in Unschuld lebten, so war das Heilige Römische Reich Deutscher Nation bestimmt nicht dieses Land.

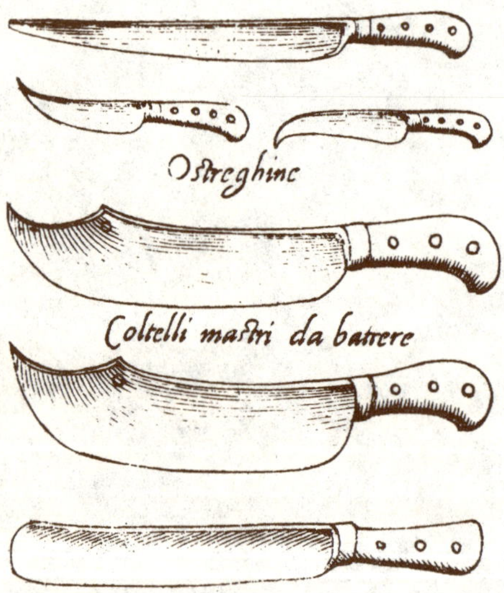

Messer, wie sie der Koch des Mittelalters benutzte, aus der „Opera“ von Bartolomeo Scappi.

So wetterte anno 1549 ein Bischof zur Verblüffung seiner Gemeinde, dass es wohl nicht anstünde, Teile des heiligen Hochaltars als Buffet zur Kirchweihschmauserei zu entweihen.

Und was dabei alles aufgetafelt wurde! Die folgende Aufzählung mag uns einen Einblick geben:

Als erste „Tracht“ wurde für jeden Gast eine Pastete von drei Rebhühnern aufgetragen. Danach wurden am Spiess gebratenene, mit Weinbeeren gefüllte Krammetsvögel serviert. Dann folgten ein riesiger gespickter Hecht, Ochsenbraten mit Meerrettichsauce, Hühnerpastete und gefüllter Kapaun.

Zur zweiten „Tracht“ wurde ein Turm aus Backwerk aufgetragen, aus dem Wein in einen Teich floss, in dem kleine Fische schwammen. Dazu gab es gesottene Karpfen, Sauerkraut mit Leberwürsten, Rehpastete, Schweinsköpfe, heisse Speckpfannkuchen, kalten Salm und ausserdem noch einen am Spiess gebratenen Hammel, aus dessen

Allerley speyß vom Schwein, Ochssen, Kalb und Lamb

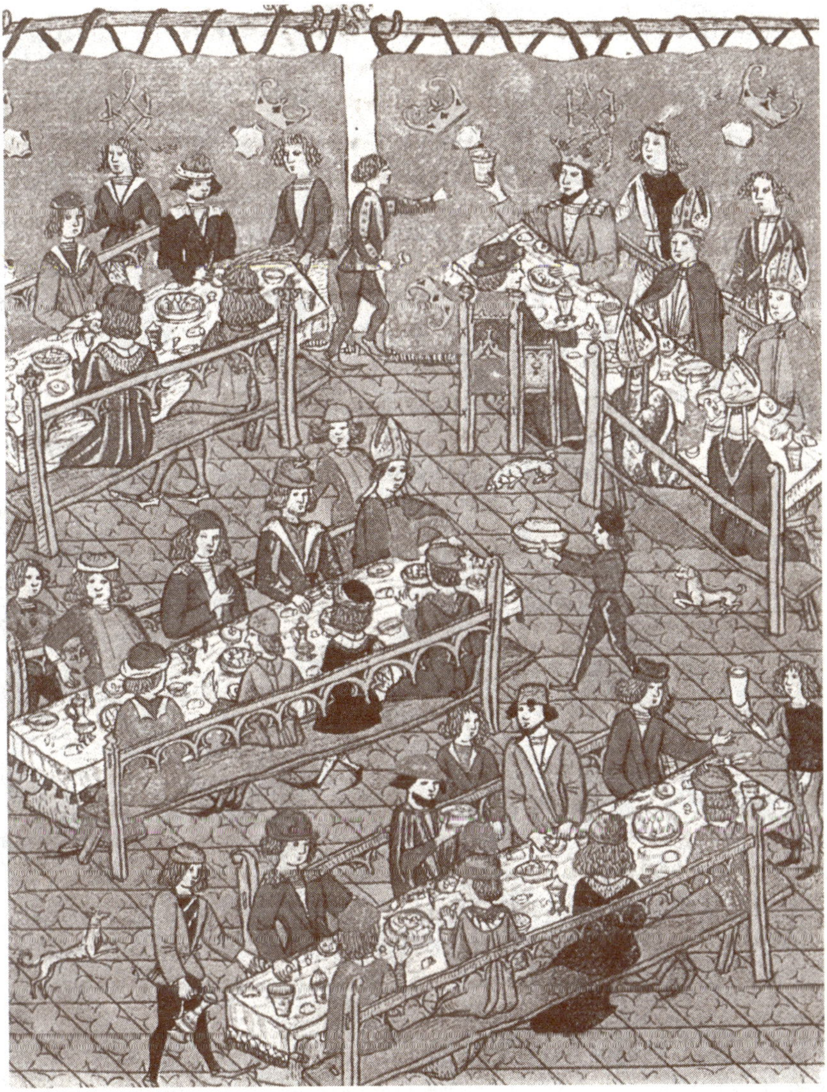

Hals süffiger Rotwein in eine Kanne sprudelte.

Die dritte „Tracht" bestand aus verschiedenen Pasteten, Wildragout in Sauce, einem Haus aus feinem Gebäck, Spanferkel, Eierkuchen, einem Adler aus Gebäck, der mit Geflügelaspik gefüllt war, Apfelkuchen - und zum guten Schluss trug man noch eine Fischsuppe zur Verdauung auf.

Das alles verspeisten die Gäste zur Hochzeit der hochwohlgeborenen Gräfin Elisabeth zu Helfenstein mit dem Grafen Georg von Rappoltstein im Jahr 1543.

Ein wahrlich opulentes Mahl, neben dem sich ein ganz normales deutsches Sonntagsmenü von heute mit seinen klassischen drei Gängen - Suppe, Hauptgericht und Dessert - wie das Mahl eines Zwerges ausnimmt.

Und wie köstlich, mit welcher Phantasie das Fleisch gebraten, gegrillt, geschmort und auch gekocht wurde. Denken wir nur an die knusprigen Braten vom Grill oder aus dem Backofen. Die Bratenstücke von Rind, Schwein, Kalb oder Lamm. Wie Sie die urig-herzhafte Fleischeslust heute nach Art der alten Rittersleut' zubereiten können, erfahren Sie im folgenden Kapitel.

In der Küche werden Kalbsfüsse vorbereitet. Kolorierte Zeichnung aus einem im 14. Jahrhundert entstandenen Stundenbuch.

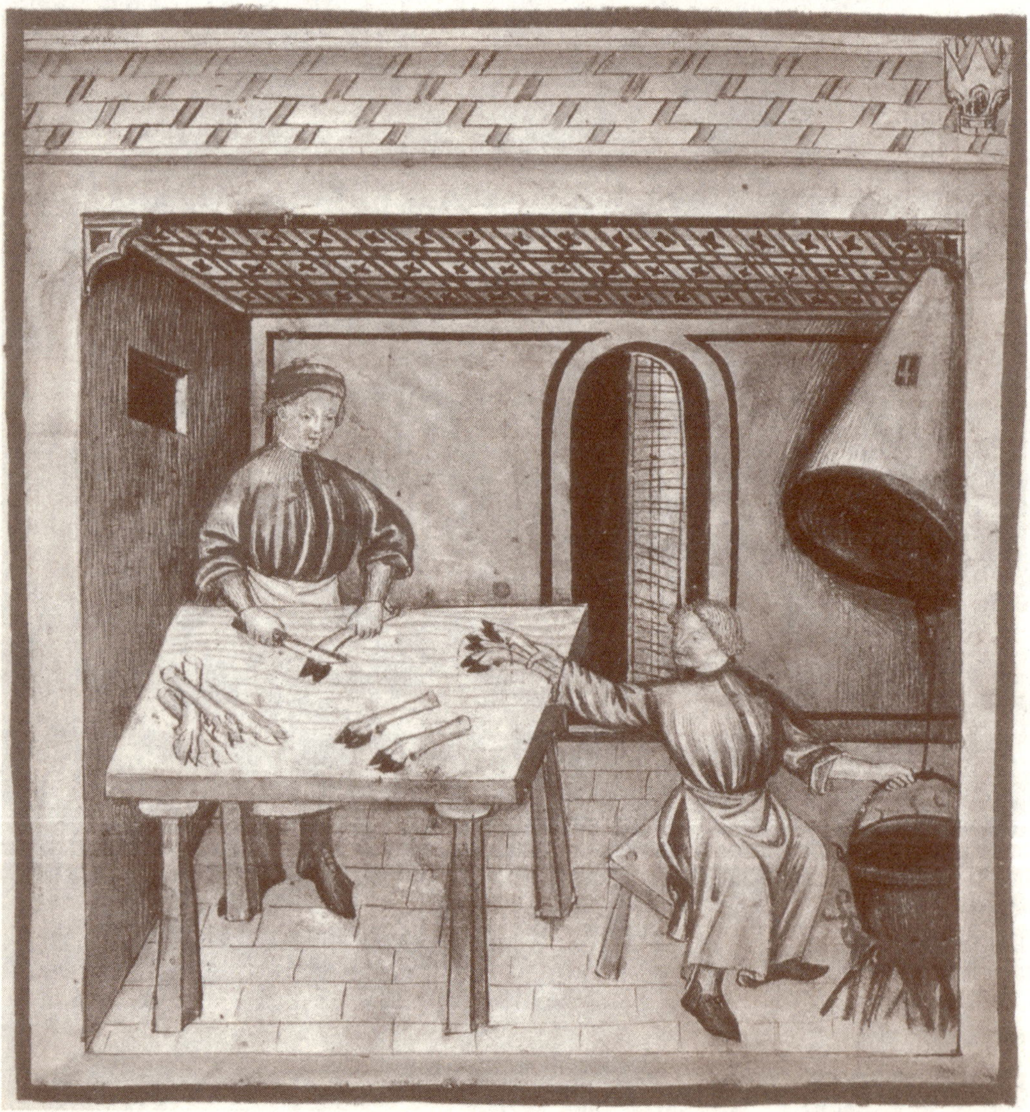

Rindfleysch von rippen mit wildbrett von ayren

Pikante Hochrippe in der Kruste mit gebackenen Eierteigstäbchen.

1.000 g Hochrippe
Salz, Pfeffer
Petersilie, Dill, Liebstöckel, Thymian
2 El Schmalz
1/2 l Fleischbrühe
2 Karotten
1 Zwiebel
1 Petersilienwurzel
1/4 Sellerieknolle
3-4 El saure Sahne

100 g Butter
3 Eier
4 El Paniermehl
2-3 El gehackte Petersilie

Das Fleisch säubern, mit den Gewürzen und Kräutern kräftig einreiben und im heissen Fett rundherum kräftig anbraten, die Fleischbrühe und die geputzten kleingeschnittenen Gemüse dazugeben.

Das Fleisch etwa 60 Minuten unter mehrfachem Begiessen schmoren.

Inzwischen aus der Butter, den Eiern, Semmelbröseln, Petersilie und Salz eine cremige Paste zubereiten.

Das Fleisch aus dem Topf nehmen, gut abtropfen lassen, dick mit der Paste einstreichen und etwa 15 Minuten in dem vorgeheizten Backofen (E: 225° C, G: Stufe 4) überbacken. Dann zugedeckt noch 10 Minuten im ausgeschalteten Backofen ruhen lassen, damit sich die Fleischsäfte setzen können.

Den Schmorfond währenddessen durchpassieren, mit der sauren Sahne binden und abschmecken.

Das Fleisch vom Knochen lösen, dicke Scheiben schneiden, anrichten und mit der Sauce überziehen.

Dazu gibt es das „Wildbrett von ayren" (S. 94).

Cyvé

Gulasch vom Rind. Ein Rezept aus dem „Viandier" des Taillevent.

1.000 g Rindfleisch (Falsches Filet, Schulter)
100 g durchw. Speck
2 Zwiebeln
1-2 Knoblauchzehen
1/4 l fruchtiger Rotwein
Pfeffer, Salz
1-2 Nelken
1 El Zitronensaft
1/2 Tl gemahlener Ingwer
1/2 Tl gemahlener Zimt
1 Prise Kardamom
evtl. Fleischbrühe

Das gesäuberte Fleisch in mundgerechte Würfel schneiden. Ebenfalls den Speck in Würfel schneiden und auf milder Hitze im Schmortopf auslassen.

Die Zwiebel und den Knoblauch häuten, beides fein hacken und zum Speck geben. Unter Rühren glasig werden lassen.

Das Fleisch dazugeben und rundherum gut anbraten. Pfeffern, salzen, die Nelken und den Wein zufügen und zugedeckt auf milder Hitze etwa 90 Minuten schmoren.

Mit dem Zitronensaft und den Gewürzen pikant abschmecken. Den Schmorfond, wenn er zu dickflüssig wird, evtl. mit etwas Brühe „verlängern" und noch einmal aufkochen.

Als Beilage zum Auftunken der Sauce servieren Sie das ofenfrische „Fromentee" (S. 110).

Gefilte brust von Kalb

Gefüllte Kalbsbrust auf Art der mittelalterlichen Küchenmeister - für 6 Personen.

1.000 g Kalbsbrust (ohne Knochen)

Füllung:
250 g Kalbfleisch (Schulter)
250 g Rindfleisch (Schulternaht, Falsches Filet)
4 Eier
8 El gehackte frische Kräuter (Petersilie, Liebstöckel, Dill, Schnittlauch, etc.)
2 El Paniermehl
Salz, Pfeffer
Muskat, Safran

50 g Bratfett
1/2 l gute Fleischbrühe
1 El Mehl

Lassen Sie sich gleich beim Einkauf vom Fleischer eine tiefe Tasche in die Kalbsbrust schneiden.

Das Fleisch für die Füllung durch den Fleischwolf (feine Lochung) drehen, mit Eiern, Kräutern und Paniermehl einen glatten Teig bereiten. Salzen, pfeffern, mit Muskat und ein wenig Safran pikant abschmecken.

Die Farce in die Tasche der Kalbsbrust füllen und - am besten mit dem „Schnürschuh-Trick" (S. 68) - verschliessen. Das Fleisch leicht salzen und rundherum kräftig anbraten.

Langsam 1/4 l Fleischbrühe zugiessen, den Topf zudecken und die Kalbsbrust etwa 2 Stunden auf mittlerer Hitze schmoren lassen. Herausnehmen und zugedeckt noch 10 Minuten im Backofen warm stellen.

Das Mehl im Schmorfond unter Rühren leicht anbräunen, die restliche Fleischbrühe zugiessen, etwa 5 Minuten unter Rühren kochen und die Sauce abschmecken.

Den Verschluss von der Kalbsbrust entfernen, das Fleisch in dicke Scheiben schneiden, anrichten und mit der Sauce überzogen servieren.

Dazu passen stilgerecht „abtsknödel" (S. 113) und das „gemuos von arbaiß unt rueben" (S.103).

Knöpflin von Kalbflaisch

Die Vorläufer unserer Königsberger Klopse stammen aus dem „Alemannischen Büchlein von guter Speise", das zu Beginn des 15. Jahrhunderts entstanden ist.

1 altbackenes Brötchen
Wasser zum Einweichen
1 Zwiebel
1 Knoblauchzehe
1 El Schmalz
1 Bund Petersilie
500 g Kalbfleisch (Schulter)
1 Ei
Pfeffer, Salz
Fleischbrühe zum Kochen

Das Brötchen in etwas Wasser einweichen und gut ausdrücken. Die Zwiebel und den Knoblauch häuten, beides in kleine Würfel schneiden und im Schmalz glasig werden lassen. Die Petersilienblätter abzupfen und fein wiegen.

Alles zusammen mit dem in grobe Würfel geschnittenen Fleisch einmal durch den Fleischwolf (mittelfeine Lochung) drehen, mit dem Ei vermengen, mit Pfeffer und Salz würzen.

Mit nassen Händen kleine Kugeln ausformen, in der gerade siedenden Fleischbrühe zugedeckt etwa 10-12

Minuten - je nach Grösse - garziehen lassen, herausnehmen und abtropfen lassen.

Die Klösschen zum Beispiel mit der „Wingertener salse“ (S. 86), der „Knoblach salse“ (S. 86) oder der „Salse vüre Fleysch“ (S. 87) servieren.

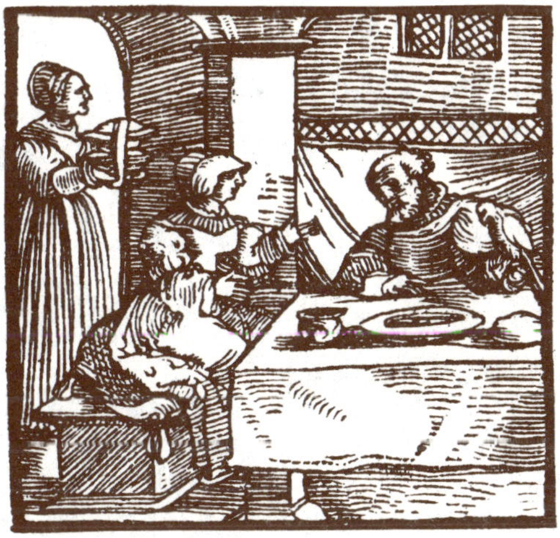

Spiespratem von kalb

Kalbsspiesse mit rassiger Senfsauce, wie die alten Rittersleut sie liebten.

1 Kalbsnuss (etwa 1.000 g)
1 Bund Petersilie
1 Bund Schnittlauch
10 Schalotten
10 grosse Champignons
Salz, Pfeffer
Öl zum Einstreichen

Das Fleisch säubern und quer zur Faser in 12-16 Scheiben schneiden, mit dem Handballen leicht klopfen und nebeneinander in eine ausgefettete Auflaufform legen.

Die Petersilie, Schnittlauch, Schalotten und Champignons fein hacken, mit Salz, frisch gemahlenem Pfeffer und 2-3 El Öl vermischen. Über das Fleisch verteilen und zugedeckt 2 Stunden marinieren lassen. Dabei einige Male wenden.

Die Kalbfleischscheiben herausnehmen, zusammenklappen oder -rollen und auf Spiesse stecken und auf dem Holzkohlengrill, im Backofengrill oder in der Pfanne unter Wenden etwa 10-15 Minuten braten.

Mit der „Salse mith sänff vonne Dijon” (S. 88) servieren. Im Originalrezept wurden so auch Schweine- und Lammfilets zubereitet.

Lambpraten vonn spiess

Lammrücken vom Spiess - aus dem Kochbuch des päpstlichen Leibkochs Bartolomeo Scappi, der damit seinen Herrn, Pius V., bezauberte - für 6 Personen.

Braten:
1.200 g entbeinter Lammrücken
Kerbel, Liebstöckel, Majoran
Salz, Pfeffer

Fülle:
150 g fetter Speck
150 g milder roher Schinken
150 g Lamm- oder Kalbsleber
150 g Kalbsherz
2 Äpfel
2 Birnen
2 Zwiebeln
3 Eier
75 g geriebener Parmesan
1 Tl Thymian
1 El gehackte Petersilie
200 g frischer, fetter Speck in dünnen Scheiben
Orangensaft

Den entbeinten Lammrücken von der „Lederhaut“ und Flechsen säubern und kräftig mit den Kräutern sowie Gewürzen einreiben.

Äpfel, Birnen schälen und entkernen. Die Zwiebeln häuten. Mit Speck, Schinken, Leber und Herz durch den Fleischwolf (mittelfeine Lochung) drehen, würzen und die Eier mit dem Parmesan gut unterrühren.

Die Masse nun auf den Rücken füllen, die Fleischlappen darüberklappen und verschliessen. Am einfachsten geht das, wenn Sie alle 3-4 cm eine Rouladennadel einsetzen und dann ungewachstes Küchengarn wie bei einem Schnürschuh kreuzweise von vorn bis hinten darumschlingen und verknoten.

Den Braten mit den Speckscheiben umwickeln, auf den Bratspiess stecken oder in einen Brattopf legen. Im Backofen (E: 200° C, G: Stufe 3) oder unter dem Grill gut 75-90 Minuten braten. Des öfteren mit Bratenfond und Orangensaft begiessen.

Den Braten etwa 10 Minuten zugedeckt ruhen lassen, dann den Speck abnehmen, den Verschluss entfernen und den Rücken in dicke Scheiben schneiden, anrichten und mit dem Fond übergossen servieren.

Als Beilage dazu reichen Sie „gebachene zwibl“ (S. 104) und „semeldorttem“ (S.110)

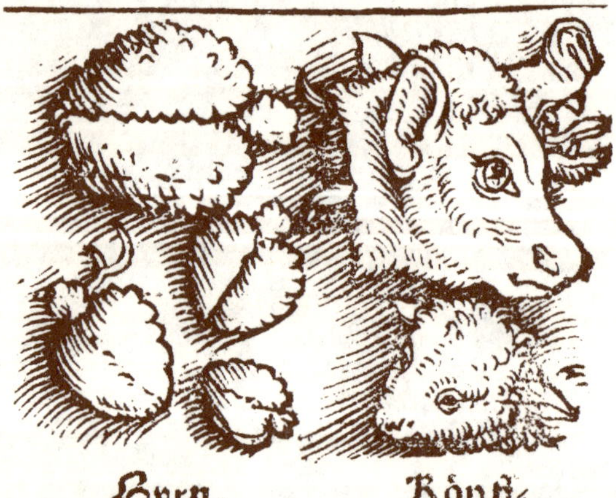

Hyrn. Köpff.

Hammlpratem mit krustem

Krustenbraten vom Hammel - eine Spezialität der höfischen Küche zur sagenumwobenen Hochzeit der Gräfin Elisabeth von Helfenstein mit dem Grafen Georg von Rappoltstein im Jahre 1543.

etwa 1.500 g Lammrücken
3 Knoblauchzehen
50 g Schmalz
Pfeffer
Liebstöckel, Majoran
Kerbel, Minze

Salz
1 Tasse Wasser

Den Lammrücken säubern, dabei die „Lederhaut" entfernen und mit den halbierten Knoblauchzehen entlang des Knochens spicken. Mit der Mischung aus erwärmtem Schmalz und Kräutern kräftig einreiben.

Auf den Bratspiess stecken oder in die Bratenpfanne legen, unter dem vorgeheizten Grill oder im vorgeheizten Backofen (E: 225° C, G: Stufe 4) etwa 45 Minuten braten. Dabei des öfteren mit Kräuterpaste und Bratfond einreiben.

Eine Salzwasserlösung aus Wasser und soviel Salz, bis das Wasser gesättigt ist, zubereiten.

Dann das Fleisch aus der Kasserolle nehmen und auf den Bratrost legen, mit der Salzwasserlösung laufend einpinseln und wenden, während es noch 10 Minuten bei guter Oberhitze weitergebraten wird.

Am Spiess pinseln Sie einfach den sich drehenden Braten laufend mit der Salzwasserlösung ein. Nach 10 Minuten ist er ebenfalls fertig.

Den Braten vor dem Anschneiden noch 10 Minuten zugedeckt ruhen lassen, damit sich die Fleischsäfte setzen können. Das Fleisch von den Knochen lösen, in Scheiben schneiden und anrichten.

Zum Braten reichen Sie stilgerecht als Gemüse „pälgt Arbaiß in kreyter“ (S. 102) und als Beilage zum Beispiel „Fromentee“ (S. 110).

Haml von spis

Hammelkeule vom Spiess - schmeckt am besten über Holzkohle gebraten - für 4-6 Personen.

1 Lammkeule (etwa 1.500 g)
5 Knoblauchzehen
Salz, Pfeffer
4 El Schmalz
2 El mittelscharfer Senf
Thymian, Majoran, Liebstöckel

Die Lammkeule säubern und dabei die harte „Lederhaut“ entfernen. Dann das Fleisch mit den halbierten oder geviertelten Knoblauchzehen spicken, pfeffern, salzen und gut 1 Stunde ruhen lassen.

Inzwischen aus dem cremig erwärmten Schmalz, dem Senf, Majoran, Thymian und Liebstöckel eine cremige Paste anrühren und die Keule damit dick bestreichen.

Unter den Grill legen, jede Minute wenden und mit der Senfpaste bestreichen, bis sie aufgebraucht ist.

Nach etwa 45 Minuten ist die Keule *medium* (innen noch rosa) gegart, aber noch nicht durchgebraten. Zugedeckt etwa 10 Minuten abruhen lassen, dann das Fleisch in Scheiben schneiden und servieren.

Wenn Sie den „Haml von spis“ im Backofen machen, legen Sie die Keule auf den Bratrost im vorgeheizten Ofen (E: 225° C, G: Stufe 4) und verfahren dann wie beim Grill.

Spanferkelin mite semladorttem

Gebratene Spanferkelkeule mit knuspriger Semmeltorte - für 4-6 Personen.

1 Spanferkelkeule (etwa 1.000 g)
Salz, Pfeffer
3-4 Knoblauchzehen
1 Tasse Wasser

Die Keule säubern, abtrocknen, kräftig pfeffern, salzen, mit den halbierten Knoblauchzehen spicken und 4-6 Stunden stehen lassen.

An den Bratspiess stecken oder auf den Bratrost legen. Den Spiess unter den vorgeheizten Grill hängen oder den Rost in den vorgeheizten Backofen (E: 200° C, G: Stufe 3) schieben. Die Keule etwa 60 Minuten braten, bis sie gut „medium“ (gar, aber noch nicht durchgebraten) ist.

Den Backofen auf Oberhitze stellen und die Keule mit der Salzwasserlösung - soviel Salz in das Wasser geben, bis es gesättigt ist - laufend einpinseln und noch 10 Minuten braten lassen.

Soll die Keule knuspriger sein, kann die Bratzeit um 5-10 Minuten verlängert werden. Soll die Keule saftiger sein, muss sie öfter mit Schmalz eingerieben werden.

Dazu gibt's verschiedene Sorten Senf - zum Beispiel den „Senaf mite würtzic kraeutter“ (S. 89) - und „semeldorttem“ (S. 110). Und als Getränk ein kühles Bier.

Gebassenes mit würst unnd faisten

Eine wahrhaft königliche Schlachtplatte. Heute kommt dieses köstliche Gericht leider nur noch in reichlich heruntergekommener Form auf Speisekarten vor - für 4 - 6 Personen.

1.000 g Sauerkraut
50 g Schmalz
3 Zwiebeln
15 Wacholderbeeren
3 Knoblauchzehen
3 Lorbeerblätter
Kümmel
Salz, Pfeffer
Zucker
250 g durchwachsener Speck
1/4 l Weisswein
2 säuerliche Äpfel
1 Zwiebel mit 5 Nelken gespickt
1 Eisbein
4 Blutwürste
4 Grützwürste
4 Leberwürste

Die in Würfel geschnittenen Zwiebeln im Schmalz glasig braten. Die übrigen Gewürze zugeben und etwas anschmoren. Die Hälfte des Sauerkrauts daraufgeben. Mit Salz, Pfeffer und einer Prise Zucker würzen. Den Schinkenspeck darauflegen, das restliche Sauerkraut darüberschichten und mit dem Wein aufgiessen.

Die geschälten, entkernten Äpfel in kleine Würfel schneiden und mit der gespickten Zwiebel dazutun.

Frisches Sauerkraut eine Stunde sanft schmoren lassen und dann erst das Eisbein zugeben. Bei Dosenkraut wird das Fleisch gleich dazugegeben. Wenn das Fleisch untergemischt ist, das Kraut zugedeckt 2 Stunden auf milder Hitze weiterschmoren lassen. Die Würste erst in der letzten Viertelstunde warm werden lassen.

Beim Anrichten werden das ausgelöste Eisbeinfleisch und die Wurst auf dem kochendheissen Kraut dekoriert. Nicht stilecht, aber eine delikate Ergänzung zu diesem Gericht sind Kassler Rippchen.

Pratem von swine mit gebassenes

Räucherbraten mit Kraut - ein Rezept für den Holzkohlegrill.

1000 g mildes Pökelfleisch (Schweinekamm)
2 Knoblauchzehen
je 6 Wacholderbeeren und Pfefferkörner
Kümmel, Rosmarin
Salz
ungespritztes Tannenreisig zum Räuchern
Holzkohle

Das Fleisch mit den geviertelten Knoblauchzehen spicken und mit den im Mörser zerstossenen Gewürzen (Wacholderbeeren, Pfefferkörner, Kümmel, Rosmarin und Salz) kräftig einreiben.

Das zerkleinerte Tannenreisig im Grill entzünden, den Braten auf den Spiess stecken und gut eine Stunde über dem Reisigfeuer leicht räuchern. Nach etwa 30 Minuten die Holzkohle aufschütten und den Braten bei voller Hitze noch gut 30 Minuten braten lassen.

Dazu servieren Sie „würzic Gebassenes", wie Sauerkraut damals hiess, und „Steynbrodt" (S. 128).

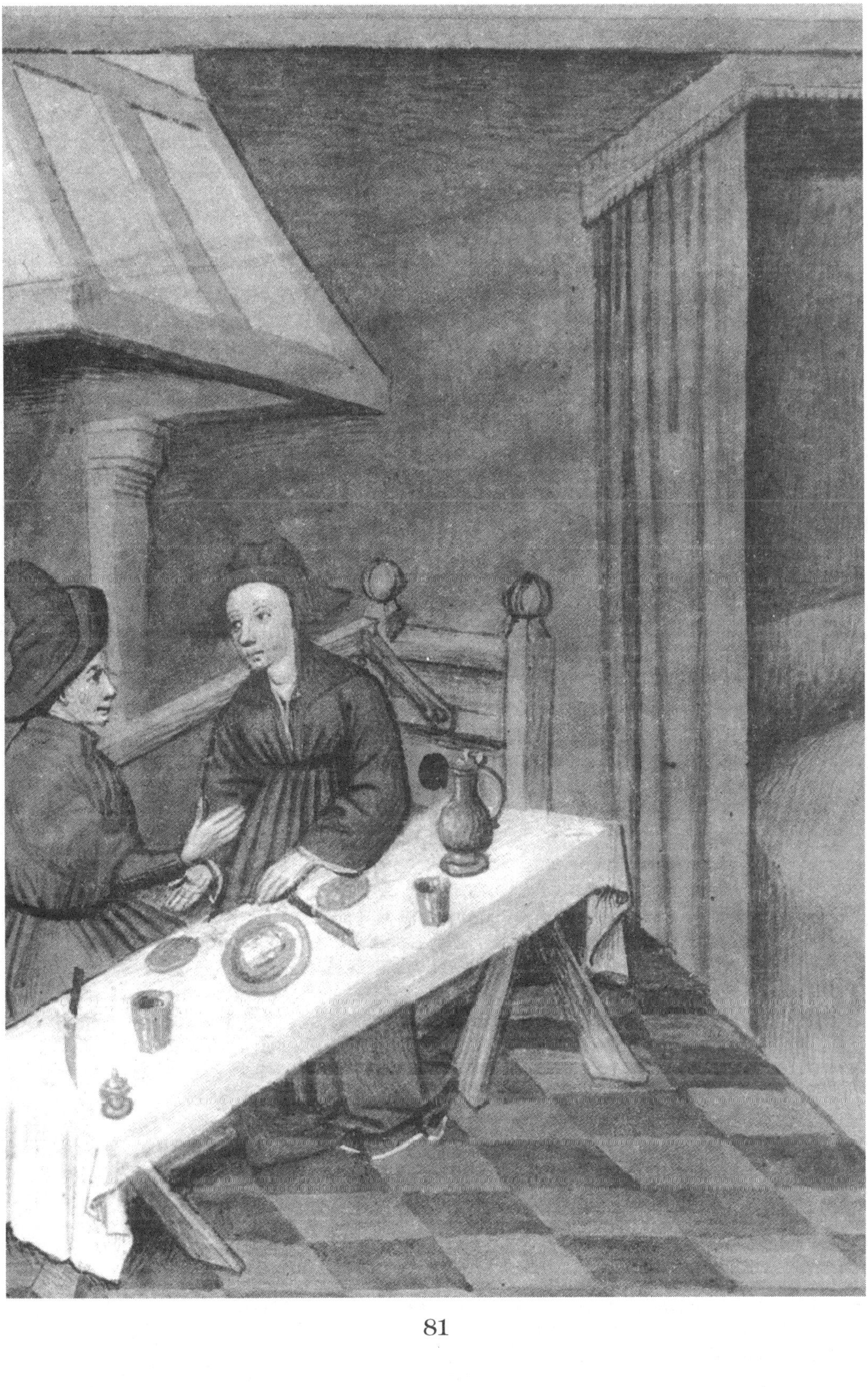

Wie man eyn guot salsen berayt.

Spezialitäten aus der Saucen-Küche.

Nim, sol die salse guot smachaftig sin
peterlin, salveie, salz, pheffer,
knobelouch unt win.
Misch al samen mit liebunge unt
verstandenheit
also werd di salse guot,
gesunder unt würzic.

Ob die Sauce wohl schmeckt? Damals wie heute probiert der Koch seine Werke.

Diese Anleitung zur Herstellung von Saucen sollte man auch heute noch in das Stammbuch vieler Köchinnen und Köche schreiben, vor allem jener Köche, bei denen die Kunstfertigkeit der

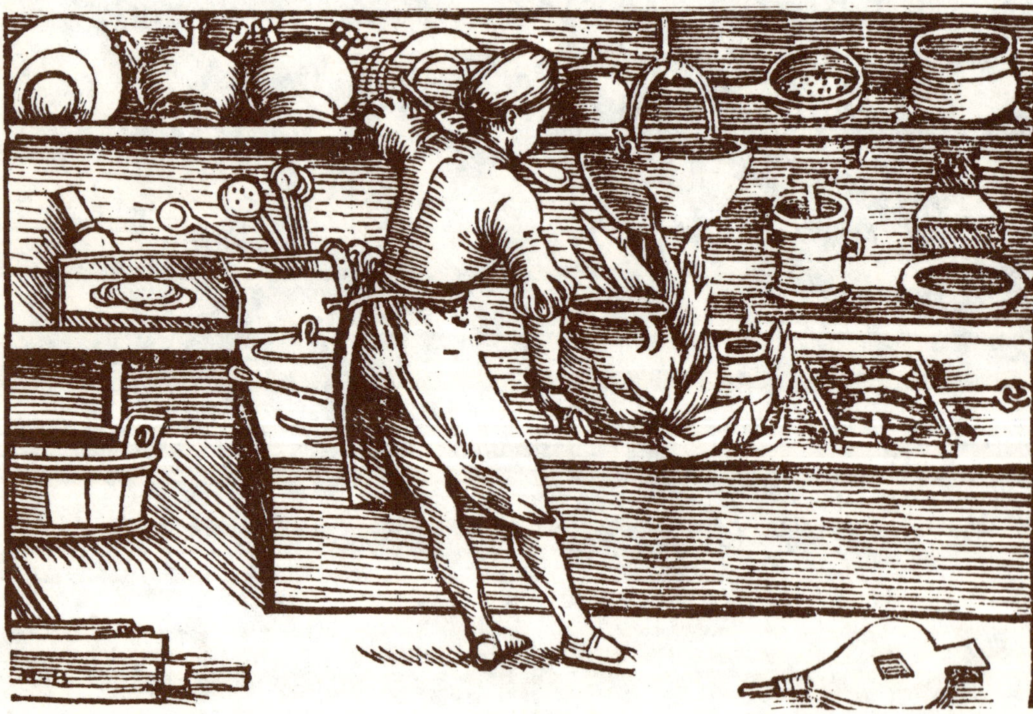

Saucenzubereitung beim Öffnen von Tüten und Päckchen von Maggi & Co. stehengeblieben ist.

Denn die Sauce ist die Krönung der Speisen, und nicht ohne Grund haben schon die Cäsaren im alten Rom die Erfinder von Saucen mit kostbaren Geschenken überhäuft. Ein guter Saucenkoch ist auch heute noch ein gesuchter Meister in den Feinschmeckerküchen.

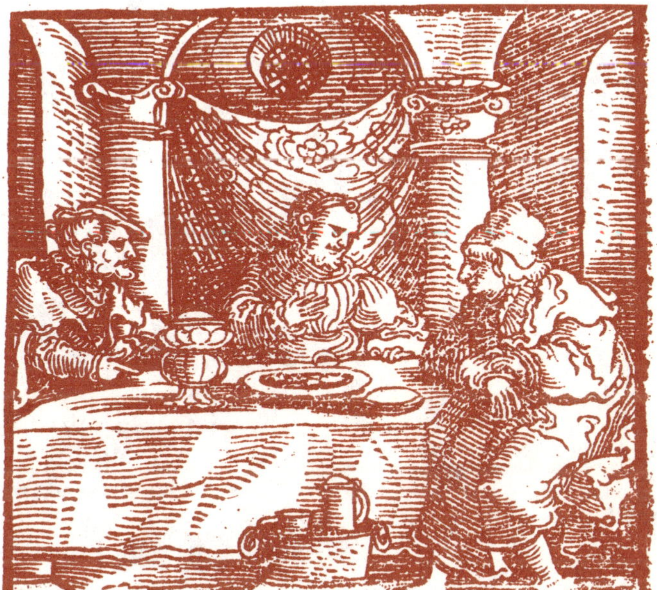

Die Entwicklung der Saucen ist untrennbar von der Entwicklung der Kochkunst. Und ihre Grundrezepte - mit Ausnahme von Mayonnaise, Hollandaise und Bearnaise - finden wir tatsächlich schon in den mittelalterlichen Kochbüchern und zum Teil sogar noch Jahrhunderte früher wieder. Das hohe Ansehen, das die Saucen seit jeher geniessen, kommt auch in dem folgenden Sprichwort zum Ausdruck:

„Wie fad schmeckt doch jedes Gericht, dem es an rechter Sauce gebricht."

Wie wahr! Denn was ist der schönste knusprigbraune Braten ohne eine die ganze Geschmacksfülle aufschliessende Sauce? Eben nur ein schöner, knusprigbrauner Braten. Und das gleiche gilt für die Köstlichkeiten, die Flüsse, Seen und das Meer uns schenken.

Das folgende Kapital möchte, dass Sie mit mir zusammen die gaumenkitzelnde Welt der Saucen entdecken, die mit Fug und Recht von sich behaupten können: *Wir sind Sauce.* Sauce im wahren Sinne unseres Namens. Nämlich „salsen“ - eine würzige, witzige (was hier soviel heissen mag wie: mit Pfiff) Zugabe zu Gebratenem, Geschmortem, Gegrilltem und, und, und ...

Damit Sie ihren Gerichten den authentischen Mittelalterwürztouch geben können, folgt hier die Zusammenstellung einer seinerzeit gern benutzten Gewürzmischung.

Poudre fine

Mittelalterliche Gewürzmischung,
die Sie vorbereiten und gut verschlossen auch einige Zeit aufbewahren können.

5 g gemahlener Ingwer
25 g gemahlener Zimt
1-2 Msp Nelkenpulver
1-2 Msp gemahlener Kardamom
25 g brauner Zucker

Die Gewürze gut miteinander vermengen und in einen hermetisch schliessenden Behälter füllen, damit das Aroma erhalten bleibt. Kleinere Mengen evtl. in einen Salzstreuer geben, damit Sie die Mischung beim Kochen gleich zur Hand haben.

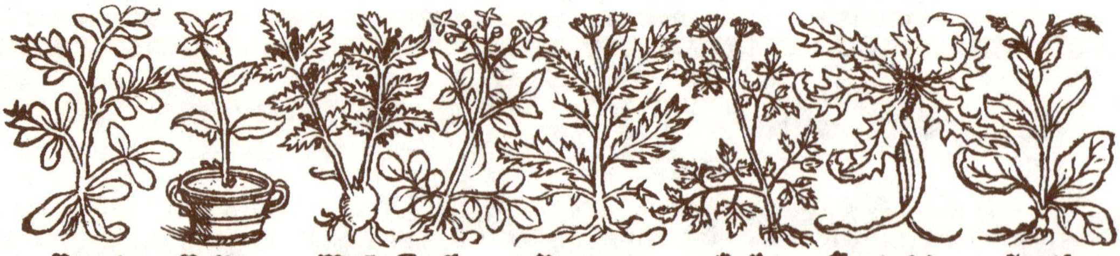

Salse von Hispanien

Spanische Sauce - eine braune Grundsauce, die ein spanischer Koch des Mittelalters erfunden haben soll und die man immer vorrätig haben sollte - für 1 l Sauce.

2 mittelgrosse Zwiebeln
1 kleine Karotte
1/8 Sellerieknolle
1/4 Petersilienwurzel
500 g Kalbsknochen
60 g Nierenfett
60 g Mehl
2 l Fleischbrühe
Pfeffer, Salz

Das Gemüse putzen und in grobe Stücke schneiden. Die Kalbsknochen beim Einkauf schon in kleine Stücke hacken lassen. Die Knochen im Nierenfett kräftig braun rösten. Das Gemüse dazugeben und ebenfalls braun rösten.

Mit Wasser ablöschen und fast völlig einkochen lassen. Diesen Vorgang noch zweimal wiederholen, damit der Saucenfond kräftig aromatisiert wird.

Das Mehl darüberstäuben und unter Rühren goldbraun werden lassen.

Mit der Fleischbrühe aufgiessen und die Sauce unter öfterem Umrühren und Abschäumen einkochen, bis sie eindickt.

Durch ein Sieb passieren, mit Pfeffer und Salz würzen und bis zum Verbrauch im Kühlschrank lagern.

Diese braune Grundsauce, heute leider als Einbrenne verrufen, ist die ideale Grundlage für alle Saucen zu dunklem Fleisch wie Rind, Lamm und Wild. Sie hält sich kühlgestellt mindestens zwei Wochen.

Salse vürgetragen mite wildt vögelin

Eine Sauce zu Wildgeflügel, wie sie der königliche Küchenmeister Taillevent schon um 1350 zubereitete.

2 Zwiebeln
2 Scheiben Weissbrot
75 g durchwachsener Speck
1/2 l trockenfruchtiger Rotwein
1/2 Tl Herbes de Provence
1-2 Tl Zucker
1 Prise Zimt
Pfeffer, Salz

Die Zwiebeln häuten, die Kruste vom Brot abschneiden und zusammen mit dem Speck in kleine Würfel schneiden.

Den Speck goldgelb auslassen, die Zwiebel- und Brotwürfel dazugeben, unter Rühren goldfarben bräunen, mit dem Rotwein ablöschen, kurz durchkochen lassen und durch ein feines Sieb passieren.

Mit den Kräutern, Zucker, Zimt, Pfeffer und Salz abschmecken und die Sauce unter Rühren mit dem Schneebesen noch einmal aufwallen lassen.

Diese Sauce wird besonders gern zu Wachteln, Rebhuhn, Fasan und anderem Wildgeflügel serviert.

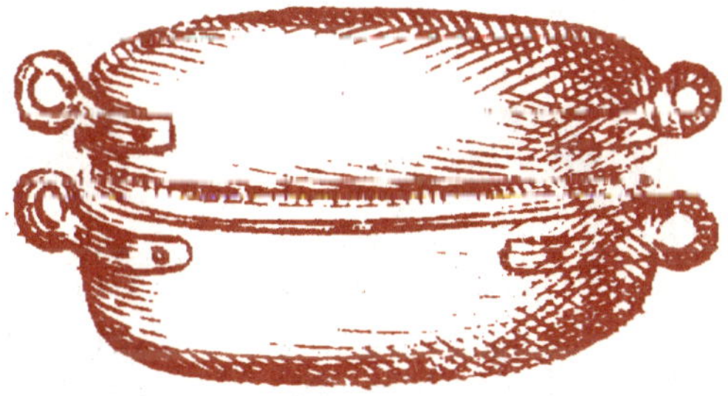

Salse von Robert

Die Sauce Robert soll der Leibkoch von König Franz I. von Frankreich erfunden haben. Ihr Rezept ist bis heute in fast unveränderter Form erhalten und wird besonders gern zu Schweinefleisch gereicht

3 Zwiebeln
100 g Butter
1/2 l Fleischbrühe oder Bratenfond
Pfeffer, Salz
2 El Essig
1 Prise Zucker
1 Tl gehackter Estragon
1-1 1/2 El mittelscharfer Senf

Die feingehackten Zwiebeln in der Butter glasig werden lassen, die Fleischbrühe zugiessen und auf etwa das halbe Volumen einkochen lassen.

Salz, Pfeffer, Essig, Zucker, Estragon sowie Senf unterrühren und die Sauce auf milder Hitze mit einem Schneebesen gut verschlagen. Über den Braten geben oder in einer vorgewärmten Sauciere servieren.

Wingertener salse

Winzer-Sauce - sie scheint besonders bei Winzern und Weinhändlern beliebt gewesen zu sein. Oder hat sie ihren Namen durch den Weisswein?

6 Schalotten
1/2 l fruchtig-trockener Weisswein
100 g kalte Butter
2 El gehackte Petersilie
Pfeffer, Salz
Salbei
1 Prise Zucker

Die feingewiegten Schalotten im Weisswein kochen, bis die Flüssigkeit auf das halbe Volumen eingekocht ist. Die Butter teelöffelweise einkochen, einmal aufkochen lassen, die gehackte Petersilie einrühren und mit den Gewürzen pikant abschmecken.

Die Sauce vom Feuer nehmen, mit dem Schneebesen kräftig aufschlagen und in einer vorgewärmten Sauciere auftragen.

Diese Sauce reichen Sie zu hellem Fleisch von Schwein und Kalb oder auch zu Geflügel. Wenn Sie sie zu dunklem Fleisch reichen möchten, dann nehmen Sie anstelle des Weissweines einen kräftigen Rotwein - einen Burgunder- oder Rioja-Wein.

Knoblach-salse von welsch arten

Eine Knoblauchsauce, deren Erfinder der frühmittelalterliche Meisterkoch Taillevent sein dürfte.

15 Knoblauchzehen
10 Schalotten
1/2 l milder Weissweinessig
Bohnenkraut
Estragon
Basilikum
Salz, Pfeffer
1/2 l trockener Weisswein
1 Hühnerleber
200 g frischer Speck
1 Eigelb

Die Knoblauchzehen und Schalotten häuten und mit den Kräutern zusammen fein wiegen. Mit dem Weinessig begiessen und zugedeckt auf milder Hitze einkochen lassen, bis die Flüssigkeit fast völlig verdunstet ist.

Den Wein angiessen, durch ein feines Sieb treiben, den feingeriebenen Speck und die fein zerstampfte Leber einrühren und nochmals 10

Minuten auf milder Hitze kochen. Mit dem mit etwas Wein verquirlten Eigelb binden und abschmecken.

Man reicht diese Sauce zu Lamm-, Rinder- oder Gamsbraten, und auch zu Fisch schmeckt sie ausgezeichnet. Diese Knoblauchsauce können wir als Vorläuferin der in Südfrankreich und Spanien heute sehr beliebten „Aioli“ ansehen.

Salse von zwibeln

Zwiebelsauce - die in Wirklichkeit gar keine ist, sondern vielmehr ein cremiges Püree. Passt gut zu Rinderbraten, Schweinekotelettbraten (Lummerbraten) und auch zu Bratwürsten.

500 g Zwiebeln
100 g Butter
40 g Mehl
1/4 l Wasser/Gemüsebrühe
1-2 El Weinessig
Salz, Pfeffer
Bratenfond
1 El Schweineschmalz
Wasser/Gemüsebrühe

Die Zwiebeln häuten und in kleine Würfel schneiden. Die Butter zerlassen, das Mehl darüberstäuben und unter Rühren goldgelb anschwitzen. Die Flüssigkeit mit dem Schneebesen glatt unterrühren.

Die Zwiebeln dazugeben, mit Essig, frischgemahlenem Pfeffer und Salz würzen und etwa 30 Minuten zugedeckt kochen lassen, bis die Zwiebelwürfel weich sind.

Die Sauce durch ein Sieb passieren oder im Mixer glatt pürieren, zurück in den Topf geben, Bratenfond und Schmalz zufügen und gut einkochen. Evtl. mit etwas Flüssigkeit sämiger machen, nochmals abschmecken und anrichten.

Daz ist eyn salse vüre Fleysch

Würzsauce zu Fleisch - eindrucksvoll einfach in der Zubereitung und überraschend ausgeprägt im Geschmack, so könnte man diese Sauce charakterisieren

1 Zwiebel
50 g kalte Butter
1 El Mehl
4 cl Apfelbrannt (Calvados)
4 cl Wasser/Fleischbrühe
Salz, Pfeffer
1 Prise Muskat
1 Prise Zimt
1/4 l süsse Sahne

Die Zwiebel häuten, in kleine Würfelchen schneiden und in einem Esslöffel Butter in einer Saucenpfanne glasig dünsten. Das Mehl darüberstäuben und unter Rühren leicht anbräunen.

Mit dem Apfelbrannt-Wasser-Gemisch ablöschen, die restliche Butter in Stücken einrühren und verkochen lassen.

Mit Salz, Pfeffer, Muskat und Zimt pikant würzen. Die Sahne dazugiessen, aufkochen und die Sauce unter Rühren binden.

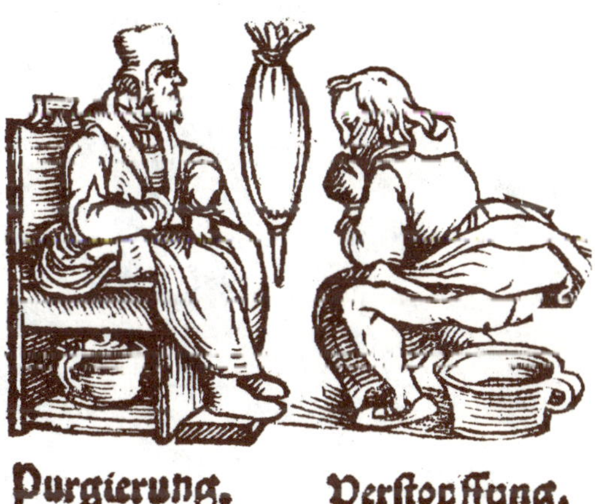

Purgierung. Verstopffung.

Salse mith sänff vonne Dijon

Eine würzige Senfsauce - mit Senf aus der damaligen wie heutigen Senfmetropole Frankreichs: Dijon.

50 g Butter
40 g Mehl
1/2 l Fischbrühe
1 El Weinessig
2 El Kräutersenf
2 El Sahne

Die Butter aufschäumen lassen, das Mehl darübersieben und unter Rühren goldgelb anschwitzen. Die Brühe unter ständigem Rühren mit dem Schneebesen angiessen und die Sauce kochen, bis sie cremig ist.

Den Weinessig mit Senf und Sahne vermengen und in die Sauce rühren. Mit dem Schneebesen kräftig durchschlagen, kurz auf- und etwa 10 Minuten kochen lassen. Abschmecken und in einer vorgewärmten Sauciere servieren.

Diese pikant-würzige Senfsauce reicht man bevorzugt zu Fischgerichten. Sie passt aber auch mit Fleischbrühe zubereitet zu Schweinebraten oder mit Gemüsebrühe zu Eiern. Und mit unterschiedlichen Senfsorten können Sie den Geschmack der Sauce noch verändern.

Würtzig salse von kren

Würzige Meerrettichsauce auf altbairische Art - aus der Klosterküche zu Tegernsee.

3 El Butter
2 El Mehl
1 El scharfer Senf
2 El milder Kräutersenf
1 Stange Meerrettich (etwa 150 g bzw. 1 Glas - 100 g)
1/4 l Milch
Salz
1 Prise Zucker

Die Butter aufschäumen lassen, das Mehl darübersieben und unter Rühren goldgelb anschwitzen.

Den Senf und den fein geriebenen Meerrettich mit einem Schneebesen unterrühren.

Die Milch unterrühren. Die Sauce einmal aufkochen lassen und etwa 10 Minuten zugedeckt kochen.

Die fertige Sauce mit Salz und einer Prise Zucker abschmecken.

Diese pikante Sauce reicht man vorzugsweise zu Fischgerichten und zu gekochtem Fleisch. Kalt passt sie aber auch ganz vorzüglich zu Pasteten sowie zu Braten vom Grill.

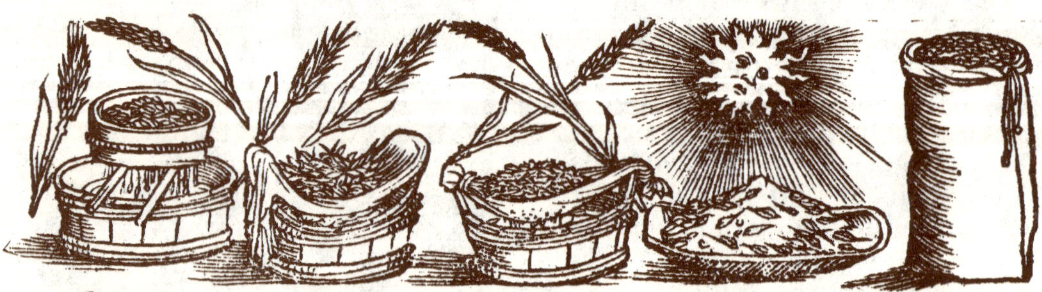

Gebrochen Gerst. Gerst. Gebrochener Weyssen. Krafftmel. Rocken.

Die dritte Flegmaticus

Ich bin träg vnd hüsten vil
der schlaff mich nit erlassen wil

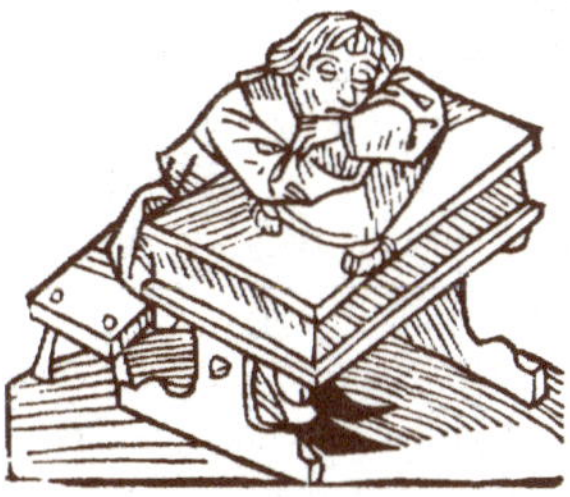

Flegmaticus so heisset er
der dritte wiltu wissen wer
Er sey nach seiner complexiō
s

Salse von würtzic kraeutter

Kräutersauce -
das Meisterrezept eines mittelalterlichen Saucenkochs.

6 El gehackte Kräuter
(Kerbel, Estragon, Basilikum, Schnittlauch)
1-2 Knoblauchzehen
1/4 l trockener Weisswein
1/4 l „Salse von Hispanien" (S. 85)
je 1 Tl gehackter Schnittlauch, Estragon, Kerbel

Die Kräuter und den zerdrückten Knoblauch mit dem Weisswein übergiessen und zugedeckt 24 Stunden marinieren lassen.

Dann in die kräftig, etwa auf das halbe Volumen eingekochte „Salse von Hispanien" rühren und heiss werden lassen. Die Sauce darf nun nicht mehr kochen, da sonst das Aroma der Kräuter zerstört wird.

Kurz vor dem Servieren die restlichen feingewiegten Kräuter unterziehen. Die Sauce abschmecken und anrichten.

Senaf mite würtzkreyter

Kräutersenf -
wie ihn die berühmten Senfmacher von Dijon schon im Mittelalter hergestellt haben.

15 g gemahlener Zimt
4 g gestossene Nelken
8 g gemahlener Piment
3 Zwiebeln
3 Knoblauchzehen
1 Kräuterbündel
(Estragon, Thymian, Majoran, Lorbeerblatt)
1 l milder Weinessig
150 g Zucker
500 g schwarzes Senfmehl
(grobgemahlen, aus dem Reformhaus)

Zimt, Nelken und Piment mit den in Scheiben geschnittenen Zwiebeln, den zerdrückten Knoblauchzehen und dem feingewiegten Kräuterbündel mit dem Essig und dem Zucker unter Rühren mehrmals aufkochen .

Dann zugedeckt auskühlen und den Sud mindestens 6 Stunden (besser über Nacht) marinieren lassen.

Kräftig durch ein mittelfeines Sieb passieren, das Senfmehl unterrühren und den Senf unter Umrühren etwa 10 Minuten kochen.

Völlig auskühlen lassen und den Senf in heiss ausgewaschene Steingut- oder Glastöpfe (ideal mit Twist-off-Verschlüssen) abfüllen.

Das Rezept ist zwar keine Sauce, muss aber trotzdem aufgeführt werden, da Senf nicht nur Bestandteil vieler Saucen war, sondern auch in immensen Mengen zu Fleisch verzehrt wurde. Seine Beliebtheit verdankt er nicht zuletzt der Weisheit:

„Senaff sterkt die dauwung und zerteylet die groben speyß im magen”
Senf fördert die Verdauung und hilft, die Speisen im Magen zu verteilen. Diese Erkenntnis, die schon die Doctores des Mittelalters hatten, ist heute wissenschaftlich nachgewiesen.

Weichsel Salsen

Weichselkirschsauce - eine fruchtige Begleitung nicht nur zu Pasteten.

200 g Weichselkirschen (entsteinte, aus dem Glas)
20 g Butter
1 El milder Senf
1/4 l Kirschsaft oder Rotwein
1 El Honig
schwarzer Pfeffer, Salz
Zimt, Nelkenpulver
1 Tl Speisestärke

Die Kirschen abtropfen lassen und den Saft auffangen. Die Butter heiss werden lassen und die Kirschen darin 5 Minuten dünsten.

Die Kirschen durch ein Sieb passieren oder im Mixer glatt pürieren. Mit Senf, Kirschsaft bzw. Wein und Honig unter Rühren kurz aufkochen.

Die Sauce mit den Gewürzen pikant abschmecken. Die in etwas Saft angerührte Speisestärke einrühren und einmal aufkochen.

Diese Sauce, die aus dem unten stehenden Originalrezept entwickelt ist, wird warm oder kalt zu Pasteten, Braten und Fleischgerichten serviert.

Ribislbermuos

Eine fruchtige Johannisbeersauce, wie sie besonders gern zu Pasteten gereicht wurde.

250 g rote Johannisbeeren
125 g schwarze Johannisbeeren
1/4 l fruchtiger Weisswein
1/4 l Wasser
6-8 schwarze Pfefferkörner
2 El Honig
Ingwerpulver
1/8 l Crème fraîche
2 El Johannisbeergelee

Die Johannisbeeren waschen, von den Stielen zupfen und im Wein mit dem Wasser sowie den Pfefferkörnern etwa 10 Minuten kochen. Bis auf eine Handvoll alle Beeren durch ein Sieb passieren.

Das Johannisbeerpüree mit Honig und Ingwer pikant abschmecken, mit der Crème fraîche und dem Gelee verrühren, aufkochen und unter Rühren binden lassen.

Die unpassierten Johannisbeeren unterziehen und die Sauce noch einmal abschmecken.

Diese Fruchtsauce kann warm oder kalt zu Pasteten oder Grillbraten serviert werden. Sie können sie auch mit etwas scharfem Senf pikanter würzen oder - nicht ganz stilecht - mit einem Hauch Cayennepfeffer, dessen pikante Schärfe der Sauce einen ganz besonderen Pfiff gibt.

WEichsel Salsen/wenn sie dick gesotten / so zerleßt man sie mit Wein vnd Zucker / besträwt es mit Driet/so ist es gut vñ wol geschmack.

Salse von kronsbeer

Preiselbeersauce - sie wurde gern zu Wild und Geflügel gereicht.

1 Glas (250 g) Preiselbeeren
1/8 l trockener Weisswein
6 Pfefferkörner
2 Pimentkörner
1 Gewürznelke
1 El Honig
1 Tl Speisestärke

Die Preiselbeeren mit dem Wein, Gewürzen und Honig unter Rühren aufkochen und etwa 5 Minuten kochen lassen.

Dann durch ein Sieb treiben oder im Mixer glatt pürieren, zurück in den Topf geben und die Sauce mit der in etwas Wasser angerührten Speisestärke binden. Nochmals kurz aufkochen, pikant-würzig abschmecken und heiss servieren.

Diese Sauce können Sie - nach Geschmack - auch noch mit 1-2 El Sahne oder Crème fraîche verfeinern, insbesondere wenn sie zu Wildgeflügel wie Fasan oder Rebhuhn gereicht werden soll.

Agraz

Eine säuerliche Sauce, die aus grünen Weintrauben zubereitet wurde. *„Diese salse ist guot zuo Lamb braten und zuo Hüner unnd Vische“* empfiehlt der Schreiber des „Buches von guter Speise“.

250 g Weintrauben
2 säuerliche Äpfel
1/4 l trockener Wein
ggf. etwas milder Weinessig
Pfeffer

Die Weintrauben waschen, halbieren und entkernen. Die Äpfel schälen, vierteln, vom Kernhaus befreien.

Beides im Mixer mit dem Wein zu einem glatten Püree verarbeiten. Wenn es zu mild ist, mit einigen Tropfen Essig würzen und pfeffern.

Durch ein feines Sieb treiben und die Sauce kalt zum Fleisch reichen.

Die mildsäuerliche und frische Sauce kann sowohl mit blauen Trauben und Rotwein für Lamm und rotes Fleisch, dann mit Balsamico würzen, als auch mit grünen Trauben und Weisswein, für Geflügel, Fisch, Pasteten usw., zubereitet werden.

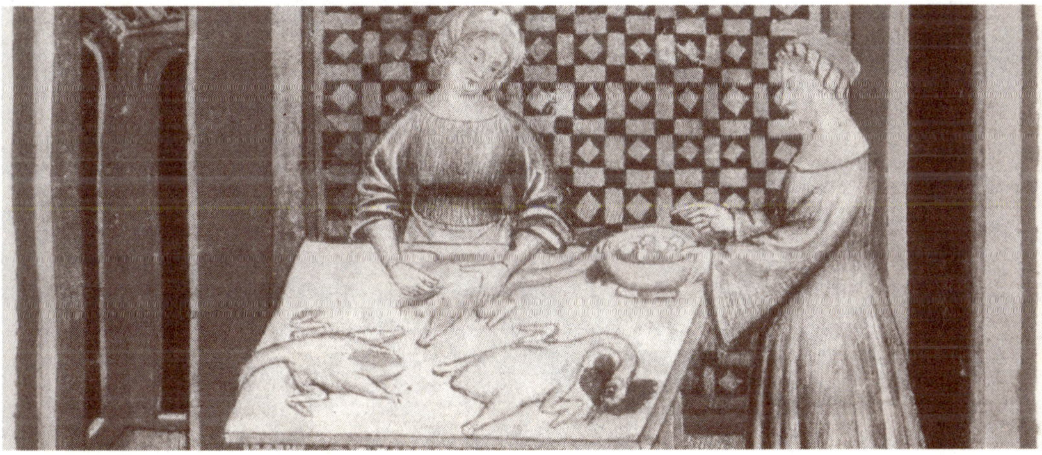

Vonn ayrspeiß so man zuberaitenn kan

Köstliche Eierspeisen aus mittelalterlichen Kochbüchern.

Mit dem Ei fängt die Kochkunst an, das behaupten nicht erst die Meisterköche unserer Tage. Denn mit einem perfekt gelungenen *„Ayrenkuchen mite Würtzkrute"*, wie Sie ihn auf Seite 99 finden, hat schon ein Koch im Mittelalter alle Weihen der Kochkunst empfangen, die ihm zuteil werden konnten.

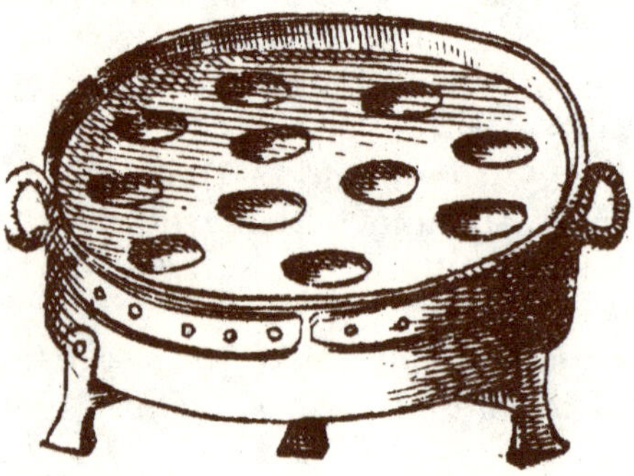

Was dem Dichter das Wort, dem Maler die Farbe, das ist dem Koch das Ei. Eines der ältesten Nahrungsmittel und zugleich eine der grössten Prüfungen für die Künste eines Kochs. Denn nichts ist leichter zuzubereiten - aber auch nichts kann leichter misslingen. So war das gekonnt zubereitete Ei schon im alten Ägypten der Pharaonen eine wohlgepriesene Speise. Und Straussen- sowie Kranicheier standen in allerhöchster Gunst, denn unser Huhn war anno dazumal noch unbekannt und somit auch seine Eier.

Damit ist vielleicht auch endlich die uralte Frage beantwortet. *Wer war eher da - das Huhn oder das Ei?* Das Ei war vor dem Huhn da!

Aber nicht nur in der Küche wurden dem Ei Loblieder gesungen, auch die heilkundigen Mönche und Doctores kannten Hunderte von Rezepten, in denen Eier eine wichtige Rolle spielten. Und wenn wir heute unsere neuesten wissenschaftlichen Erkenntnisse über Mineralstoffe, Vitamine und Proteine bestaunen, können wir nicht umhin, den Heilkundigen und Ärzten des Mittelalters unsere Hochachtung zu zollen. Denn sie haben das alles ganz unwissenschaftlich gewusst.

Eierspeisen wurden im Mittelalter nicht selten an den Anfang einer Speisenfolge gestellt. Und

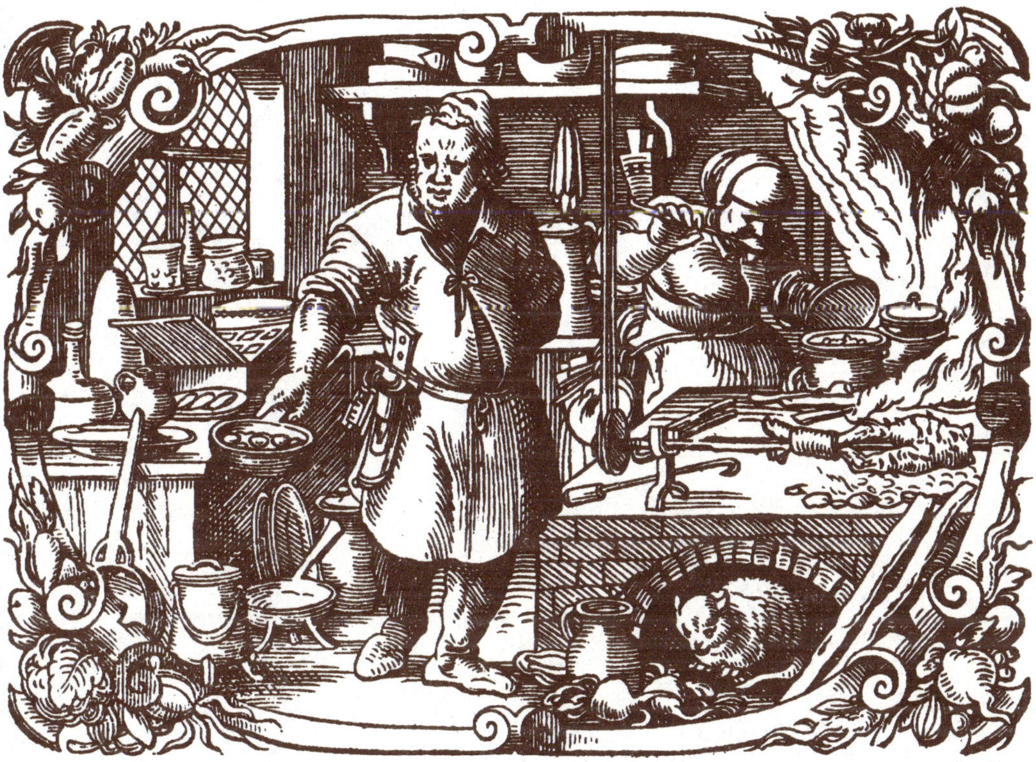

diese Sitte wird heute auch noch besonders in den Mittelmeerländern gepflegt.

Aber auch als Beilage zu Fleisch, Fisch und Wildbret reichte man Zubereitungen aus Eiern. Und nicht wenige Feinschmecker halten dies auch heute noch für angebracht. Mit vielen Rezepten, die Sie im folgenden Kapitel finden, werden Sie das Ei mit neuen Seiten kennenlernen, und Sie werden den Meisterköchen recht geben, die auch heute behaupten: *Mit dem Ei in der Pfanne fängt die Kochkunst an - und mit dem Eierpfannkuchen die hohe Kunst des Backens.*

„Ob die Eier wohl gelungen sind?" scheint sich der Koch aus dem im Jahr 1581 veröffentlichten Kochbuch des kurfürstlichen Hofkochs Marx Rumpoldt zu fragen.

Ain hofelich ezzen vonn ayren

Mit würzigem Wildfleisch gefüllte Eierteigtaschen - nach einem Rezept der „Kuchenmaistrey", dem Standardkochbuch des Mittelalters.

Teig:
400 - 500 g Mehl
4-5 Eier
Majoran, Thymian, Salbei, Rosmarin
1 Tl Salz

Füllung:
500 g gebratenes oder gekochtes Wildfleisch
125 g durchwachsener Schinkenspeck
2-3 Eier
Salz, Pfeffer
Wildgewürz
1 Eiweiss
150 g Schmalz zum Ausbacken

Da Mehl nicht immer gleich quillt und Eier unterschiedlich gross sind, nehmen Sie erst etwa ein Dreiviertel der Mehlmenge, kneten mit den Eiern einen elastischen Teig daraus und arbeiten - nur bei Bedarf - das restliche Mehl nach und nach unter. Den Teig mit den Handballen immer wieder auseinanderdrücken, zusammenklappen und wieder breit drücken. Dabei auch das Salz und die feingehackten Kräuter gut unterkneten.

Den Teig, der nicht mehr kleben darf, zu einer Rolle formen, mit Mehl bestäuben und unter einem angefeuchteten Tuch etwa 2 Stunden ruhen lassen.

Wildfleisch und Schinkenspeck durch den Fleischwolf (mittlere Lochung) treiben, mit den Eiern vermengen und kräftig würzen.

Den Teig halbieren, auf einer bemehlten Arbeitsfläche zwei dünne Blätter ausrollen und mit einem Ausstecher (etwa 10 cm Durchmesser) oder einer Tasse Teigblätter ausstechen.

Die Fleischfülle gleichmässig auf die Hälfte der Teigblätter verteilen. Die Ränder mit dem Eiweiss einstreichen, die übrigen Teigblätter wie bei Ravioli als Deckel auflegen und fest andrücken.

Das Mehl abklopfen und die Eierteigtaschen auf mittlerer Hitze im Schmalz goldgelb ausbacken.

Wildbrett von ayren

Ausgebackene Eierteigstäbchen - eine beliebte Beilage.

2 Eier
1/4 l Milch
500 g Mehl
Salz
Kümmel, Majoran, Kerbel
Safran
Salzwasser
Fett zum Ausbacken
2 hartgekochte Eier
Pfeffer, Salz
gehackte Petersilie

Die Eier mit der Milch und dem Mehl zu einem festen Teig verkneten, salzen, mit den Gewürzen abschmecken und mit einer kräftigen Prise Safran schön gelb färben.

Den Teig zu einer Rolle formen, in ein Leinentuch einbinden und zugedeckt in siedendem Salzwasser etwa 30 Minuten garziehen lassen.

Aus dem Wasser nehmen, abtropfen und auskühlen lassen. Aus dem Tuch wickeln und mit einem scharfen, immer wieder in heisses Wasser getauchten Messer in kleinfingerdicke Streifen schneiden.

Schwimmend in heissem Fett goldbraun und knusprig ausbacken, herausnehmen, auf Küchenkrepp entfetten und mit den kleingehackten Eiern, grobgemahlenem Pfeffer, Salz und reichlich gehackter Petersilie überstreut servieren.

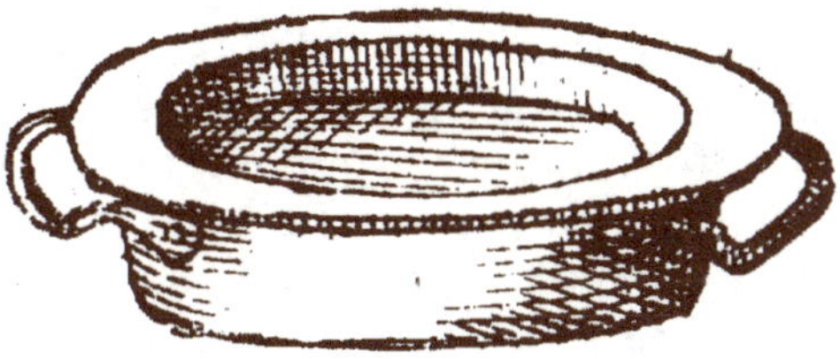

Ain fein geriht von ayren

Eine feine Eierspeise, bei der das bekannte Rührei sicher vor Neid blass wird.

125 g Geflügelleber
100 g Champignons
1-2 schwarze Trüffel
Gänseschmalz
8 Eier
2-3 El Portwein
Salz, Pfeffer
1 Bund Petersilie

Die geputzte, feingeschnetzelte Leber, die geputzten, halbierten Champignons und die in feine Streifen geschnittenen Trüffel im heissen Gänseschmalz bei milder Hitze etwa 3 Minuten schmoren lassen.

Mit dem Portwein ablöschen und die Flüssigkeit unter Rühren fast völlig einkochen lassen.

Die Eier aufschlagen, verquirlen, mit Salz, Pfeffer würzen, die Rühreimasse über die Leber und Pilze geben und im vorgeheizten Backofen (E: 200° C, G: Stufe 3) oder unter dem Grill etwa 5-8 Minuten überbacken.

Mit der feingehackten Petersilie überstreut servieren.

Mit frischem „steynbrodt" (S. 128) ist dies ein wirklich Eiergericht, mit dem Sie Ehre für Ihre Eierkochkunst einlegen werden.

Gefilte dorttem von ayren mite kronsbermuos

Gefüllte Eierkuchen mit Preiselbeersauce nach einem Rezept aus der „Kuchenmaistrey".

Teig:
4 Eier
200-250 g Mehl
1/2 l Milch
Majoran, Estragon
Salz
Fett zum Backen

Füllung.
1 gebratener Fasan oder 2 Rebhühner
125 g durchwachsener Speck
2 Eier
Salz, Pfeffer
Petersilie, Kerbel
Thymian
2 cl Apfelbrannt (Calvados)

Aus Mehl, Eiern, Milch, feingewiegten Kräutern mit einer Prise Salz einen nicht zu flüssigen Pfannkuchenteig bereiten und etwa 30 Minuten ausquellen lassen.

Das Fleisch vom Geflügel ablösen, fein zerschneiden, mit dem in Würfel geschnittenen Speck und den Eiern zu einer Farce verrühren. Mit den

…rzen, Kräutern und dem Apfelbrannt pikant abschmecken.

In einer kleinen Pfanne acht Pfannkuchen in nicht zu heissem Fett ausbacken und warm stellen.

Die Füllung auf die Mitte von vier Pfannkuchen verteilen und die restlichen Pfannkuchen als Deckel darüberlegen. Auf ein gefettetes Backblech legen und im vorgeheizten Backofen (E: 200° C, G: Stufe 3) oder unter dem Grill 5 Minuten backen. Herausnehmen und sofort auftragen.

Dazu schmeckt die warme „Salse von kronsbeer" (S. 91) ausgezeichnet.

Daz ist auch ain guot spise von ayren

Überbackene Eierpfannkuchen mit köstlicher Füllung. Die „gute Speise von Eiern" entpuppt sich als ein Meisterwerk der Küchenmeister des Mittelalters.

Füllung:
1 Hähnchen
4 Scheiben roher Speck
2 Äpfel
Salz, Pfeffer
4 Weissbrotscheiben
Milch zum Einweichen
2 Eier
Paniermehl
25 g Schmalz

Teig:
4 Eier
200-250 g Mehl
1/2 l Milch
Fett zum Backen

Würzsauce:
1/8 l Rotwein
2-4 El Honig
je 1 Prise Nelkenpulver, Ingwer, Piment, Pfeffer

Das gesäuberte Hähnchen salzen, pfeffern, den Speck darum wickeln, festbinden, im vorgeheizten Backofen (E: 200° C, G: Stufe 3) etwa 30 Minuten braten, herausnehmen und etwas abkühlen lassen.

Den Speck entfernen, das Hähnchen häuten, das Fleisch vom Knochen lösen und wie für ein Ragout zerkleinern.

Inzwischen aus dem Mehl mit Eiern, Milch und einer Prise Salz einen sämigen Eierkuchenteig rühren und etwa 30 Minuten ausquellen lassen.

Im heissen Fett nacheinander vier grosse Pfannkuchen goldbraun ausbacken und warm stellen.

Das Weissbrot kurz in Milch einweichen, im verquirlten Ei, danach im Paniermehl wenden, im heissen Fett von beiden Seiten goldgelb ausbacken und warm stellen.

Die Äpfel schälen, vom Kernhaus befreien, in fingerdicke Scheiben schneiden, in Mehl wenden, kurz in Fett anbraten und warm stellen.

Die Pfannkuchen auf ein gefettetes Backblech legen und in die Mitte je eine Schicht Äpfel geben. Kräftig pfeffern, die *„Armen Ritter"* (das ausgebackene Weissbrot) und das Hähnchenfleisch darauf verteilen.

Die Ränder der Pfannkuchen so weit wie möglich über diese Füllung klappen.

Den Rotwein mit Honig und den Gewürzen verrühren und in die Öffnungen giessen.

Die Pfannkuchen im vorgeheizten Backofen (E: 225°C, G: Stufe 4) oder unter dem Grill 5-8 Minuten überbacken und sofort heiss servieren.

Ayr in gele salse

Eier in gelber Sauce - eine köstliche Vorspeise, wie sie Philippine Welser liebte.

8 Eier
8 El bittere Orangenmarmelade
6 El scharfer Senf
8 El Rotwein
Pfeffer
1 kleine Zwiebel

Die Eier hart kochen und unter kaltem Wasser abschrecken.

Die Orangenmarmelade mit Senf und Rotwein gut verrühren, pfeffern und die feingehackte Zwiebel unterziehen. Die Sauce bei milder Hitze einige Minuten unter Rühren heiss werden lassen.

Die Eier schälen, halbieren, auf Tellern anrichten und mit der Sauce übergiessen.

Dazu können Sie „steynbrodt" (S. 128) reichen, von dem jeder ein Stück abbricht und die Sauce damit auftunkt.

Geheck von ayren

Eierragout - aus dem altfranzösischen Kochbuch „Viandier" des Hofkochs Taillevent.

8 hartgekochte Eier
1 Zwiebel
1 Tl Schmalz
4 El Öl
1/4 l Weisswein
3 El Sahne
Safran, Salbei
Thymian
4 Scheiben Weissbrot
1 El Schmalz oder Butter
1 El mittelscharfer Senf

Die Eier hart kochen, gut abschrecken, etwas abkühlen lassen, schälen und fein hacken.

Die in kleine Würfel geschnittene Zwiebel im Schmalz goldbraun braten. Mit Öl und Wein ablöschen, die Sahne unterrühren, die Eier dazugeben und auf milder Hitze unter Rühren heiss werden lassen. Mit Safran, Salbei, Thymian und Senf pikant abschmecken.

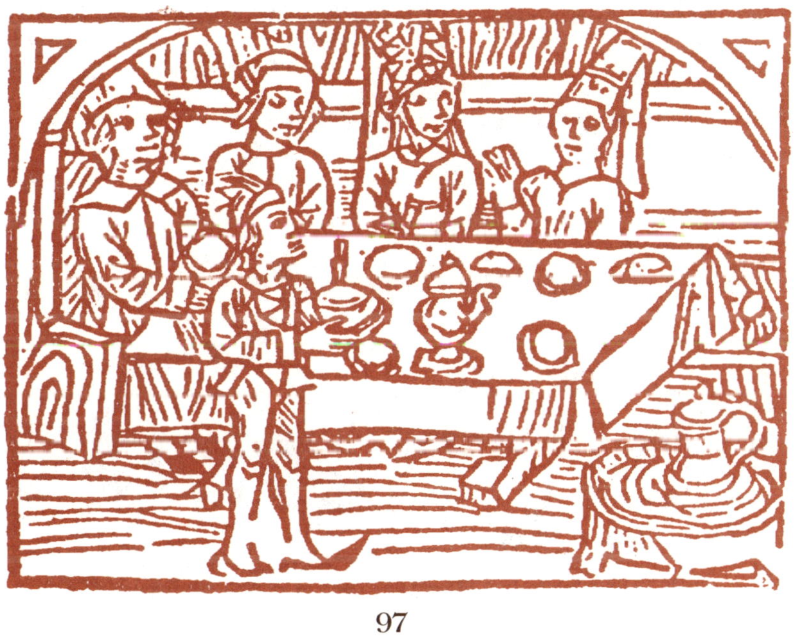

Die Weissbrotscheiben in Schmalz oder Butter goldbraun rösten, die Sauce über die heissen Brotscheiben geben und sofort servieren.

Gefilte ayren

Gefüllte Eier, eine mittelalterliche Schlemmerei mit Ei aus der Hofküche des französischen Königs.

8 Eier (2 pro Person)

Füllung:
1 Ei
1-2 El süsse Sahne
75 g Roquefort
1 Tl Majoran
1 Prise Safran
1 Prise gemahlene Nelken
Pfeffer, Salz
Butterflöckchen

8 dünne Scheiben durchwachsener Speck
Balsamico-Essig

Die Eier hart kochen, kalt abschrecken, etwas abkühlen lassen, pellen, halbieren, das Eigelb herausnehmen und die Eiweisshälften zur Seite stellen.

Das Eigelb mit dem Ei, der Sahne, dem mit einer Gabel fein zerdrückten Käse zu einer cremigen Paste verrühren und mit den Gewürzen pikant abschmecken.

Die Eiweisshälften damit füllen, auf eine gebutterte Platte setzen und auf jede Eihälfte ein Butterflöckchen geben.

Die Eier unter dem Grill oder bei Oberhitze etwa 3-4 Minuten goldgelb werden lassen.

Währenddessen den Speck in einer Pfanne knusprig ausbraten.

Die Eier anrichten, mit dem Speck umlegen und mit etwas Balsamico beträufeln.

Ayr von kriechen

Griechische Eier - ein Phantasiename für ein Gericht, das als „Arme Ritter" bekannt ist.

8 Scheiben altbackenes Weissbrot
1/4 l Milch
3 Eier
Paniermehl
50 g Schmalz
Zimt
Zucker

Das Weissbrot kurz in der Milch einweichen, in den verquirlten Eiern wenden und panieren.

Im heissen Schmalz von beiden Seiten goldgelb ausbacken, auf Küchenpapier entfetten und mit Zimtzucker bestreut heiss servieren.

Dazu passt die „Salse von kronsberen" (S. 91) ebenso wie die „Weichsel salsen" (S. 90) oder echt mittelalterlich „ruebenkrautz" (Rübenkraut).

Von den „armen ritlere", einer „speiß für den armmann" hiess es: „der vater verseufft und verspilt seyn lohn, ehe dem ers verdint, lasset weip und kind arme ritlere backen."

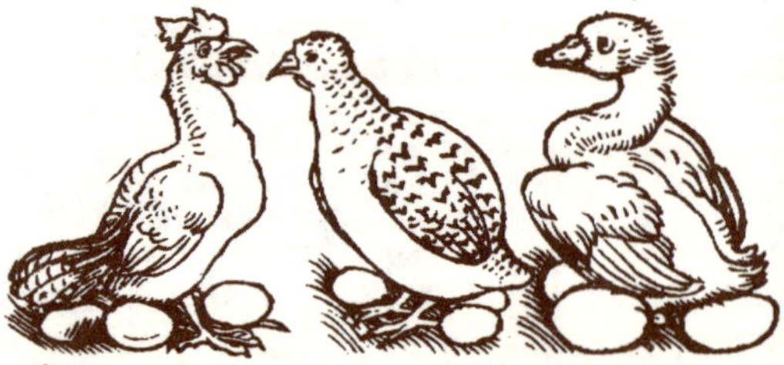

Hüner eyer. Rebhüner eyer. Gänß vñ Enten eyer.

Ayrenkuchen mite würzkrute

Feines Omelette mit Kräutern - ein Meisterrezept zeigt die Kunstfertigkeit der Köche des Mittelalters.

6 El gehackte Kräuter (Petersilie, Kerbel, Dill, Schnittlauch, Basilikum, Estragon, Kresse usw.)
8 Eier
Salz, Pfeffer
2 cl Armagnac
50 g Butter

Die Kräuter von den Stielen zupfen und fein hacken.

Das Eigelb vom Eiweiss trennen. Das Eigelb mit den Kräutern mischen, salzen, pfeffern und den Armagnac unterziehen.

Das Eiweiss mit einer Prise Salz steifschlagen und vorsichtig unter das Eigelb heben.

In einer grossen Pfanne mit nicht zu heisser Butter nacheinander 4 Omeletts backen.

Ist die Unterseite fest und leicht gebräunt, die Oberseite aber noch recht flaumig, klappt man sie zusammen und serviert sie auf vorgewärmten Tellern.

Hinter diesem prosaischen Rezepttitel verbirgt sich ein Gedicht in Ei. Ein duftig zartes Gebilde mit allen Aromen der frischen Gartenkräuter, die einen Geniesser ins Traumland entführen können.

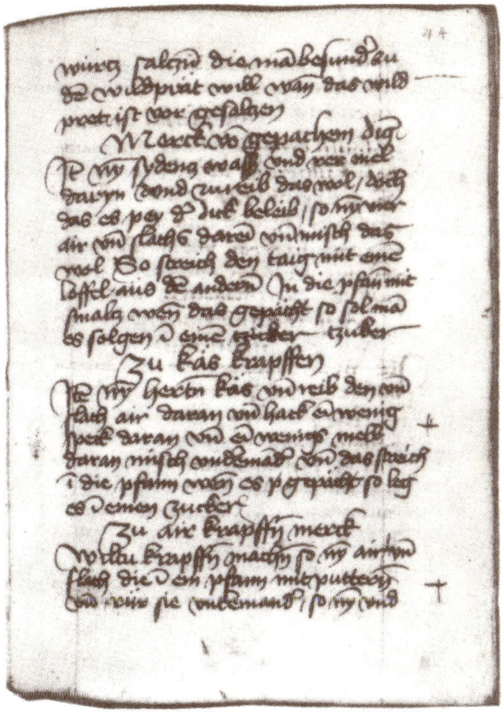

Rosysen

Leckere Käsekrapfen als Vorspeise oder zum Zwischendurchnaschen, die „Hufeisen“ oder auch „Krumme Krapfen“ genannt wurden.

4 Eier
150 g geriebener Käse
200 g Mehl
Salz, Pfeffer
Muskat
evtl. etwas Wasser
Schmalz zum Ausbacken

Aus Eiern, Käse, Mehl und den Gewürzen einen glatten Teig kneten und 30 Minuten ruhen lassen.

Mit bemehlten Händen eine lange, daumendicke Rolle formen und in mittelfingerlange Stücke schneiden.

Hufeisen ausformen und im heissen Schmalz goldbraun und knusprig ausbacken, auf Küchenkrepp entfetten lassen und dann heiss auftragen.

Vonn allerlay gemuos

Erntefrisches aus dem Gemüsegarten und der Natur.

Gemüse - das ist ein Wort, bei dem ich unzählige Farben und Formen sehe, tausend Aromen schmecke. Gemüse ist für mich die Poesie der Küche, wenn auch das Wort selbst wenig poetisch ist, bedeutet es doch ursprünglich: *Gemuos.* Die zu Mus zerkochte Speise. Und wenn wir den Kochanleitungen des Mittelalters folgen, so bekommen wir immer wieder das eine - den Gemüsebrei.

Warum dies so war, verstehen wir, wenn wir die Tafelsitten der Zeit betrachten. Denn da es auch Löffel nur selten gab, ass man das Gemüse, indem man Brotbrocken eintauchte und damit „löffelte".

Diese archaische Sitte will ich heute nicht mehr aufleben lassen, und so habe ich die Gemüserezepte - bis auf die wirklich einmaligen für Rot- und Weisskohl - so verändert, dass sich das Eigen-

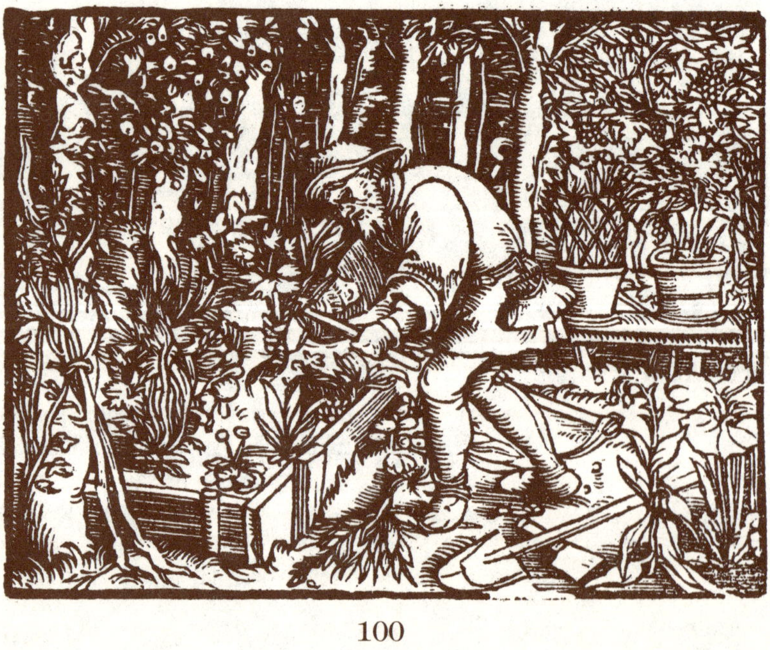

aroma, zart gewürzt, voll entfalten kann. Dies gilt auch für die breiartigen Zubereitungen, die uns gar nicht so unbekannt vorkommen, wenn wir an die seit den Tagen der *Nouvelle Cuisine*, der Neuen Küche, von den Gourmets hochgelobten Gemüsepürees der Feinschmeckerküche denken.

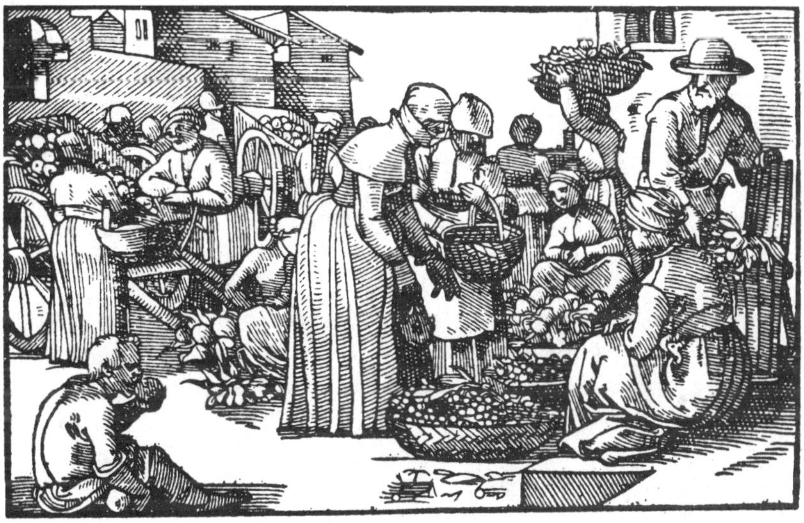

Ich habe versucht, die alten Rezepte soweit zu erhalten, dass sie so originalgetreu wie möglich sind und die Gerichte, zu denen sie als Beilage serviert werden, zu echt mittelalterlichen Gaumenfreuden und Geschmacksfülle aufrunden.

Vielleicht geht es Ihnen, wenn Sie sich durch den mittelalterlichen Gemüsegarten geschlemmt haben, so wie vielen Freunden, die bei mir das erste Mal Bekanntschaft mit der Küche des Mittelalters machten und mit der neuen Erkenntnis heimgingen, dass Gemüse das beste Fleisch ist.

Pälgt arbeiß in kreyter

Erbsen in Kräutern gedünstet - eine Spezialität der Küchenmeister des Mittelalters.

500 g ausgepalte junge Erbsen
50 g Butter
1/8 l Gemüsebrühe
Salz
1 El Honig
je 1 El gehackter Kerbel und Petersilie
1 El gehackte Zwiebel
etwas Minze
Thymian
1 Eigelb
5 El saure Sahne

Die Erbsen in der zerlassenen Butter schwenken und etwa 5 Minuten dünsten. Evtl. die Brühe angiessen. Salz und Honig zugeben und die Kräuter vorsichtig unterheben. Weitere 10 Minuten dünsten und die Erbsen mit dem mit der Sahne verquirlten Eigelb vermischen. Heiss werden, nicht kochen!, lassen und als Beilage servieren.

Behamisch arbaiß

Böhmische - was soviel bedeutete wie „heidnische" - Erbsen in Schmalz gedünstet.

750 g frische, grüne Erbsen
250 g durchwachsener Speck
3 Zwiebeln
60 g Schweineschmalz
1 Bund Petersilie
2 El gehackter Kerbel
1 Tl Honig
Pfeffer, wenig Salz

Die Erbsen putzen, auspahlen, waschen und abtropfen lassen.

Den Speck und die Zwiebeln in kleine Würfel schneiden, im Schmalz unter Rühren dünsten, bis die Zwiebeln glasig sind.

Wenn sie zu bräunen beginnen, die Erbsen zugeben und gut durcheinander mischen. Die feingewiegte Petersilie, den Kerbel und den Honig nach etwa 5 Minuten zugeben.

Im zugedeckten Topf noch etwa 10 Minuten unter öfterem Schwenken dünsten. Mit Salz - aber vorsichtig, da der Speck zumeist schon gesalzen ist - und Pfeffer abschmecken.

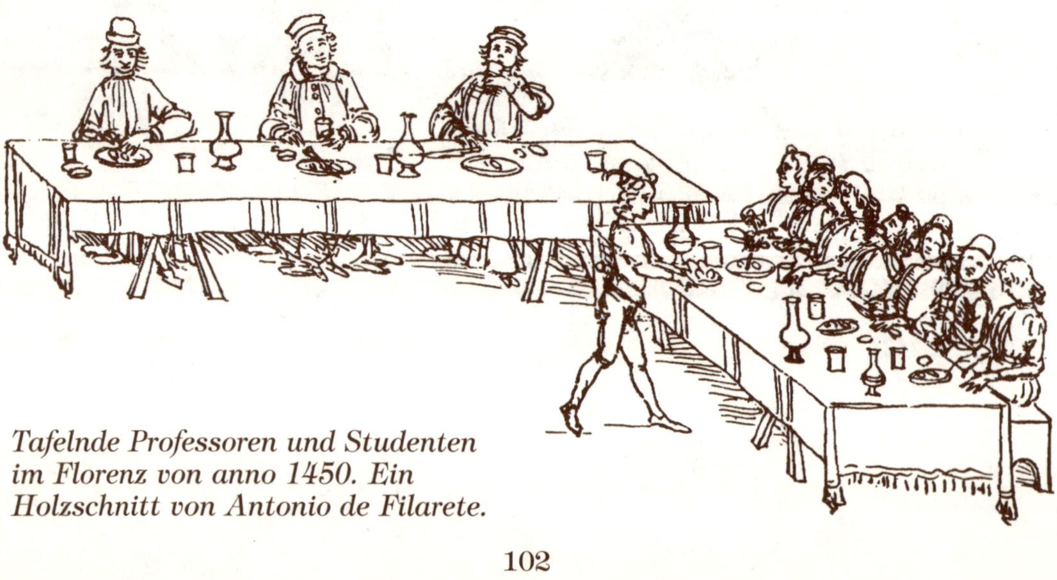

Tafelnde Professoren und Studenten im Florenz von anno 1450. Ein Holzschnitt von Antonio de Filarete.

Muos von pälgt arbaiß

Brei von getrockneten Erbsen - eine Beilage, die gut zu Lamm- oder auch Schweinebraten passt.

400 g getrocknete Erbsen
3/4 l Fleischbrühe
1 Gewürzsträusschen (Estragon, Petersilienstiele, Thymian, Kerbel)
40 g Schmalz
1 Zwiebel
Salz, Pfeffer
Pfefferminze

Die Erbsen verlesen, waschen und über Nacht in der Fleischbrühe einweichen. Dann aufsetzen und etwa 90 Minuten unter Zugabe des Gewürzsträusschens kochen.

Die Erbsen abgiessen, die Brühe dabei auffangen, das Gewürzsträusschen entfernen und die Erbsen durch ein Sieb passieren.

Die Zwiebel sehr fein hacken, im Schmalz glasig dünsten und den Erbsenbrei dazugeben. Mit etwas Brühe zu einem cremigen Mus kochen lassen. Mit Salz, Pfeffer und etwas feingehackter Pfefferminze gut abschmecken und auftragen.

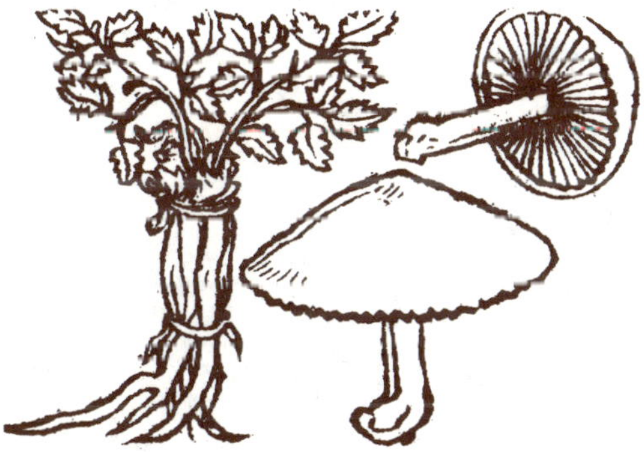

Beſtnapen. Pfifferling.

Gemuos von arbaiß unt rueben

Erbsen-Karotten-Gemüse, wie es von Philippine Welser gereicht wurde.

250 g Karotten
50 g Butter
1/8 l Gemüsebrühe
Salz
1 Tl Zucker
Thymian, Estragon
250 g junge Erbsen
5 El saure Sahne
2 El gehackte Petersilie

Die Karotten putzen, waschen, in zentimeterdicke Scheiben schneiden und in der zerlassenen Butter kurz anbraten.

Mit der Brühe aufgiessen, etwa 10 Minuten dünsten, mit Salz, Zucker, Thymian und Estragon würzen und die geputzten Erbsen dazugeben.

Das Gemüse nun noch etwa 10 Minuten weiterdünsten. Mit der sauren Sahne binden, die feingewiegte Petersilie darüberstreuen und servieren.

Gelbe ruben

Junge Karotten - nach Art der Philippine Welser.

750 g junge Karotten
1 Zwiebel
50 g Schmalz oder Butter
etwas Wasser oder Brühe
Salz
1 Tl Zucker
1/8 l Sahne
1/2 Bund Petersilie
Majoran, Pfeffer
20 g Butter

Die Karotten putzen, waschen und mit der feingeschnittenen Zwiebel in einen Topf mit dem zerlassenen Schmalz geben.

Mit Zucker und Salz würzen, zugedeckt etwa 5 Minuten schmoren. Dabei mehrmals durchschwenken und nachsehen, ob sich ausreichend Flüssigkeit gebildet hat. Gegebenfalls etwas Wasser oder Brühe angiessen.

Die Sahne, die gehackte Petersilie und den Majoran zugeben, mit Pfeffer abschmecken und ohne Deckel unter Schütteln den Saft einkochen lassen. Mit der Butter durchschwenken und servieren.

Gebachene zwibl

Gebackene Zwiebeln - sie schmeckten den Tegernseer Mönchen nicht nur gut, sondern es wurden ihnen auch heilende Kräfte nachgesagt.

600 g Zwiebeln
40 g Butter oder Schmalz
1 El Honig
1/8 l trockenerWeisswein
Salz, Pfeffer
4 El süsse Sahne
2 El gehackte Gartenkräuter

Die Zwiebeln häuten und in zentimeterdicke Scheiben schneiden.

Das Fett zerlassen, den Honig darin unter Rühren auflösen, die Zwiebelscheiben zugeben und kurz anbraten. Den Wein zugiessen und das Gemüse zugedeckt 10 Minuten schmoren lassen.

Salzen, pfeffern, mit der Sahne binden und mit den Kräutern bestreut servieren.

Blaw krautzchol

Rotkohl - oder bayrisch: Blaukraut - nach einem Rezept der bekannt feinschmeckerischen „Welserin" - für 6 Personen.

1 Kopf Rotkohl (etwa 1.000 g)
1/8 l Rotwein
4 El Preiselbeeren
4 El Johannisbeergelee
1 Tl Zimtpulver
1 Tl gemahlener Ingwer
4 zerstossene Nelken
2 Lorbeerblätter
1 El Zucker
Salz, Pfeffer
6 El Apfelmus
6 El süsse Sahne

Den Rotkohl putzen, vierteln, die Strunkteile heraustrennen und den Kohl dann raspeln oder feinnudelig schneiden.

Mit dem Rotwein aufkochen und nach 15 Minuten Preiselbeeren, das Johannisbeergelee und die Gewürze unterheben.

Den Kohl weitere 30 Minuten zugedeckt auf milder Hitze weitergaren. Dann das Apfelmus und die Sahne unterziehen und - ganz nach Geschmack - noch einmal pikanter abschmecken.

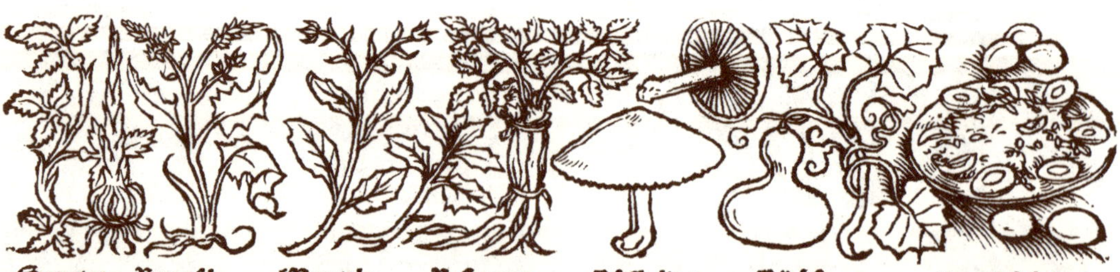

Rosenkrautzchol

Rosenkohl - wie ihn unsere Vorfahren im Mittelalter liebten.

600-700 g Rosenkohl
50 g Schmalz
Salz
Pfeffer
Muskat
1/8 l süsse Sahne
etwas Wasser

Den Rosenkohl putzen, waschen und die Anschnittstellen über Kreuz einschneiden (so gart er schneller).

Den Rosenkohl 2 Minuten blanchieren. Mit kaltem Wasser abschrecken und gut abtropfen lassen.

Im zerlassenen Schmalz zugedeckt etwa 10 Minuten dünsten. Nach 5 Minuten nachsehen, ob sich genug Flüssigkeit gebildet hat. Evtl. Wasser angiessen.

Die Röschen dürfen nicht zu weich werden. Mit Salz, Pfeffer und Muskat würzen und mit der Sahne kochen lassen, bis sie cremig gebunden hat.

Gebassenes

Sauerkraut, nach einem Klosterrezept aus dem 14. Jahrhundert.

2 Zwiebeln
4-5 El Schmalz
750 g Sauerkraut
einige Wacholderbeeren
1 Lorbeerblatt
2 El Honig
3 säuerliche Äpfel
1/8 l Weisswein
Salz, Pfeffer
500 g geräucherter Schinkenspeck in 4 Scheiben

Die kleingehackten Zwiebeln im Schmalz glasig dünsten. Inzwischen das Sauerkraut lockern und auf die Zwiebeln legen. Die zerdrückten Wacholderbeeren mit dem Lorbeerblatt und dem Honig unterheben. Das Sauerkraut auf milder Hitze etwa 20 Minuten schmoren.

Die Äpfel schälen, vierteln, entkernen und in dünne Spalten schneiden, mit dem Wein und etwas Salz zum Kraut geben.

Den Schinkenspeck auf das Kraut legen, den Topf wieder zudecken und das Kraut nochmal etwa 30 Minuten schmoren lassen. Mit Pfeffer und vielleicht noch etwas Honig abschmecken, anrichten und servieren.

Gemues von lawch unnd mangoldt

Lauch und Mangold - ein köstliches Gemüsegericht aus mittelalterlichen Kochtöpfen.

500 g Mangold
500 g Lauch
1 Zwiebel
2 El Schmalz
1 Knoblauchzehe
Salz, Pfeffer
Basilikum
1/8 l süsse Sahne

Den Mangold putzen, die harten Stengelteile entfernen, danach waschen und kurz blanchieren. Kalt abschrecken und gut abtropfen lassen.

Den Lauch putzen, in zweifingerbreite Scheiben schneiden, waschen und abtropfen lassen. Die Zwiebel häuten und in Würfel schneiden.

Die Zwiebelwürfel im zerlassenen Schmalz glasig dünsten, die zerdrückte Knoblauchzehe und das Gemüse einrühren.

Im zugedeckten Topf etwa 10 Minuten im eigenen Saft schmoren. Salzen, pfeffern, mit Basilikum würzen. Mit der Sahne verrühren, kurz durchkochen und anrichten.

Weiß kol mit spec

Weisskohl mit Schweinespeck - ein herzhaftes und nahrhaftes Gemüsegericht, das es fast jede Woche gab, und dem unsere Vorfahren nicht zuletzt den Spitznamen „Kraut- und Rübenfresser" verdanken - für 4-6 Personen.

1 Kopf Weisskohl
(etwa 1000 g)
250 g durchwachsener Speck
50 g Schweineschmalz
1 Zwiebel
1 Tasse Fleischbrühe
Muskat, Kümmel
Salz, Pfeffer

Den Kohl putzen, vierteln, die Strunkteile heraustrennen und dann feinstreifig raspeln.

Den in Würfel geschnittenen Speck und die ebenfalls in Würfel geschnittene Zwiebel im Schmalz glasig dünsten. Den Kohl zugeben und zugedeckt etwa 10 Minuten mitdünsten.

Die Brühe angiessen, den zerstossenen Kümmel, Salz, Pfeffer und Muskat zugegeben.

Den Kohl 50-60 Minuten zugedeckt auf milder Hitze dünsten und mit den Gewürzen nach Belieben abschmecken.

Muos von schwammen

Steinpilzmus mit Wein - eine delikate Beilage zu Wild und Fleisch.

500 g Steinpilze
50 g durchwachsener Speck
50 g Butter
1/4 l roter Dessertwein
(Portwein)
1/4 l süsse Sahne
Pfeffer
1 Tl Speisestärke

Die Pilze putzen, ggf. nur kurz abbrausen (Wenn Sie wissen, dass die Pilze sauber sind, vergessen Sie das Waschen, um so intensiver bleibt ihr Aroma), abtrocknen und in etwa 3 mm dicke Scheiben schneiden.

Den Speck in feine Streifen schneiden und in der Butter auf milder Hitze goldfarben braten und dann mit den Pilzen nun einige Minuten gut durchschmoren.

Je eine Hälfte vom Wein und der Sahne zugeben und fast ganz einkochen lassen. Mit Pfeffer würzen, den restlichen Wein und die Sahne zugiessen, mit der angerührten Speisestärke binden und noch einmal kurz aufkochen lassen.

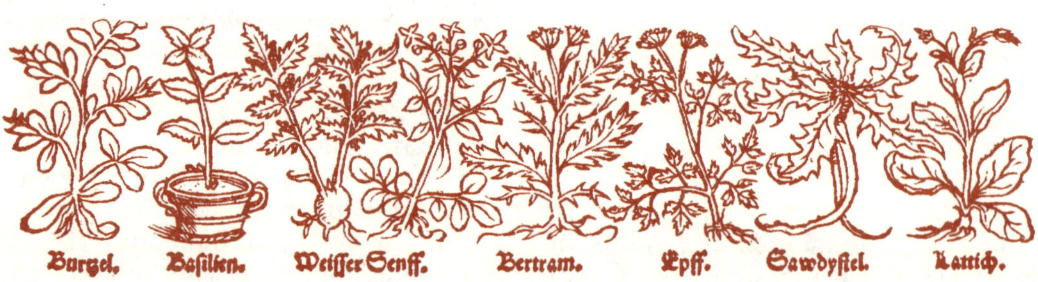

Linsin mite Kas

Eine Köstlichkeit aus dem französischen *Liber de Cocina.*

600 g Linsen
1 Kräutersträusschen
Gemüsebrühe
2 El Butter
Pfeffer, Salz
gemahlener Kümmel
Safran
Balsamico-Essig
4 hartgekochte Eier
50 g geriebener Käse

Die Linsen waschen und mit dem Kräutersträusschen in der Brühe etwa 60 Minuten kochen. Abgiessen, abtropfen lassen und das Kräutersträusschen herausfischen,

Eine ofenfeste flache Form ausbuttern. Die Linsen hineingeben, pfeffern, salzen, mit Kümmel, Safran und einigen Tropfen Balsamico würzen.

Die Eier halbieren, daraufsetzen und mit dem Käse bestreut unter dem Grill etwa 5-7 Minuten backen, bis der Käse zerlaufen ist.

Muos vonn bonen mite feygen

Püree von Saubohnen - eine gute Beilage zu Braten.

450 g Dicke Bohnen (im Glas)
Bohnenkraut
1 grosse Zwiebel
1 El Butter oder Schmalz
3-4 getrocknete Feigen
1 Apfel
1-2 Salbeiblätter
Salz

Bohnen mit Bohnenkraut in ihrer Flüssigkeit weich kochen und mit dem Pürierstab oder im Mixer glatt pürieren.

Die in feine Scheiben geschnittene Zwiebel in Butter oder Schmalz goldbraun werden lassen. Die kleingeschnittenen Feigen und den geschälten, in Würfel geschnittenen Apfel mit dem fein gehackten Salbei dazugeben, unter Rühren leicht anbräunen und unter das Bohnenpüree rühren. Pikant abschmecken, heiss werden lassen und auftragen.

Geriht von Kürpsen

Kürbisgratin - eine altfranzösische Beilage zu Braten - für 6 Personen.

1 kg Kürbis
100 ml Wasser
100 ml Milch
2 Eigelb
75 g geriebener Käse
1 Tl Ingwer (oder 1 cm frischer)
1 Prise Safran
Salz, Pfeffer
1 Tl Zucker
30 g Butter

Den Kürbis schälen, entkernen, in kleine Würfel schneiden und 20 Minuten im kochenden Wasser garen.

Das Eigelb mit der Milch verquirlen, den geriebenen Käse - 25 g zurückbehalten - zufügen, mit Gewürzen und Zucker abschmecken und unter den Kürbis rühren.

Eine ofenfeste Form gut ausbuttern. Die Kürbismischung hineingeben, mit dem restlichen Käse überstreuen, die Butter in Flöckchen daraufsetzen und im vorgeheizten Backofen (E: 200° C, G: Stufe 3) etwa 20 Minuten backen, bis die Oberfläche goldgelb ist. Herausnehmen und gleich servieren.

Meldung vonn allerlay zuspeyß

Herzhafte Knödel, Nudeln und andere Beilagen.

Vielleicht geht es Ihnen - liebe Leserin, lieber Leser -, wenn Sie dieses Kapitel gelesen haben, genauso wie mir, und Sie fragen sich: *Wie konnte ich nur immer Kartoffeln essen?* Aber wir wollen die Kartoffel, die ja die Köche des Mittelalters noch nicht kannten, denn sie kam erst 1550 nach Europa und viel später erst in die Küchen, nicht abwerten.

Sondern wir stellen mit gaumenkitzelnder Genugtuung fest, dass es eine Vielzahl anderer Beilagen gab und gibt, die die Kartoffel voll ersetzen können. Ja - die uns noch besser schmecken können als die meisterhaft zubereiteten Kartoffeln.

Die Vielfalt der Zubereitungen und Geschmacksrichtungen der Teigwaren, die die Küchenmeister des Mittelalters kannten, muss uns heute einfach faszinieren. Und der Schritt zu den später folgenden Backwaren ist auch nicht mehr gross. So wie es in grauer Küchenurzeit erst den Emerbrei (aus dem Vorläufer des Getreides) gab, dann wahrscheinlich den in Wasser gekochten Kloss oder Knödel und die Nudeln - bis eine unserer Ururgrossmütter auf die einfache, aber geradezu geniale

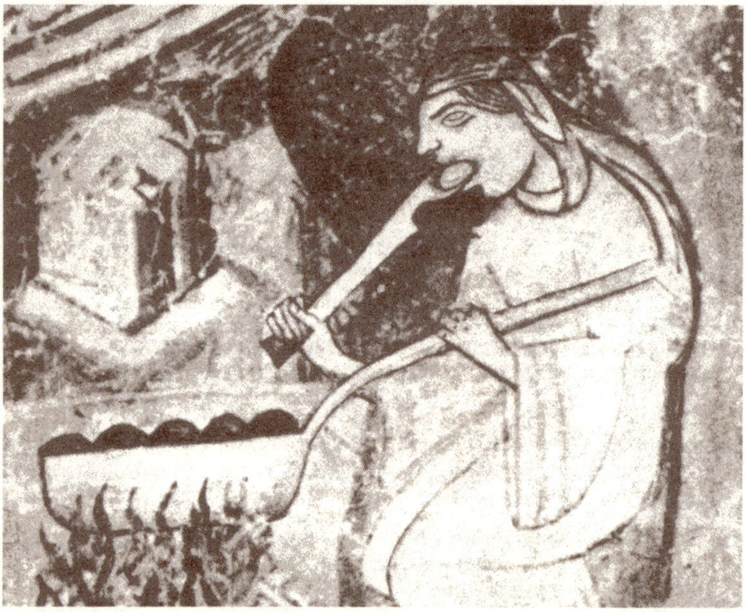

Die älteste Abbildung eines Knödels. Ein Wandfresko in der Kapelle der Burg Eppan. Die Köchin probiert den Knödel mit dem typischen Knödelmesser.

Idee kam, den Getreidebrei nicht wie üblich ins kochende Wasser zu schütten, sondern ihn auf einen heissen Stein strich und damit das Fladenbrot erfand.

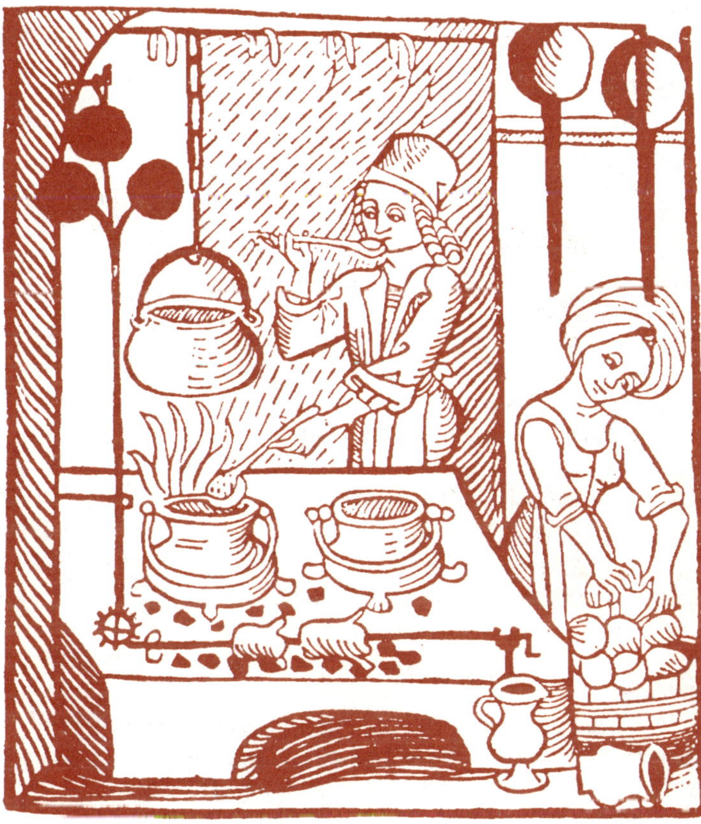

Der Koch und die Küchenmagd bei der Arbeit. Holzschnitt aus der „Kuchenmaisterey". Interessant: der windbetriebene Bratspiess, der von der aufsteigenden Hitze bewegt wird.

Und da es wohl nichts auf der Welt gibt, was so dauerhaft ist, wie die Liebe zu den Kochtöpfen unserer Mütter, so haben Klösse, Knödel, Nudeln und Fladenbrote dem Siegeszug der Kartoffel lange getrotzt. Und hätten es noch länger, wäre nicht die List des legendären Preussenkönigs *Fredericus Rex*, des alten Fritz, gewesen, der den tumben Bäuerlein bei Strafe verbot, von seinen *Tartüffeln* zu essen. Damit - denn bekanntlich schmeckt Verbotenes ja viel besser - kriegte er sie dazu, die ihnen verhassten Erdknollen zu essen.

Doch auch noch heute stehen die Klösse, Knödel, Nudeln (von italienischer Pasta gar nicht zu reden) und andere getreidegeborene Beilagen - zwar nicht mehr in solcher Vielfalt wie zu Zeiten der alten Rittersleut' - bei uns in höchster Gunst.

Semeldorttem

Semmeltorte - anstelle der damals noch unbekannten Kartoffeln reichte Philippine Welser diese knusprige „Torte“ als Beilage.

5 Eier
250 g Paniermehl
250 g gemahlene Mandeln
3-4 El Butter oder Schmalz
Salz, Pfeffer

Die Eier gut verquirlen, das Paniermehl, die Mandeln und 2 El weiche Butter bzw. Schmalz kräftig unterziehen, pfeffern, leicht salzen und zu einem festen, geschmeidigen Teig verkneten.

Die Kastenform mit der restlichen Butter bzw. Schmalz ausstreichen, den Teig hineinfüllen und im vorgeheizten Backofen etwa 40-45 Minuten (E: 200°C, G: Stufe 3) backen. Während der Backzeit mehrmals mit Butter bzw. Schmalz einstreichen.

Garprobe mit einem Holzspiesschen machen. Bleibt es beim Herausziehen trocken, so ist die „Semeldorttem“ gar.

Vor dem Herausnehmen die Oberfläche nochmals gut mit Fett einstreichen und mit einer Prise Salz bestreuen.

Die „Semeldorttem“ warm in daumendicke Scheiben schneiden und als Beilage zum Beispiel zu Braten servieren.

Fromentee

Eine Beilage, bei der die französischen Ritter am Hof des Königs die damals noch unbekannte Kartoffel bestimmt nicht vermisst haben.

250 g dunkles Mehl
(Dinkel-, Roggenvollkornmehl)
1/4 l Milch
4 Eier
1 Tl Honig
1/2 Tl Ingwer
1 Prise Safran
Salz
3-4 El Butter/Schmalz

Das Mehl mit der Milch, den Eiern und dem Honig kräftig verquirlen. Mit Ingwer, Safran und Salz gut abschmecken und etwa 30 Minuten ruhen lassen, damit das Mehl ausquellen kann.

Eine flache Form (Fettpfanne des Backofens o.ä.) gut ausfetten und mit etwas Mehl ausstäuben.

Den Teig noch einmal durchrühren, hineinfüllen und im vorgeheizten Backofen (E: 200° C, G. Stufe 3) etwa 30 Minuten backen, bis das Gebäck schön aufgegangen und goldbraun geworden ist. In den letzten 10 Minuten mehrfach mit dem Fett bestreichen.

Herausnehmen, noch warm in Portionsstücke schneiden und als Beilage servieren.

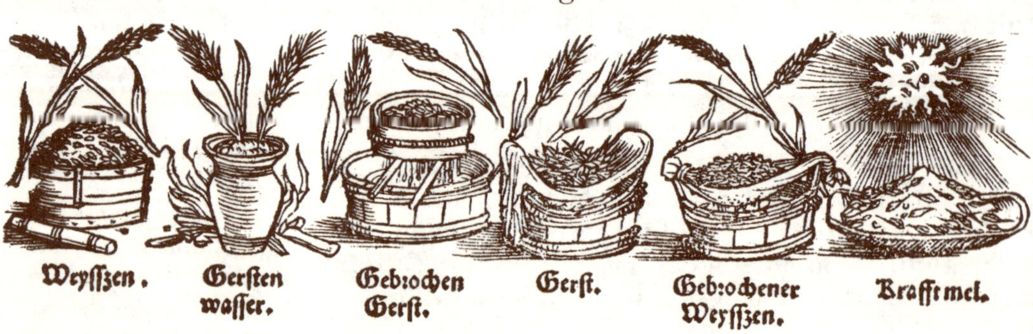

Semelknödelin

Semmelknödel - ein Rezept, das Ihnen vielleicht ganz „neubayrisch“ vorkommen wird. Doch es war schon den Tegernseer Klosterköchen im 14. Jahrhundert bekannt - ergibt ca. 6 Knödel.

500 g altbackenes Weissbrot oder sog. Knödelbrot
1 Tasse Milch
1 Tl Butter
2 Eier
Muskat
1 Bund glatte Petersilie
Salzwasser

Das Weissbrot in kleine Würfel schneiden. Knödelbrot, wie es nur südlich des „Weisswurstäquators“, der Mainlinie, angeboten wird, ist schon entsprechend vorgeschnitten.

Die Butter in der heissen Milch auflösen, über das Weissbrot giessen, mit einem Deckel pressen und 15 Minuten ausquellen lassen.

Die Eier, eine kräftige Prise Muskat und die feingewiegte Petersilie gut untermengen und den Teig etwa 10 Minuten abruhen lassen.

Mit angefeuchteten Händen Knödel formen, in siedendes (keinesfalls kochendes!) Salzwasser in einen breiten Topf legen und zugedeckt bei milder Hitze etwa 20 Minuten garziehen lassen.

Die Semmelknödel sind gelungen, wenn sie sich pflaumweich mit der Gabel zerteilen lassen.

Variation:

Die Knödel werden herzhafter, wenn Sie 1-2 Zwiebeln fein hacken, in 1 El zerlassenem Schmalz gold braun werden lassen und unter den Teig mengen.

Salvandorttem in smalz gebachen

Salbeitorte, in Schmalz gebacken, da sieht man, dass die Köche und Rittersleut’ die seinerzeit noch nicht „erfundene“ Kartoffel wohl kaum vermisst haben.

5 Eier
250 g Mehl
250 g gemahlene Mandeln
1 Tl gemahlener Salbei
50 g Schmalz
Salz
Schmalz zum Ausfetten

Die Eier gut verquirlen und mit dem Mehl, den Mandeln und dem Salbei zu einem geschmeidigen Teig verkneten. Salzen und, wenn der Teig zu trocken ist, ein wenig Wasser oder Schmalz zugeben.

Eine Kastenform mit erwärmtem Schmalz ausstreichen, den Teig einfüllen und im vorgeheizten Backofen (E: 200° C, G: Stufe 3) etwa 30 Minuten backen. Während der Backzeit immer wieder mit Schmalz bestreichen.

Nach 20 Minuten noch einmal mit Schmalz bestreichen, das Salz darüberstreuen und die Garprobe mit einem Holzspiesschen machen: Ist es beim Herausziehen trocken, so ist die „Torte“ gar.

Gleich nach dem Herausziehen in gut daumendicke Scheiben schneiden und heiss als Beilage servieren.

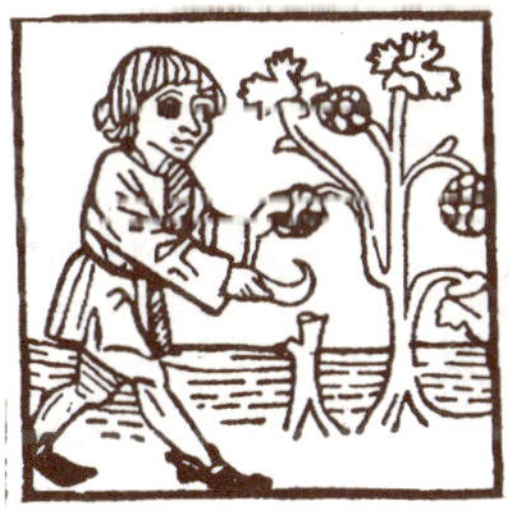

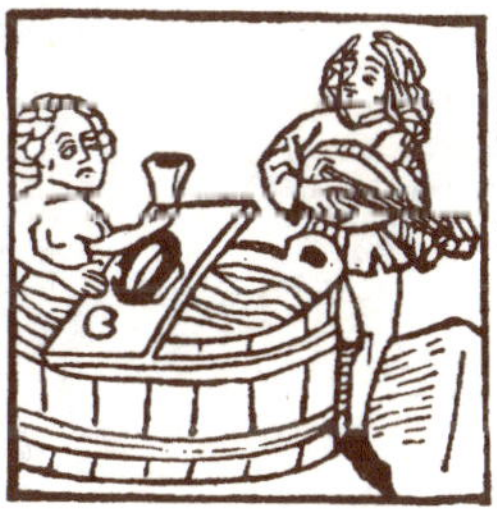

Probstsemel in butern anprenzt

Ausgebackene Weissbrotscheiben, in jenen Tagen eine Delikatesse, kamen im Tegernseer Kloster nur auf die Tische der Pröpste und Äbte.

8 Scheiben Weissbrot oder helles Weizenmischbrot
1/8 l Milch
2 Eier
Salz, Pfeffer
Paniermehl
50 g Butter

Die nicht zu dünn geschnittenen Brotscheiben (sie können auch von altbackenem Brot sein) in der Milch kurz einweichen, in den verquirlten, mit Salz und Pfeffer gewürzten Eiern und im Paniermehl wenden.

Die Butter heiss werden lassen und die Weissbrotscheiben darin knusprig goldbraun ausbacken, anrichten, servieren.

Diese einfache Beilage war damals - wegen des weissen Brotes, das nur auf die Herrentische kam - etwas Besonderes. Schmeckt zu Suppen, Eintöpfen und Gemüsegerichten.

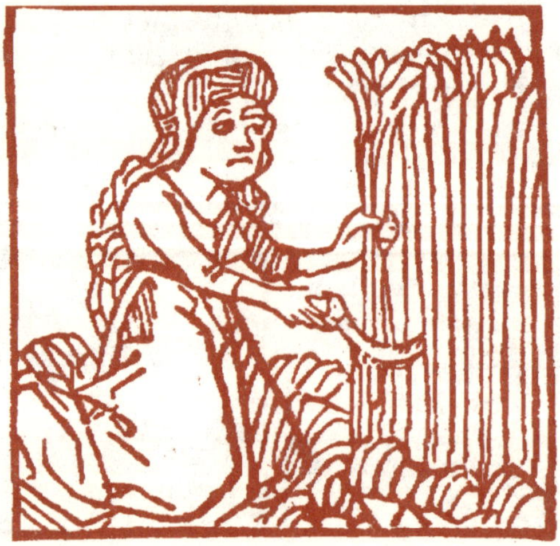

Smalzic nudelin

Geschmälzte Spätzle.
Die Mönche im Kloster zu Tegernsee liebten sie besonders an Tagen, an denen kein Fleisch serviert werden durfte, aber sie sind auch eine köstliche Beilage.

350 g Mehl
4-5 Eier
20 g Butter
Salz, Muskatnuss
2 l Wasser
1 El Salz
50 g Schmalz
1 Bund Petersilie

Das Mehl in eine Schüssel sieben. Die Eier nacheinander dazugeben und untermengen, bis der Teig zäh ist. Die zerlassene Butter unterkneten. Salzen und mit einer Prise Muskat würzen. Den Teig etwa 30 Minuten zugedeckt quellen lassen.

In einem breiten Topf das Wasser mit Salz zum Sieden bringen.

Ein Backbrett ins Wasser tauchen, etwas Teig daraufgeben und mit dem Messer feine Teigstreifen in das sprudelnde Wasser schaben. Das Messer dabei immer wieder in kaltes Wasser tauchen und solange portionsweise - denn die Nudeln müssen zum Garen schwimmen, deshalb immer nur soviel schaben, wie gut Platz im Topf haben - kochen, bis der Teig aufgebraucht ist.

Tauchen die Nudeln wieder an der Wasseroberfläche auf, sind sie gar. Mit einer Schaumkelle herausnehmen, unter kaltem Wasser abschrecken, abtropfen lassen und zugedeckt warm stellen.

Die Nudeln zum Servieren im heissen Schmalz schwenken, „schmälzen", und dann mit gehackter Petersilie bestreuen.

Fein affenmündelin

Maultaschen. Ein Rezept aus der Klosterküche, wo es, warum auch immer, den exotischen Namen „Affenmund" hatte.

Teig:
500 g Mehl
50 g Schmalz
3-4 Eier
1 Prise Salz

Füllung:
500 g Schweinefleisch
250 g Rindfleisch
3 Brötchen
2 Zwiebeln
2 Eier
Salz, Pfeffer
Majoran, Thymian, Muskat
Salzwasser zum Kochen
50 g Griebenschmalz
1 Bund Petersilie

Aus dem Mehl, dem erwärmten Schmalz, Eiern und Salz einen glatten Nudelteig kneten und zugedeckt gut 2 Stunden ruhen lassen.

Inzwischen das Fleisch, die eingeweichten und ausgedrückten Brötchen und die feingehackten Zwiebeln durch den Fleischwolf (feine Lochung) drehen und mit den Eiern zu einer glatten, streichbaren Masse vermengen. Mit den Kräutern und Gewürzen abschmecken.

Den Teig dünn ausrollen, in etwa 8x8 cm grosse Quadrate teilen, und auf die Mitte jedes Quadrats etwas von der Füllung geben. Die Teigränder anfeuchten, zu Dreiecken zusammenklappen und die Ränder mit einer Gabel gut andrücken.

Die Teigtaschen in siedendem Salzwasser garen, bis sie wieder nach oben steigen.

Mit einer Schaumkelle herausheben, gut abtropfen lassen und in eine Schüssel geben. Mit zerlassenem Schmalz beträufeln und mit feingewiegter Petersilie bestreuen.

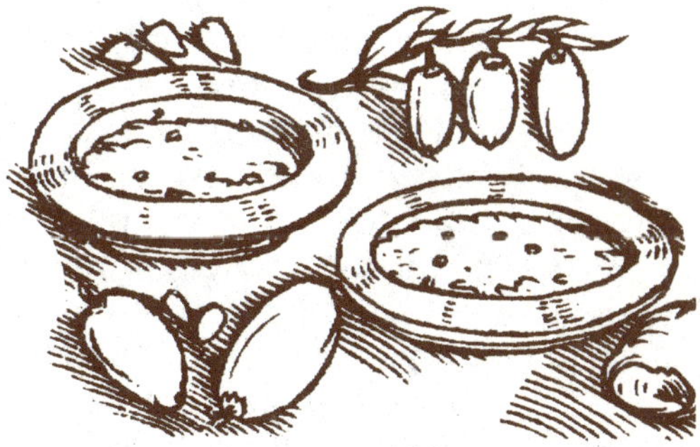

Julep võ melonẽ. Julep võ dattelẽ.

Abtsknödel

Feine Serviettenknödel, die vorzugsweise auf die Tafeln der Äbte und Grafen kamen.

500 g Weizenmehl
40 g frische Hefe (oder
1 Päckchen Trockenhefe)
1 Tl Zucker
1/4 l lauwarme Milch (30° C)
2 Eier
30 g Butter
1 Tl Salz

Das Mehl in eine Schüssel sieben, in die Mitte eine Vertiefung hineindrücken, die zerbröckelte Hefe hineingeben, mit Zucker bestreuen, mit der Milch übergiessen und unter Rühren auflösen (Trockenhefe nach Anleitung zubereiten). Mit einer Handvoll Mehl bedecken und warm gestellt gehen lassen.

Wenn das über die Hefelösung gedeckte Mehl rissig wird, wird sie von der Mitte aus mit dem restlichen Mehl verrührt. Die Eier, die zerlassene Butter und das Salz unterarbeiten und den Teig solange durch-

...en, bis er Blasen wirft und sich von der Schüssel löst. Sollte der Teig kleben, wird noch eine Handvoll Mehl zugegeben.

Mit einem Tuch zudecken und an einem warmen Ort 30-45 Minuten - bis er sein Volumen verdoppelt hat - aufgehen lassen.

Den Teig nochmals kräftig durchkneten, einen Kloss oder eine Rolle formen, in ein Leinentuch einschlagen, zuknoten, einen Kochlöffel unter dem Knoten durchstecken und den Kloss in einen Topf mit kochendem Wasser hängen, zudecken und etwa 15-20 Minuten kochen.

Den Kloss herausnehmen, abtropfen lassen, aus der Serviette wickeln und in gut daumendicke Scheiben schneiden.

Den Kloss als Beilage zu Gerichten mit viel Sauce servieren. Sollte nur wenig Sauce vorhanden sein, so servieren Sie braune Butter dazu.

Gefült nudlin

Ravioli, so wie sie Philippine Welser ihren Gästen auftischen liess.

Teig:
500 g Mehl
4 Eier
1 Prise Salz
2-3 El Schmalz
1 Eiweiss

Füllung:
250 g Spinat
1 Zwiebel
1 Knoblauchzehe
200 g Mozzarella
Pfeffer
Muskat

Das Mehl mit den Eiern, der Prise Salz und dem Schmalz zu einem glatten Teig verkneten und zugedeckt etwa 30 Minuten ruhen lassen.

Den Spinat putzen, waschen und abtropfen lassen. Zwiebel und Knoblauch häuten und beides in kleine Würfel schneiden. In etwas Schmalz glasig dünsten, den Spinat zugeben und unter Rühren zusammenfallen lassen. Mit Salz, Pfeffer und Muskat würzen. Auf ein Sieb geben und abtropfen lassen. Den Mozzarella in kleine Würfel schneiden und unter den Spinat mischen.

Den Teig halbieren und beide Hälften auf der bemehlten Arbeitsfläche dünn ausrollen.

Die Spinatmasse darauf im Abstand von 3-4 cm in kleinen Portionen verteilen. Die Zwischenräume mit Eiweiss einstreichen und die zweite Teigplatte auflegen. Die Zwischenräume zwischen der Füllung gut festdrücken und die Ravioli schneiden. Die Ränder noch einmal mit einer Gabel zusammendrücken.

Die Ravioli in siedendem Wasser oder Brühe zugedeckt 4-5 Minuten garziehen lassen, herausheben und abtropfen lassen.

Diese köstlichen Nudeln können Sie nun noch in Butter schwenken und mit geriebenem Parmesan bestreut als Beilage servieren - oder auch einfach pur geniessen.

Die festliche Tafelei bei Hofe kommt zum Höhepunkt: Ein gefüllter Pfau wird aufgetragen. Aus der Alexander-Geschichte.

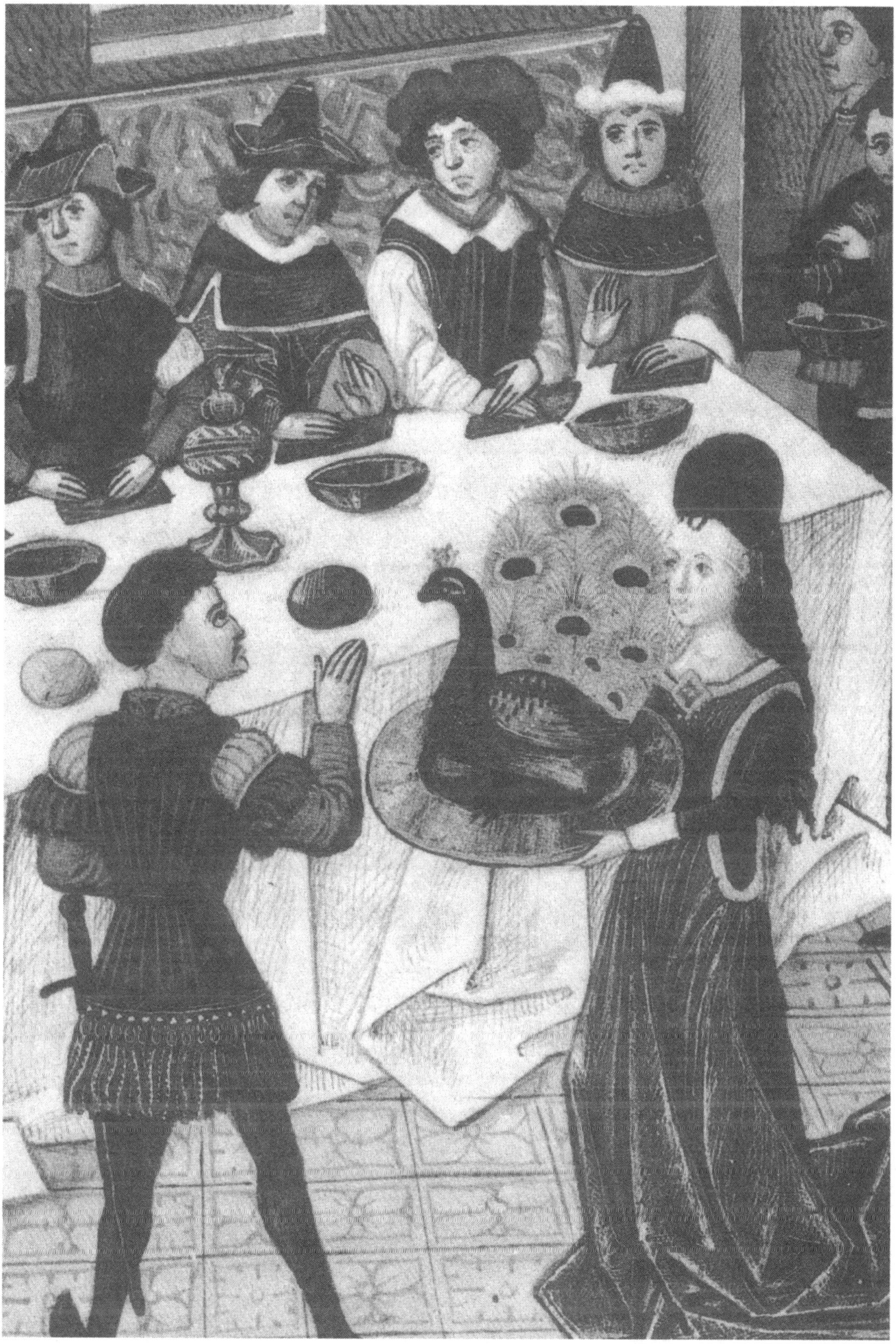

Vonn allerlay Zuckerwerck und Confect

Süsse Speisen - nicht nur für mittelalterliche Schleckermäuler.

Die Küchengeheimnisse des Mittelalters liegen jetzt schon fast alle vor Ihnen ausgebreitet, und es fehlt nur noch ein Teil. Ein Teil, den wir zu Beginn unserer Entdeckungsreise gar nicht in den Kochbüchern unserer Vorfahren vermutet haben: die Desserts. Süss- und Würzspeisen, die die Küchenmeister des Mittelalters so phantasievoll herzustellen verstanden, dass sie selbst noch die verwöhntesten Gaumen der Feinschmecker in Entzücken versetzen werden.

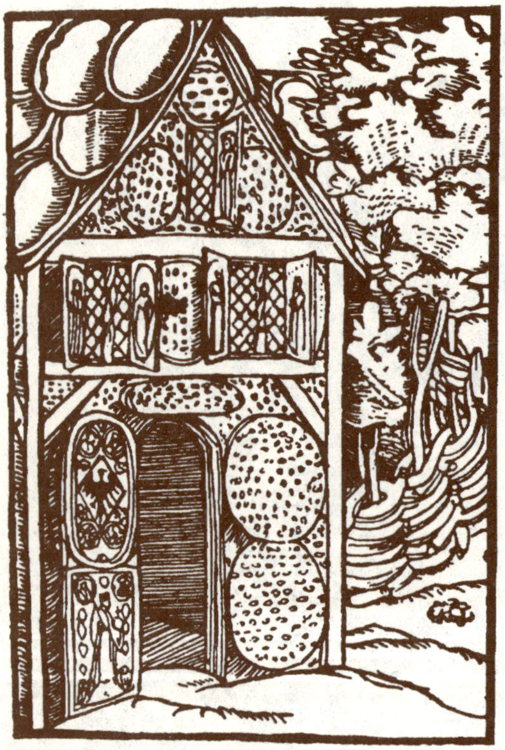

Lebkuchenhaus aus dem im 15. Jahrhundert entstandenen „Schlaraffenland".

Und diese süssen Leckereien wurden nicht nur wie heutzutage bei uns üblich zum Schluss eines Menüs gereicht, sondern zwischendurch oft auch als Abrundung einer Tracht (eines Ganges), um den Genuss in seiner ganzen Fülle zur Entfaltung zu bringen.

So beschreibt Messisbugio in seinem Bankettbuch ein Gastmahl, das zu Ehren des Erzbischofs in Mailand gegeben wurde, ein „einfaches" Fastenessen mit über 100 Gängen (wieviel Gänge müssen dann erst Festgelage an Feiertagen gehabt haben?), zu dem 54 Gäste geladen waren - und ich bin sicher, dass dabei niemand Hunger leiden musste. Denn allein der neunte Gang bestand immerhin noch aus sage und schreibe 1.000 (eintausend!) frischen Austern, die mit Früchten serviert wurden.

Im zwölften Gang liessen sich der Erzbischof und seine Gäste dann zum lieblichen Gesang einer himmelblau gekleideten Jungfrau Kirschsuppe mit Zucker und Zimt schmecken.

Und der vorletzte, der neunundneunzigste Gang schliesslich bestand aus 15 grossen Silberschüsseln, gefüllt mit gar köstlichen *Torroni* - einer Süssigkeit, die Italienurlauber auch noch in ganz ausgezeichneter Güte aus handwerklicher Fertigung in der Region um Alba finden.

Zum Abschluss trug man dann, nach einer kräftigen Mandelmilchsuppe, die als *Laxativum* (Abführmittel) gedacht war, geröstete Nüsse und parfümierte Zahnstocher auf goldenen Tabletts auf.

So wie die „Torroni“ Italiens oder die „Turrónes“ in Spanien schon auf eine jahrhundertalte Tradition zurückblicken können, so hat auch unser deutsches Marzipan seine Geburtsstunde schon vor über 500 Jahren erlebt. Denn bereits im Jahr 1404 stossen wir auf die ersten Hinweise, die von der Herstellung dieser süssen Schleckerei berichten, und der Arzt Nostradamus schreibt im Jahr 1552 in seinem „Konfitürenbuch“ über die Marzipanherstellung:

Von Mandeln.

Mandelmilch/ Grün/ Blaw oder Gelb.

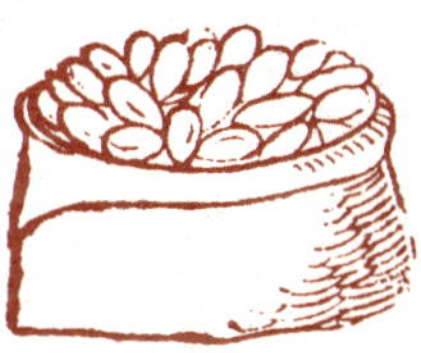

L Vgrmb Manglodt / odder Dattelkern Blumen / odder ander Grünkraut/ das nicht schmeckt/ es nemme sonst dem Mandel die Krafft. Es soll keine Farb darzu/ denn von ungeschmackten Kreutern/ stosse die Mandeln/ wie sitt ist/ vermischs mit Fischbrü/ da Bersig in gesotten/ laß gestehen. Also magstu es von Saffran gelb/ von Kornblumen blaw machen/ von rotem Wein rot. So du sie wilt vortragen/ so brich sie auff ein Schüssel/ als Glaßmilch/ misch

So wurde eine gefärbte Mandelmilch gemacht. Aus der im Jahr 1557 erschienenen „Koch und Kellermeisterey“.

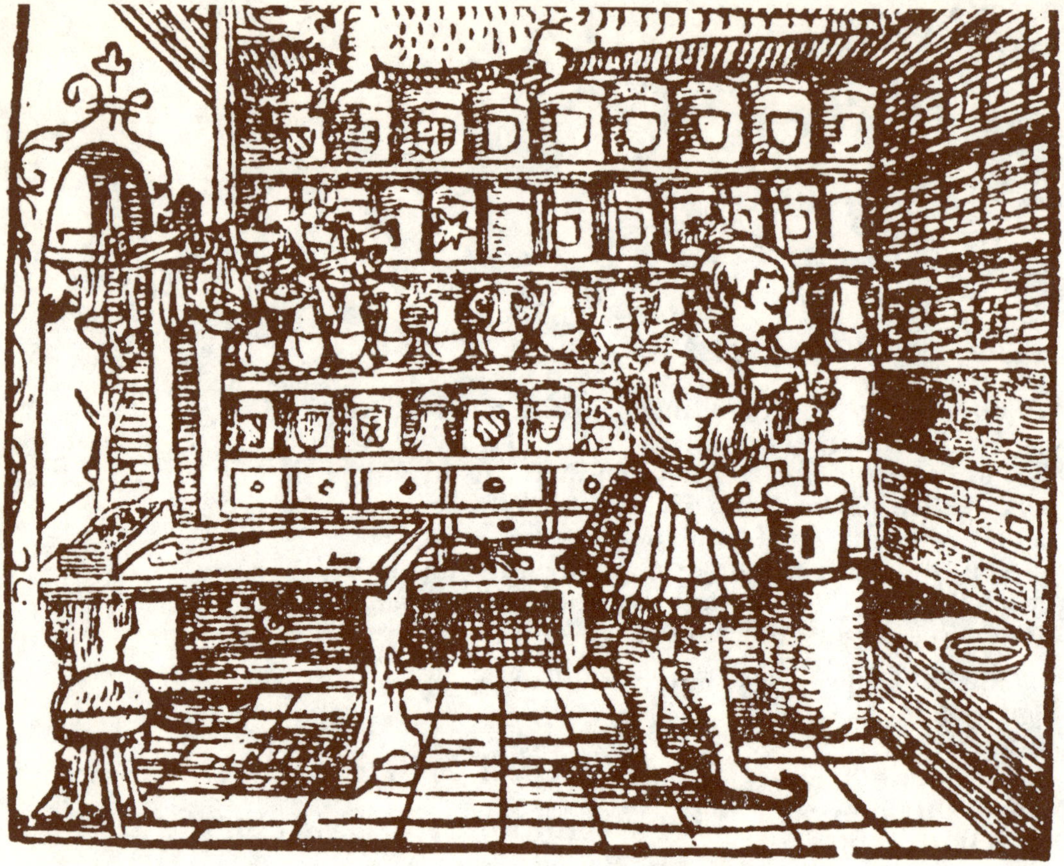

Der Apotecarius bereitet „künstlich Confect und Marzapan“ zu. Aus dem 1558 in Frankfurt erschienenen „Confect buch und Hauß Apoteck“.

Es kan wol sein, das etlich meiner spotten werden, das ich so ein geringe sachen beschreib, welche doch ein jeder Apotheker machen kan.
Solt tu wissen, das ich dies hab gethan vilmehr deß gmeinen mans unnd der weipspersonen halber welche gerne newe ding erfaren wollen.
Diese dorttem „Marzapan“ genant unnd dient wol zur Arzney unnd ist auch gar lieblich zu essen.

Jedoch waren all diese süssen Sachen bis in die Mitte des 17. Jahrhunderts nur für die in Luxus lebenden Adligen und reichen Kaufleute erreichbar, denn Zucker war eine teuere Spezerei und wurde daher nicht zuletzt deshalb nur von Apothekern verkauft, die sich laut Nostradamus auch mit der Marzipanherstellung befassten.

Lassen wir uns nun das Leben von den honigsüssen Schleckereien des Mittelalters versüssen.

Epfel in wine gebachen

Bratäpfel in Wein gedünstet - so wie sie an Frankreichs Höfen beliebt waren.

4 grosse säuerliche Äpfel
4 El Johannisbeergelee
2 El Sultaninen
2 El Mandelstifte
2 Tl Butter
1/4 l trockener Weisswein
4 Tl Zucker
1 Tl Zimt

Die Äpfel waschen, das Kernhaus herausstechen und dann nebeneinander in eine gut ausgebutterte Auflaufform setzen.

Das Johannisbeergelee mit Sultaninen und Mandeln verrühren und in die Äpfel füllen. Auf jeden Apfel einen halben Teelöffel Butter setzen.

Den Wein angiessen und die Äpfel im vorgeheizten Backofen etwa 20 Minuten (E: 200°C, G: Stufe 3) braten, bis sie einmal aufplatzen.

Herausnehmen und mit reichlich Zimtzucker bestreuen und mit dem Wein umgossen anrichten. Dampfend heiss servieren.

Pfersich. Pflamen. Byren.

Eyn guot spise vonn Birn und Epfel

Eine Speise aus Birnen und Äpfeln - vielleicht das Urrezept der bayerischen Spezialität „Bavesen“. Es stammt aus der „Würzburger Pergamenthandschrift“.

3 Eier
5-6 El Mehl
Milch nach Bedarf

2 Äpfel
2 Birnen
1 Zweiglein Zitronenmelisse
3-4 El Wasser
Pfeffer, Anis, Zimt
1 Eigelb

8 Weissbrotscheiben
50 g Schmalz oder Butter
Zucker, Zimt

Die Eier verquirlen, mit Mehl und Milch einen glatten Pfannkuchenteig rühren und mindestens 30 Minuten ausquellen lassen.

Die Äpfel und Birnen schälen, vierteln, entkernen und in kleine Würfel schneiden. Mit der Zitronenmelisse und dem Wasser zugedeckt auf milder Hitze zu Mus kochen. Kräftig mit Anis, Zimt und einer Prise Pfeffer abschmecken. Mit dem Eigelb zum Binden verrühren.

Das Mus gut fingerdick auf 4 Brotscheiben streichen und mit den restlichen Brotscheiben zudecken.

Die gefüllten Brote im Pfannkuchenteig wenden und im nicht zu heissen Schmalz oder Butter von beiden Seiten goldbraun ausbacken.

Aus der Pfanne nehmen, dick mit Zucker und Zimt bestreuen und heiss servieren.

Epfele in salse von vanille

Bratäpfel mit Vanillesauce - danach leckten sich die Gäste der Philippine Welser alle Finger.

4 Äpfel (Boskop)
75 g Rosinen
50 g gehackte Mandeln
20 g Butter

Sauce:
1/4 l Milch
1/4 l Sahne
1 Vanilleschote
50 g Zucker
1 Prise Salz
2 Eigelb
1 Tl Speisestärke

Die Äpfel waschen und das Kernhaus ausstechen. Mit den Rosinen und Mandeln füllen und jeweils eine Butterflocke daraufsetzen.

Nebeneinander in eine gut ausgefettete Auflaufform setzen und im vorgeheizten Backofen etwa 20 Minuten (E: 225°C, G: Stufe 4) braten.

Inzwischen die Sahne-Milch mit der aufgeschnittenen Vanilleschote, Zucker und Salz zum Kochen bringen und 10 Minuten ziehen lassen.

Die Schote herausfischen, auskratzen und das Mark mit dem verquirlten Eigelb und der in etwas Milch angerührten Speisestärke wieder einrühren. Heiss werden (nicht mehr kochen!) und binden lassen.

Die Bratäpfel anrichten, mit der Sauce umgiessen und auf den Tisch bringen.

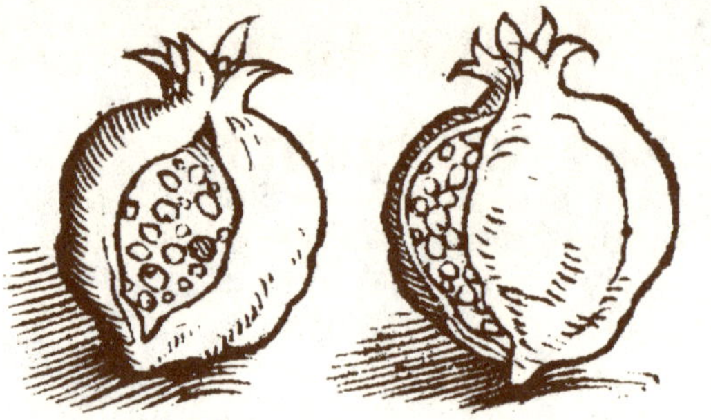

Süß granaten Saur Granaten

Reiß von Kriechen

Griechischer Reis - so wie er uns durch die „Würzburger Pergamenthandschrift“, dem ältesten deutschsprachigen Kochbuch, überliefert ist.

250 g Rundkornreis
3/4 l Milch
1/4 l Sahne
1 Prise Salz
50 g Schmalz oder Butter
4-5 El Honig
4 El Zimtzucker

Den Reis in der Sahne-Milch mit einer Prise Salz zum Kochen bringen und auf schwacher Hitze noch 20 Minuten quellen lassen.

Den Reis abgiessen, gut abtropfen lassen, die Sahne-Milch dabei auffangen und warm halten.

Das Schmalz oder die Butter mit dem Honig in einer Pfanne unter Rühren heiss werden lassen und den Reis darin nun einige Minuten auf milder Hitze durchschwenken. Die Sahne-Milch wieder unterrühren.

Den Reis in eine Schüssel geben und mit einigen Löffeln Zimtzucker überstreut servieren.

Hirßbrey

Hirsebrei - ein Gericht, das uns heute eigentlich nur noch als köstliche Speise aus Märchen bekannt ist.

1 l Milch
1 El Butter
3 El Honig
1 Tl Salz
1/2 unbehandelte Zitrone
200 g Hirse (aus dem Reformhaus)
50 g Zucker
1 Tl Zimt

Die Milch mit der Butter, dem Honig, Salz und der gewaschenen, fein abgeriebenen Zitronenschale zum Kochen bringen.

Die gewaschene Hirse unterrühren und zugedeckt etwa 1 Stunde auf milder Hitze ausquellen lassen, bis ein sämiger Brei entstanden ist.

Den Brei in einer Schüssel anrichten und mit Zimtzucker bestreuen.

Ein wahrhaftig „märchenhafter“ Genuss, der die Gaumen schnalzen lässt. Er wird noch schlaraffenmässig-köstlicher, wenn Sie etwa 50 g gewaschene Sultaninen oder Rosinen mitkochen.

Blamensir

Mandelspeise, über Jahrhunderte als *Blanc manger* eines der Topdesserts der Grande Cuisine.

500 g süsse Mandeln
4-5 Bittermandeln
3/4 l Wasser
100 g Zucker
3 Blatt weisse Gelatine

Die Mandeln häuten. Dafür kurz in Wasser aufkochen, kalt abschrecken und dann aus der Haut drücken. Im Mixer evtl. mit etwas Wasser oder Mandellikör glatt pürieren. Mit dem restlichen Wasser langsam aufkochen und 10 Minuten ziehen lassen.

Durch ein Tuch seihen und fest auspressen. Die Mandelmilch zurück in den Topf geben, den Zucker unterrühren, die Flüssigkeit auf 1/2 l einkochen und vom Herd nehmen.

Die Gelatine in kaltem Wasser einweichen, ausdrücken und in der warmen Mandelmilch auflösen.

Die Mandelmilch in Förmchen oder eine Schüssel geben und fest werden lassen.

Mit Zucker und Zimt bestreut oder mit einer Fruchtsauce servieren.

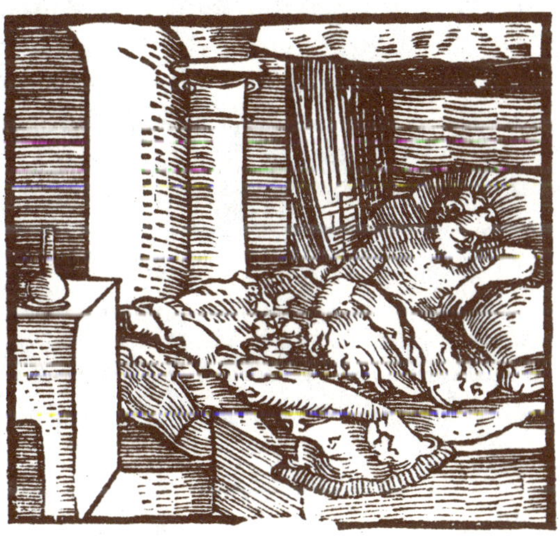

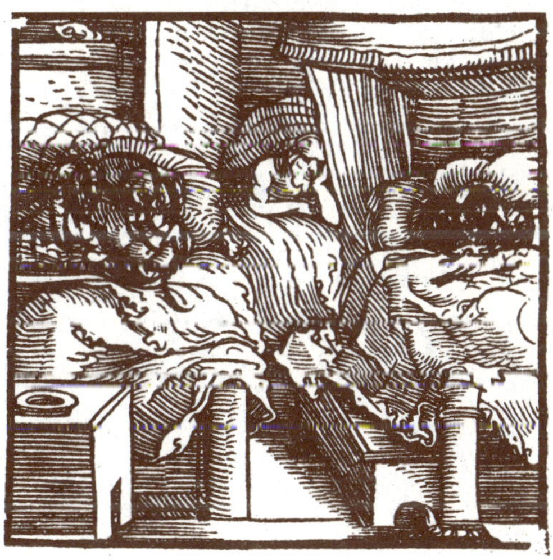

Konkavelite

Mandel-Kirsch-Speise, ein Dessert aus dem ältesten deutschsprachigen Kochbuch, dem „Buoch von guoter spise".

500 g süsse Mandeln
4-5 Bittermandeln
3/4 l Wasser
100 g Honig

500 g Sauerkirschen
1/8 l Kirschsaft oder Rotwein
75 g Reismehl
1 El Butter
100 g brauner Zucker

Die Mandeln häuten. Dafür kurz in Wasser aufkochen, kalt abschrecken und dann aus der Haut drücken. Im Mixer evtl. mit etwas Wasser oder Mandellikör glatt pürieren. Mit dem restlichen Wasser langsam aufkochen und 10 Minuten ziehen lassen.

Durch ein Tuch seihen und fest auspressen. Die Mandelmilch zurück in den Topf geben. Den Zucker unterrühren, die Flüssigkeit auf 1/2 l einkochen und vom Herd nehmen.

Inzwischen die Kirschen entstielen und entsteinen. Im Saft oder Wein 10 Minuten kochen und dann im Mixer glatt pürieren.

Das Püree und das Reismehl unter die Mandelmilch rühren und unter Rühren einige Minuten kochen lassen. In eine Schüssel füllen und erkalten lassen.

Die Butter schmelzen lassen, den Zucker unter Rühren goldfarben karamelisieren, über die erkaltete Speise geben und servieren.

Anstelle von Kirschen können Sie auch andere Früchte, wie zum Beispiel Brombeeren nehmen und die „Konkavelite" noch mit einer Fruchtpüreesauce servieren.

Nunnenfurcz

„Nonnenfürze" - eine Gebäckspezialität, deren lustiger Name allein schon zum Nachmachen reizt.

2 Eier
1 Eiweiss
2 El Honig
50 g gemahlene Mandeln
100 g Mehl
1 Prise Salz
Fett zum Ausbacken

1/2 l fruchtiger Weisswein
4 Eigelb
3 El Honig

Die Eier mit Eiweiss und Honig kräftig aufschlagen, Mandeln, Mehl und Salz unterarbeiten und einen festen Teig kneten. Zugedeckt etwa 30 Minuten ruhen lassen.

In der Zeit die Sauce zubereiten. Den Wein mit Eigelb und Honig unter Rühren heiss werden lassen, bis die Sauce cremig bindet. Zur Seite stellen und warmhalten.

Den Teig etwa kleinfingerdick ausrollen und Rauten oder Quadrate mit 2-3 cm Seitenlänge ausschneiden.

Die „Nonnenfürze" in heissem Fett schwimmend goldbraun ausbacken, abtropfen lassen, anrichten und mit der Sauce überzogen servieren.

Der Autor des „Mondseer Kochbuches" aus dem 15. Jahrhundert rät, diese Gebäckspezialität „vor Naschen" zu bewahren. Einmal probiert, versteht man, warum.
Anstelle der Weinsauce, die locker und schaumig wird, wenn sie kräftig aufgeschlagen wird, können Sie auch zum Beispiel eine Fruchtsauce dazu reichen.

Lebzelte

Lebkuchen - wie ihn die Nürnberger Pfefferküchler schon Mitte des 14. Jahrhunderts nach geheimen Familienrezepten herstellten - reicht für etwa 30 Stück

250 g Waldhonig
4 Eier
75 g Zitronat
75 g Orangeat
1 Msp Hirschhornsalz
1 El Milch
100 g gehobelte Mandeln
5 g Zimt
5 g Kardamom
je 1 Msp Ingwer, Nelkenpulver, Muskatblüte
Schale 1 unbehand. Zitrone
250 g Mehl
30 runde Oblaten (8-10 cm Durchmesser)

Den Honig heiss werden (nicht kochen!) lassen, die verquirlten Eier schnell mit dem Honig verrühren. Das in kleine Würfel geschnittene Zitronat und Orangeat unterziehen. Das Hirschhornsalz in der Milch auflösen und dazugeben. Die Mandeln, Gewürze und abgeriebene Zitronenschale untermengen. Das Mehl darübersieben und einen glatten Teig kneten.

Den Teig auf die Oblaten verteilen und über Nacht an einem kühlen Ort ruhen lassen.

Die „Lebzelte" am nächsten Tag etwa 30 Minuten im vorgeheizten Backofen (E: 180° C, G: Stufe 2 1/2) backen, herausnehmen und gut auskühlen lassen.

Ketzapiren

Kletzenbrot - ein Früchtebrot, wie es die Bäckerei des Klosters zu Tegernsee gebacken hat.

400 g Trockenbirnen
3 Eiweiss
Salz
3 Eigelb
125 g Zucker
50 g gehackte Haselnüsse
50 g gehackte Mandeln
150 g Roggenmehl
1 Tl Backpulver
1 Tl Zimt
1 Prise Ingwer
Fett und Mehl für die Form

Die Trockenbirnen in feine Streifen schneiden. Das Eiweiss mit einer Prise Salz steifschlagen. Das Eigelb mit dem Zucker schaumig-cremig (am besten im warmen Wasserbad) schlagen. Den Eischnee, die Birnen, Nüsse und Mandeln unter die Eicreme heben.

Das Backpulver mit Mehl, Zimt und Ingwer mischen, über die Masse sieben und gut unterrühren.

Eine Kastenform ausfetten und bemehlen. Den Teig einfüllen und im vorgeheizten Backofen etwa 60-75 Minuten (E: 150-175° C, G: Stufe 1-2) abbacken. Garprobe mit einem Holzspiesschen machen. Das fertige Brot herausnehmen, abkühlen lassen, in Aluminiumfolie einwickeln und mindestens 2-3 Tage durchziehen lassen.

In nicht zu dünne Scheiben schneiden. Dick mit Butter bestrichen ist das „Ketzapiren" aus Tegernsee ein Genuss.

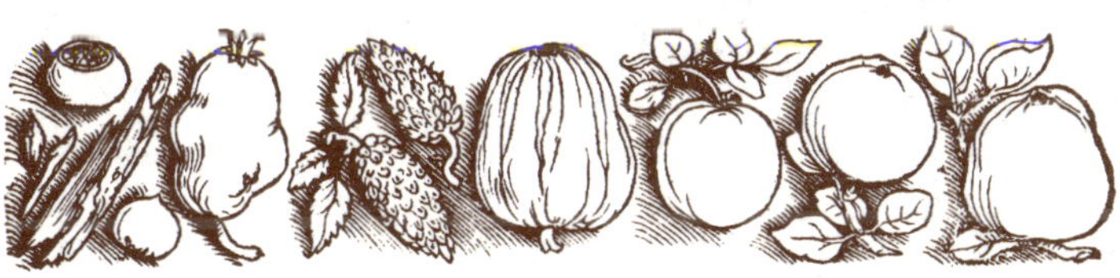

Ein guot mandlendorttem

Feine Mandeltörtchen. Mit dieser Leckerei verwöhnte Philippine Welser ihren geliebten Mann, Erzherzog Ferdinand - reicht für 12 Törtchen.

250 g Mehl
5 Eier
2 El Wasser
30 g Schmalz
250 g Mandeln
125 g Zucker
2 El Zitronensaft
2 El Rosenwasser (aus der Apotheke)

Das Mehl in eine Rührschüssel sieben, zwei Eier, Wasser, das zerlassene Schmalz zugeben und den Teig durchkneten, bis er trocken ist. Etwa zentimeterdick ausrollen und 12 kleine Törtchen ausstechen, in ausgefettete Förmchen geben und die Ränder hochdrücken.

Aus den restlichen Eiern mit den geriebenen Mandeln, dem Zucker und dem Zitronensaft eine cremige Masse rühren und in die Törtchen verteilen.

Im vorgeheizten Backofen etwa 40-45 Minuten (E: 200° C, G: Stufe 3), bis die Ränder knusprig braun sind, backen und während der Backzeit immer wieder mit dem Rosenwasser beträufeln.

Mandeln zählten im Mittelalter zu den beliebtesten Früchten in der Küche, nicht nur als Binde- und Dickungsmittel für Suppen oder Saucen oder als „Blamensir“, sondern auch für Kuchen und Torten, wie die köstlichen Törtchen der Welserin gaumenkitzelnd beweisen.

Küchelin von Honecsaim

Honigkuchen. So buken sie die Pfefferküchler in Nürnberg, des Heiligen Römischen Reiches Deutscher Nation Honiggarten.

500 g Blütenhonig
500 g Roggenmehl Type 1150

4 Eigelb
250 g Honig
20 g Honigkuchengewürz
2 Tl Hirschhornsalz
500 g Weizenmehl Type 550

Den Honig aufkochen und das gesiebte Roggenmehl unterrühren, gut durchkneten und die Masse völlig erkalten lassen.

Das Eigelb mit Honig, Gewürz und Hirschhornsalz schaumig aufschlagen und das Weizenmehl unterziehen. Den Teig gut durcharbeiten, die Honig-Roggen-Masse zugeben und zu einem glatten Teig verkneten.

Den Teig mindestens 2-3 Stunden kühlgestellt ruhen lassen und dann auf bemehlter Arbeitsfläche gut 2 cm dick ausrollen.

Figuren (Sterne, Herzen, Kreise, Vierecke usw.) ausstechen, auf ein gefettetes Backblech setzen und im vorgeheizten Backofen etwa 20-25 Minuten (E: 200°C, G: Stufe 3) backen, herausnehmen und auskühlen lassen.

Dekorationstip:
Die Honigkuchen vor dem Backen mit geschälten Mandeln oder kandierten Früchten belegen.

Smaltznüdelin

Schmalznudeln.
Eine Fastenschlemmerei aus der Tegernseer Klosterküche - für etwa 10 Stück.

40 g Hefe
1 Tl Zucker
1/4 l Milch (30° C)
500 g Mehl
70 g Butter
50 g Zucker
1 Prise Salz
2-3 Eier
Fett zum Ausbacken
Zimtzucker zum Bestreuen

Die Hefe in der lauwarmen Milch auflösen und mit 1 Tl Zucker vermischen. Das Mehl in eine Schüssel geben, in der Mitte eine Vertiefung eindrücken, die Hefe-Milch und die erwärmte Butter, Salz und Zucker hineingeben und zu einem glatten Teig verkneten. Die Eier unterziehen und den Teig gründlich durchkneten, bis er sich blasenwerfend von der Schüssel löst.

Den Teig warmgestellt und zugedeckt etwa 30 Minuten gehen lassen, bis er das doppelte Volumen hat. Nochmals durchkneten und apfelgrosse Bällchen von einer Handvoll Teig formen. Kreisförmig so ausziehen, dass ein dicker Rand mit einer dünnen Mitte entsteht. Am einfachsten ziehen Sie die Nudeln auf Ihrem bemehlten Knie aus.

Zugedeckt nochmal etwa 30 Minuten gehen lassen und dann im heissen Fett schwimmend von beiden Seiten goldbraun ausbacken.

Auf Küchenkrepp entfetten und mit Zimtzucker bestreut direkt auf den Tisch bringen, denn am besten schmecken diese „Smaltznüdelin" frisch aus der Pfanne.

Hasenörlin

Hasenohren, diesmal ganz untierisch, aus schmalzgebackenem Hefeteig. Ein Rezept, das ebenfalls aus der Tegernseer Klosterküche stammt.

40 g Hefe
1 Tl Zucker
1/4 l Milch
500 g Mehl
70 g Butter
75 g Zucker
1 Prise Salz
2 Eier
Fett zum Ausbacken
Zucker zum Bestreuen

Die Hefe in der lauwarmen Milch mit einem Teelöffel Zucker auflösen. Das Mehl in eine Schüssel geben, in der Mitte eine Vertiefung eindrücken und die Hefemilch dazugeben. Nach und nach unter Kneten die erwärmte Butter, die Eier, Salz und Zucker dazugeben. Alles gut durchkneten, bis der Teig sich blasenwerfend von der Schüssel löst.

Den Teig zugedeckt an einen warmen Ort stellen, damit er aufgehen kann. Wenn er nach etwa 30 Minuten ungefähr das doppelte Volumen hat, wird er auf bemehlter Arbeitsfläche etwa daumendick ausgerollt.

Den Teig dann in etwa 5-6 cm grosse Rauten schneiden und zugedeckt nochmals 30 Minuten aufgehen lassen.

Die Teigrauten in heissem Backfett schwimmend von beiden Seiten goldbraun ausbacken, auf Küchenkrepp entfetten, noch warm in Zucker wälzen und servieren.

Vonn allerlay Bachwerck

Spezialitäten aus dem häuslichen Backofen.

Hochangesehene Handwerker und geachtete Künstler waren die Bäcker des Mittelalters. Denn abgesehen vom täglichen Brot, das hauptsächlich von den Hausfrauen selbst gebacken wurde und dessen Rezepturen sich seitdem kaum verändert haben (wenn man von den Neuerungen der modernen Backindustrie mal absieht), stellten die Bäcker wahre Meisterwerke her - die formenreichen Gebildbrote.

Neben Rezepten - wie zum Beispiel für Pumpernickel aus dem Jahr 1434 - „eyn swartzbrodt von westphalen" - zeigen Aufzeichnungen wie im „Hausbuch der Mendelschen Zwölfbruderstiftung" aus dem Jahr 1509, dass sich auch die Technik des Backens seit damals kaum verändert hat.

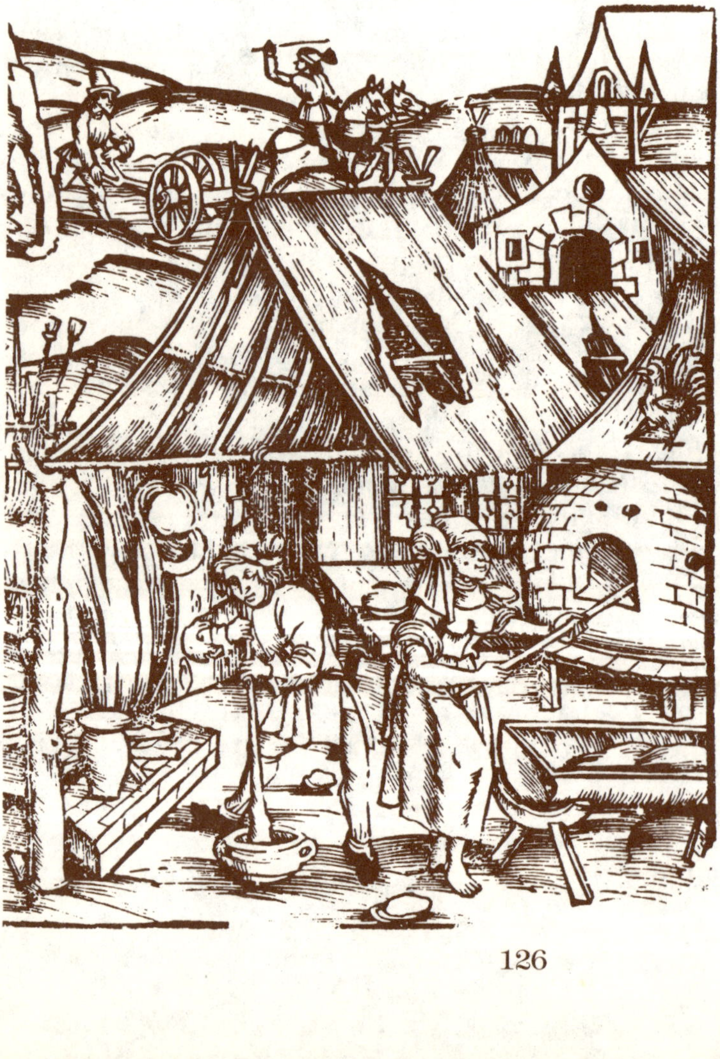

Brotbacktag auf dem Bauernhof - so hat es Sebastian Brant aus Strassburg anno 1502 festgehalten.

Neben dem einfachen „Hausbrodt“ oder „Rugkenprodt“ und „Steynbrodt“für den täglichen Bedarf finden wir auch feines „Herrenprot“, „Propstsemel“, „Semel“, „Pretzen“ und viele andere Sorten, die uns zum Teil bis heute überliefert sind.

Darüber hinaus könnte ich ein ganzes Buch mit der Geschichte und den Rezepten der Gebildbackwaren des Mittelalters füllen, deren Ursprung schon in vorchristlicher Zeit liegt. Oder mit der Geschichte der Lebkuchen, die von den frommen Klosterbrüdern als *Labekuchen* für die Armen gebacken wurden. Bereits zu Beginn des 13. Jahrhunderts war zum Beispiel die Zunft der Pfefferküchler in Nürnberg zu einer der angesehensten Gilden geworden. Und noch heute kommen die besten Pfeffer-kuchen zur Weihnachtszeit aus der Stadt, die im Mittelalter den ehrenvollen Beinamen *„Des Heiligen Römischen Reichs Deutscher Nation Honiggarten“* trug.

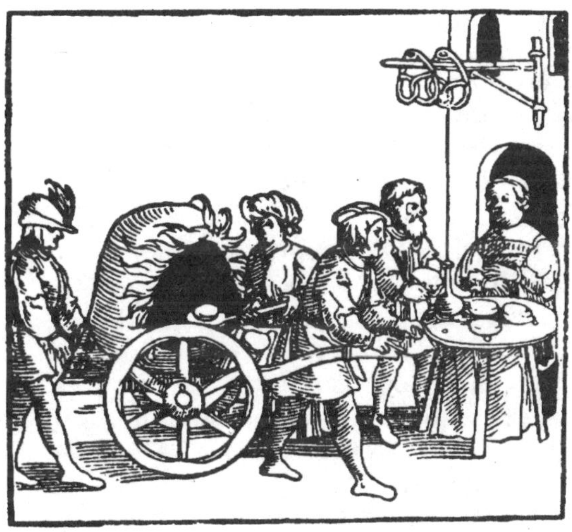

Auch technisch war die Bäckerei damals schon hochentwickelt, wie dieser fahrbare Backofen zeigt.

Gerade in unserer Zeit, da leider auch das tägliche Brot immer öfter vom Fliessband anonymer Grossbäckereien und Brotfabriken stammt, entdecken wir den Genuss am selbstgebackenen Brot wieder, und die Backanweisungen aus einer Zeit, die wir bisher nur aus Märchen kannten, werden so aktuell wie nie zuvor. Und sie schenken uns die urtümlichen, natürlichen Genüsse wieder, die wir heute suchen.

Steynbrodt

Fladenbrot - wurde im Mittelalter fast zu jeder Speise gereicht - für 10-12 kleine Fladen.

300 g Weizenmehl Type 550
600 g dunkles Roggenmehl
250 g Sauerteig (fertig gekauft vom Bäcker, von Seitenbacher oder selbstgemacht)
2 Päckchen Trockenhefe
1 1/2 El Salz
ca. 1/2 l lauwarmes Wasser
10 g gemahlener Fenchel
10 g gemahlener Koriander
Fett für das Backblech

Das gemischte Mehl in eine Schüssel sieben, in die Mitte eine Vertiefung eindrücken, den Sauerteig und die aufgelöste Hefe hineingeben. Unter Zugabe von Wasser, Salz und den Gewürzen kneten, bis der Teig geschmeidig ist. Zugedeckt etwa 2 Stunden - bis er sein Volumen verdoppelt hat - an einem warmen Ort gehen lassen.

Den Teig noch einmal energisch durchkneten und 10-12 Fladen (etwa 20 cm Durchmesser) formen.

Auf ein gefettetes und bemehltes Backblech legen, fein bemehlen, mit einer Gabel mehrmals einstechen und zugedeckt nochmals 30 Minuten gehen lassen.

Im vorgeheizten Backofen etwa 20 Minuten (E: 225°C, G: Stufe 4) ausbacken. Die Fladen sind gar, wenn sie beim Beklopfen der Unterseite hohl klingen. Herausnehmen und auskühlen lassen.

Wie der Name „Steynbrodt" zustande gekommen ist, darüber streiten sich die gelehrten Geister. Eine Partei behauptet, es sei ein Spitzname, da das Brot oft hart wie Stein gewesen sei. Die anderen sagen, der Name käme daher, dass das Brot auf Steinen gebacken wurde. Dieser Auslegung möchte ich mich anschliessen, denn ofenfrisches „Steynbrodt" ist locker und schmeckt vorzüglich.

Grundrezept für Sauerteig

1/8 l lauwarmes Wasser
125 g Roggenmehl
1 Prise gemahlener Kümmel
3-4 El Buttermilch

Die Zutaten in einem Steingut-, Glas- oder Plastiktopf gut miteinander verrühren und zugedeckt zum Säuern an einen warmen Ort stellen. Jeden Tag einmal umrühren.

Am dritten Tag, wenn sich kleine Gärbläschen gebildet haben, mit:

1/8 l lauwarmem Wasser
200-250 g Roggenmehl

einen zähflüssigen Teig rühren und zugedeckt nochmal über Nacht an einem warmen Ort ruhen lassen. Dann ist der Sauerteig zur Verarbeitung bereit.

Rugkenprod

Roggenbrot - wie es die Zunftmeister im Mittelalter buken (damals sagte man „buken") - für 2 Laibe.

800 g Roggenmehl Type 1150
200 g Weizenmehl Type 1050
80 g Hefe
1 El Salz
250 g Sauerteig
ca. 3/4 l Wasser (30° C)

Das Mehl in eine Schüssel sieben, in die Mitte eine Vertiefung eindrücken, und die in lauwarmem Wasser gelöste Hefe und den Sauerteig zugeben.

Einen Vorteig mit etwa 1/4 des Mehles anmachen und etwa 2 Stunden - bis er sein Volumen gut verdoppelt hat - zugedeckt und warmgestellt ruhen lassen.

Nun nach und nach lauwarmes Wasser und Salz zugeben und einen mittelfesten Teig kneten, der sich blasenwerfend aus der Schüssel lösen muss. Danach den Teig wieder zugedeckt an einem warmen Ort 2 Stunden ruhen lassen.

Auf bemehlter Arbeitsfläche rund wirken, halbieren und zwei etwa 30 cm lange Laibe ausformen. Mit der Naht nach unten auf ein bemehltes Backblech setzen und im vorgeheizten Backofen etwa 45-60 Minuten (E: 200° C, G: Stufe 3) backen. Dabei eine Tasse heisses Wasser mit auf das Backblech stellen.

Die Brote sind gar, wenn sie beim Anklopfen der Unterseite hohl klingen. Die ausgebackenen Brote mit kaltem Wasser abstreichen und auskühlen lassen.

Würtzig fladen von steynbrodt

Kräftig gewürztes Fladenbrot - aus der Backstube des Klosters zu Würzburg, dem Entstehungsort des ältesten deutschsprachigen Kochbuches - für 5-6 kleine Fladen.

300 g dunkles Roggenmehl (vom Bäcker)
200 g Weizenmehl Type 550
125 g Sauerteig (fertig gekauft, oder nach dem Rezept S. 128)
1/4 l lauwarmes Wasser
1 El Salz
5 g Thymian
5 g Kümmel
5 g Koriander
1 Zwiebel
1 Tl Butter
Mehl zum Bestreuen
Fett für das Backblech

Das gemischte, gesiebte Mehl in eine Backschüssel geben, in der Mitte eine Vertiefung eindrücken und den Sauerteig zugeben. Mit dem Sauerteig, etwas Wasser und einem Drittel des Mehles einen nicht zu festen Vorteig bereiten und etwa eine halbe Stunde warmgestellt ruhen lassen.

Das Salz, die zerstossenen Gewürze und die kleingeschnittene, in der Butter angebräunte Zwiebel zugeben. Langsam das restliche Wasser zugiessen und den Teig solange kräftig durchkneten, bis er sich aus der Schüssel löst.

Den Teig zugedeckt an einem warmen Ort etwa 2 Stunden - bis auf sein doppeltes Volumen - gehen lassen.

Den Teig nochmals durchkneten, in 5-6 gleichgrosse Stücke teilen, runde Ballen formen und mit der Hand zu Fladen flachdrücken.

Die Fladen auf das gefettete, bemehlte Backblech legen, mit einer Gabel mehrmals einstechen und mit Mehl bestäuben.

Im vorgeheizten Backofen etwa 30 Minuten (E: 225° C, G: Stufe 4) backen. Die Fladen sind durchgebacken, wenn sie beim Beklopfen der Unterseite hohl klingen. Herausnehmen und auskühlen lassen.

Diese herzhaft gewürzten Fladenbrote servierte man als Beilage - zum Auftunken der Saucen, Breie und Suppen. Sie schmecken aber auch ganz vorzüglich, dick mit Butter oder Schmalz bestrichen - zu einem Krug kühlen Bieres.
Den benötigten Sauerteig gibt es übrigens von Seitenbacher in praktischen Beuteln fertig in den Lebensmittelabteilungen vieler Kaufhäuser und in Supermärkten.

Krennts von brodt

Kranzbrot -
so richtig nach dem Geschmack der
Tegernseer Mönche -
reicht für 3 kleine Brote.

600 g Roggenmehl Type 1150
400 g Weizenmehl Type 550
80 g Hefe
1 Tl Zucker
2 El Salz
ca. 600 ml lauwarmes Wasser
Mehl zum Bestäuben

Das gemischte Mehl in eine grosse Rührschüssel sieben und in der Mitte eine Vertiefung eindrücken. Die Hefe mit dem Zucker in etwas lauwarmem Wasser auflösen und in diese Vertiefung geben. Mit etwa 1/4 des Mehles einen Vorteig anmachen, nach und nach das Wasser zugiessen und einen mittelfesten Vorteig kneten. Den Teig 40 Minuten - bis er sein Volumen verdoppelt hat - zugedeckt an einem warmen Ort ruhen lassen.

Den Teig in 3 gleiche Stücke teilen, rund wirken und ca. 20 Minuten mit einem Tuch zugedeckt ruhen lassen, dann in der Mitte durchstechen und zu Kränzen mit Innendurchmesser von etwa 10 cm auseinanderziehen.

Die Kränze mit Mehl bestäuben, zugedeckt ruhen lassen und nach weiteren 5 Minuten ringsherum einschneiden. Im vorgeheizten Backofen (E: 220° C, G: Stufe 4), in den beim Aufheizen eine Tasse heisses Wasser gestellt wurde, etwa 10 Minuten anbacken. Danach die Temperatur absenken (E: 200°C, G: Stufe 3) und die Brote noch 30 Minuten ausbacken lassen.

Das Brot ist gar, wenn es beim Beklopfen der Unterseite hohl klingt. Herausziehen, mit Wasser abstreichen und auskühlen lassen.

Am besten schmeckt dieses Brot noch ein wenig warm und dick mit frischer Landbutter oder Schmalz bestrichen. Dazu gibt es Schinken und Wurst. Aber auch als Beilage zu Suppen,

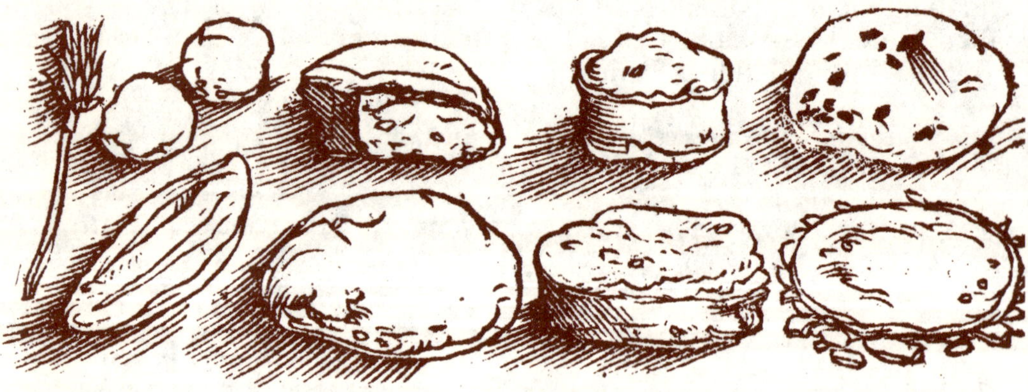

Ryßbrot. Ofenbrot. Scherbenbrot. Steynbrot.

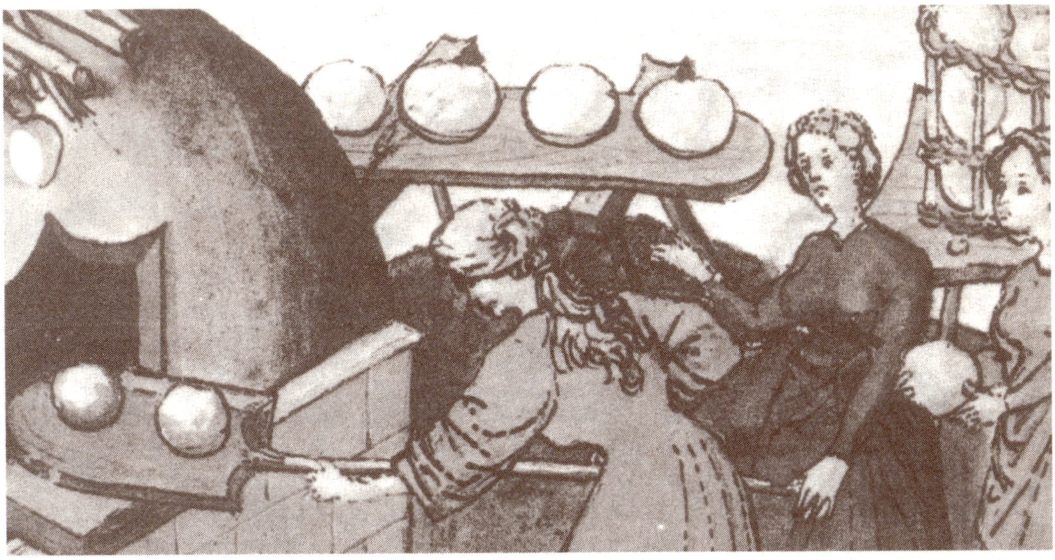

Eyn swartzbrodt von westphalen

Pumpernickel, wie er seit Jahrhunderten in Westfalen gebacken wird - für 2 Brote.

750 g Roggenmehl Type 1750
375 g Sauerteig (fertig gekauft oder nach Rezept S. 128)
ca. 450 ml lauwarmes Wasser
1 El Salz
75 g Rübenkraut
1 El Zuckercouleur

2 Kastenformen
Fett und Mehl für die Formen
Alufolie

Das Mehl in eine Schüssel geben, in die Mitte eine Vertiefung eindrücken, den Sauerteig zugeben und mit etwas Mehl einen Vorteig anmachen.

Nach gut 15 Minuten den Vorteig mit lauwarmem Wasser und dem Mehl, Salz, Rübenkraut und Zuckercouleur zu einem mittelfesten Teig verkneten, der nicht mehr an den Händen kleben darf.

Den Teig zugedeckt 2 1/2-3 Stunden an einem warmen Ort gehen lassen, bis er sein Volumen verdoppelt hat. Nochmals durchkneten, bis der Teig sich aus der Schüssel löst. Eventuell noch etwas Mehl zugeben. Den Teig halbieren und zwei längliche Brote auswirken.

In die ausgefetteten und bemehlten Kastenformen legen, zugedeckt warm stellen und etwa 2 Stunden aufgehen lassen.

Die Formen mit gefetteter Alufolie verschliessen und im vorgeheizten Backofen (E: 100° C, G: Stufe 1) etwa 12 Stunden backen. Erstmals nach 10 Stunden mit dem Holzspiesschen prüfen, ob das Brot gar ist. Bleibt es trocken, ist das Brot gar.

Das fertige Brot aus dem Backofen nehmen, aus der Form stürzen und auf einem Kuchengitter einen Tag auskühlen lassen. Mit der Brotschneidemaschine in dünne Scheiben schneiden.

Ein Rezept, dessen Zubereitung recht langwierig ist, denn das Brot braucht die überlange Garzeit, um sein Aroma entfalten zu können.

Die Kellermaisterey

Was es damals zu trinken gab.

Unsere Vorfahren hatten den Wein von den Römern, das Met und das Bier von den Germanen, und selbst bescherten sie uns *„aqua vitae“*, das hochgelobte und zugleich vedammte Lebenswasser. Ihre Mahlzeiten bestanden zur einen Hälfte aus Fleisch und zur anderen aus Alkohol - so könnte man boshaft über die Menschen des Mittelalters schreiben. Aber es wäre ungerecht, unsere Vorfahren als Fleischfresser und Säufer zu postulieren, denn eigentlich hat sich - wenn wir ganz ehrlich sind - bis heute nicht viel daran geändert. Wer hätte nicht schon einmal davon geträumt, eine ganze Lende zu „fressen“ und dazu soviel Wein oder Bier zu trinken, wie man eben mag. Und wem verdanken wir die hohe Qualität unseres Weines? Oder die Vielfalt unserer Wein-, Obst- und Kornbrände? Die Güte unseres Bieres? Und die Geheimnisse feiner Liköre? Den Lehren und Er-

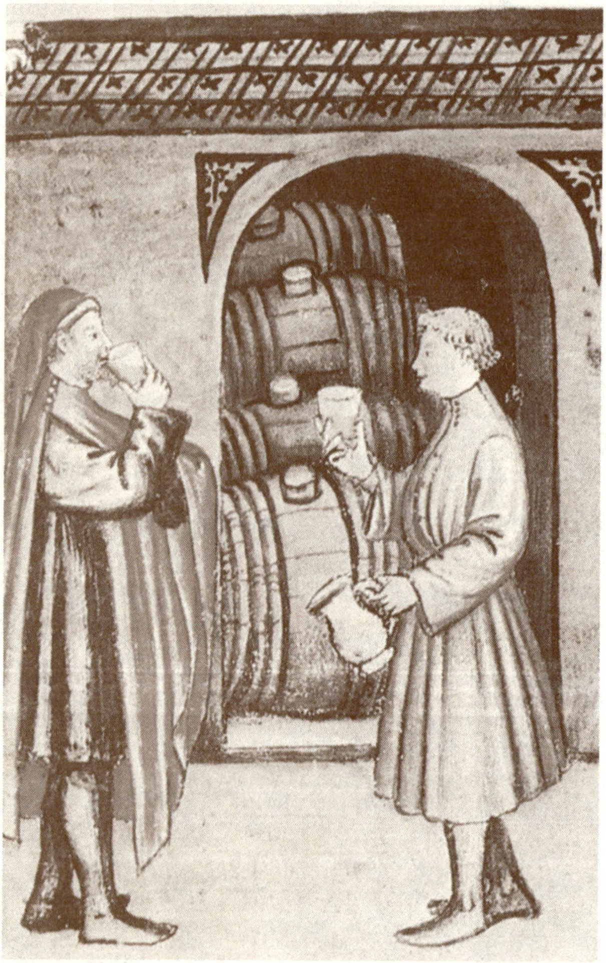

Bruder Kellermeister und sein Kunde probieren die Weine. Miniatur aus dem im 15. Jahrhundert entstandenen „Theatrum Sanitatis“.

kenntnissen des Mittelalters, angefangen „von den Eigenschaften der Dinge“ des Mönches Bartolomeo von 1480, betitelt „Von dem Nutz der Ding“ und dem geschätzten Agrarbuch des Petrus Crescentius bis zu den Werken des wohl berühmtesten Gelehrten der Zeit, Arnoldus Villanova, der neben vielen medizinischen Schriften, die er als Leibarzt mehrerer Päpste verfasste, auch ein Weintractat (1478 in deutscher Übersetzung) herausgab.

Daneben galt Arnoldus Villanova auch als Erfinder der Destillation, denn immerhin führte er den Alkohol unter dem Namen *„Aqua Vitae“*, das Lebenswasser, in der Medizin ein. Doch in den letzten Jahren entdeckte man die erste Beschreibung zur Herstellung von Alkohol im noch älteren Codex des Magisters Salernus. Diese Anleitung für das *„Aqua Ardens“* - einen klaren Branntwein - entstand sogar schon um 1100. Und noch heute wird nach der Originalrezeptur ein ganz bekannter Branntwein hergestellt.

So wie sich Rezepte über die Jahrhunderte hin nahezu unverändert erhalten haben, so sind uns auch Sitten und Gebräuche überliefert, die wir heute als selbstverständlich hinnehmen. So war es zum Beispiel im Mittelalter üblich, den Gast mit einem „Willkomm-Trunk“ - einem Humpen Bier oder Wein - zu begrüssen. Ein Brauch, der sich von Deutschland ausgehend über ganz Westeuropa verbreitete.

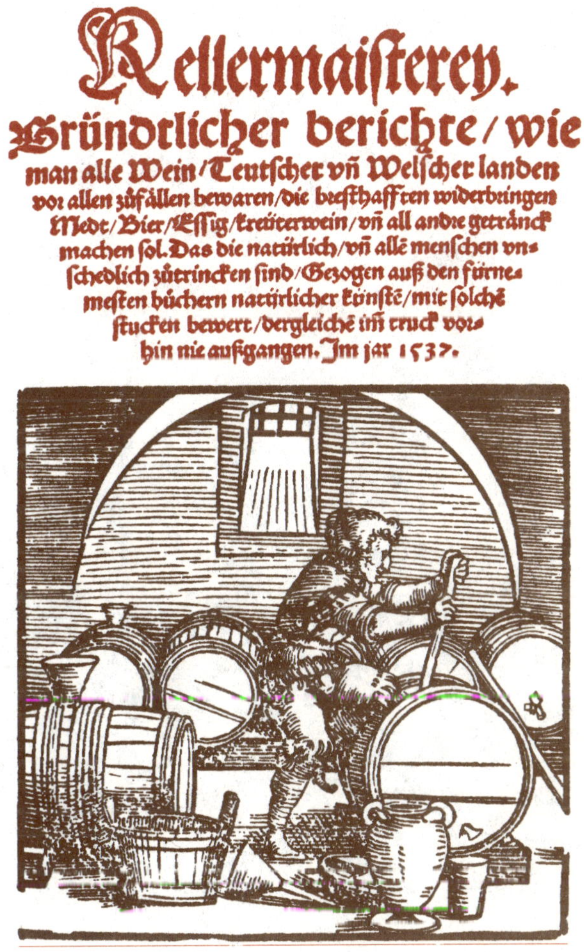
Kellermaisterey.
Gründtlicher berichte/wie
man alle Wein/Teutscher vñ Welscher landen
vor allen zůfällen bewaren/die bresthafften widerbringen/
Medt/Bier/Essig/kreüterwein/vñ all andre getränck
machen sol. Das die natürlich/vñ allē menschen vn-
schedlich zůtrincken sind/Gezogen auß den fürne-
mesten büchern natürlicher künstē/mit solchē
stucken bewert/dergleichē iñ truck vor-
hin nie außgangen. Im jar 1537.

Titelseite des mittelalterlichen Bestsellers „Die Kellermaisterey“, dem Lehrbuch der Winzer und Brauer aus dem Jahr 1537.

Dabei legte man ein Stück geröstetes Brot auf den Boden des Trinkgefässes, und der Gast musste sowohl das Glas leeren als auch das Brot essen. Aus dieser Sitte, die „tostea“ hiess, entstand das heutige Toasten (Zutrinken mit Trinksprüchen). In

Verbindung mit einem anderen Brauch, nämlich dem, dass derjenige, der ein Glas geleert hatte, mit dem Antrinken des nächsten beginnen musste - dieser Brauch sollte vor Giftmischerei schützen - begann die Masslosigkeit mittelalterlicher Saufgelage. Denn niemand konnte sich beim Zutrinken abseits stellen, da es als grosse Beleidigung galt, einen Trunk auszuschlagen. Eigentlich hat sich doch gar nicht soviel geändert? Oder was halten Sie von einem Menschen, der einen angebotenen Trunk ausschlägt?

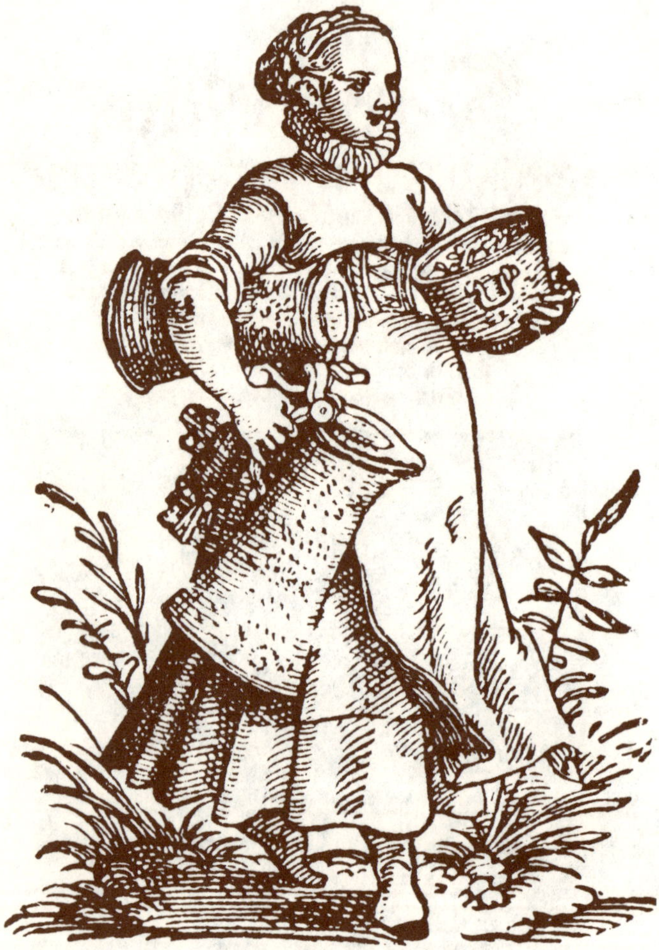

Eine andere Sitte, die heute in ländlichen Gegenden noch Brauch ist, war der „Weinkauf". Dabei kamen Verträge, sei es beim Viehkauf, bei Hochzeiten und sogar bei der Anwerbung von Soldaten mit einem Trunk zustande.

Was unsere Vorfahren, die weder Kaffee noch Tee kannten, stattdessen getrunken haben, das sagt Ihnen das folgende Kapitel. Und vielleicht probieren Sie diese Getränke einmal im Freundeskreis aus. Aber mit Vorsicht - denn trotz aller Trinkfestigkeit, lieber Leser, unsere Vorfahren hätten uns lachend unter den Tisch getrunken.

Eine Magd auf dem Weg zum Wirt - mit den typischen Bierkannen, mit denen noch unsere Grossväter ihr Bier holen liessen. Ein Holzschnitt von Jost Amann.

Und natürlich gab es bei unseren Ahnen auch die Milch. Dass sie ein Hauptgetränk war, davon berichtet schon Caesar. So wurde dem Gast neben Met oft auch ein Becher frischer Milch kredenzt. Und beide galten als „Trank der Unsterblichkeit".

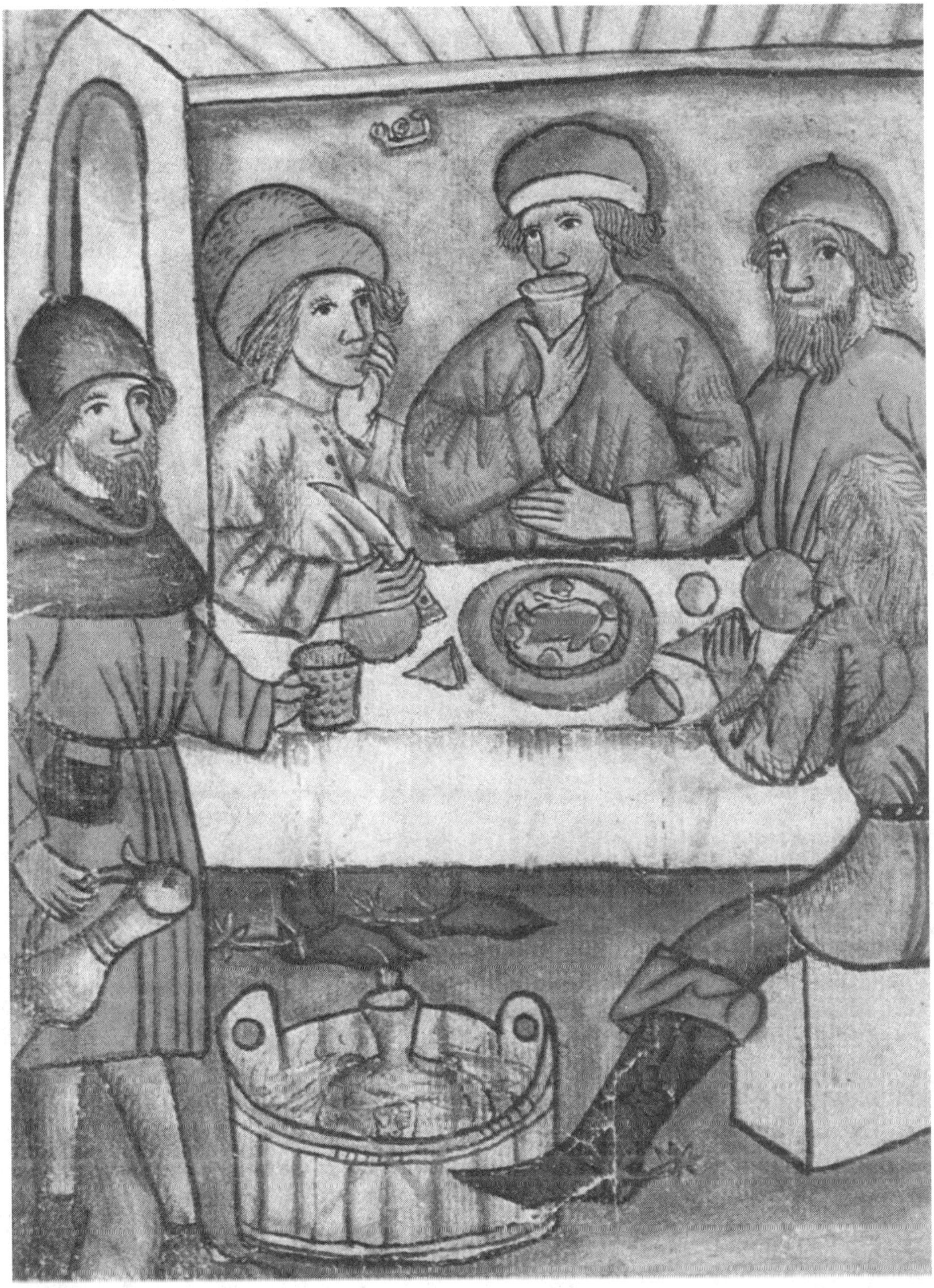

Die Handwerkerbrüder der Mendelschen Zwölfbruderstiftung beim gemeinschaftlichen Mahl. Gegessen wurde mit den Fingern, und es gab auch nur eine Platte und ein Messer für alle.

Von Methenwine

Herb erfrischend, berauschend süss oder schwer wie ein alter Sherry, so präsentiert sich uns heute ein Getränk, dessen Rauschwirkung die alten Germanen als Übergang göttlicher Kraft in den menschlichen Körper priesen. Es mag wohl angehen, dass dieser Trank eines der ältesten alkoholischen Getränke ist, das wir kennen und an dem sich schon die Völker der Indogermanen vor ihrer grossen Wanderung von Indien nach Europa labten, besteht doch eine enge Verbindung zwischen dem Wort Met und dem indischen Wort medhu, was soviel bedeutet wie Honig, süss.

Die Griechen schon nannten Met Göttertrank Nektar und genossen ihn als Festgetränk, Medizin und Schlaftrunk. Die Germanen tranken immer nur eins - ein Met, denn es war ihr Leib-, Magen- Haus- und Hofgetränk. Und bis ins Mittelalter hinein wurde dieses köstliche Getränk in hohen Ehren gehalten. Besonders berühmt war dabei das Passauer Met, welches von der Zunft der Metsieder gebraut wurde, deren Nachfahren auch heute wieder Met brauen. Gegen Ende des 14. Jahrhunderts wurden hier schon mehrere Tonnen Honig

Fleissige Bienen sammelten den Honig für das süffige Met. Ein Holzschnitt aus dem Kochbuch des Platina.

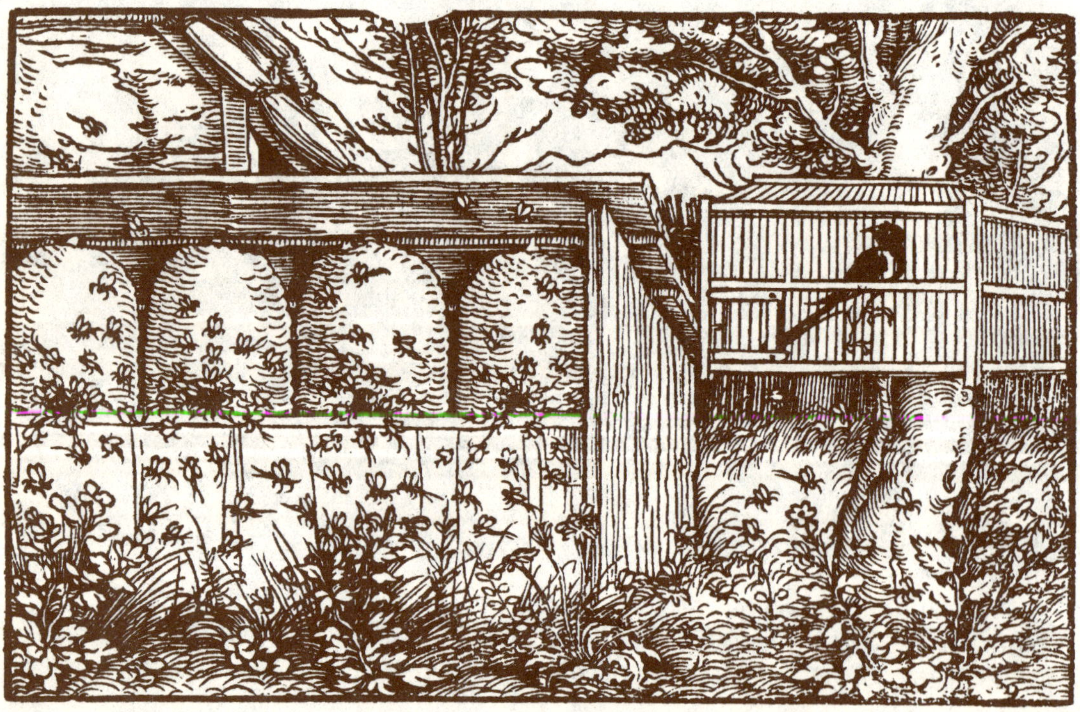

verarbeitet und mehrere hundert Hektoliter köstliches Passauer Met gebraut.

Aber nicht nur als Gaumenletze war der Met in aller Munde, die Medizin jener Zeit kennt ihn unter dem Namen Hydromel und empfiehlt ihn gegen Schwindsucht, „warmen Magen" und allerlei andere Zipperlein, die die Menschen seinerzeit plagten.

Alles, was früher in die Metherstellung hineingeheimnist worden ist - zum Beispiel, dass der Honig nur von jungen Wildbienen stammen dürfe, dass man zum Ansetzen nur Regenwasser nehmen dürfe - sind Märchen, die nicht der Wirklichkeit entsprechen. Die Metherstellung ist relativ einfach, wie unser folgendes Rezept beweist. Im Mittelalter verlor dieser kräftige Honigwein jedoch viel von seiner alten Bedeutung, und das gerade erfundene Bier der untergärigen Brauart wurde langsam zum Hauptgetränk bei den Mahlzeiten. Die Metherstellung schlief in den folgenden Jahren in Deutschland fast völlig ein. Nur noch in den skandinavischen Ländern, in Polen und Russland wurde dieser uralte Trank nach überlieferten Rezepten über die Jahrhunderte hin weiter hergestellt.

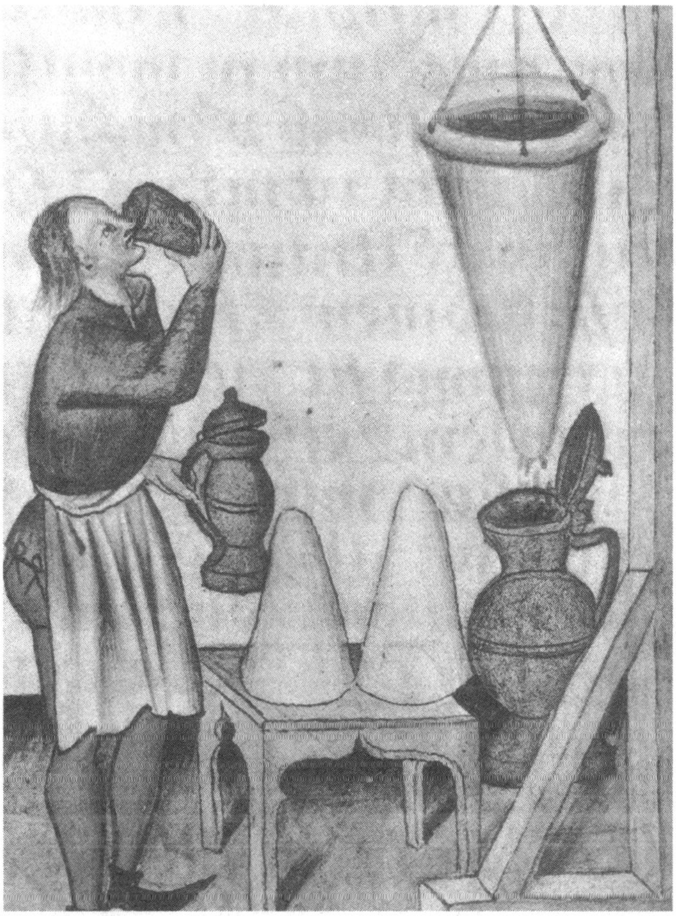

Heute jedoch können wir Met wieder freudig trinken, denn einige kluge Imker haben ihn wiederentdeckt und stellen ihn zu unserer Freude wieder her. Sollten Sie ihn nicht bekommen, so können Sie ihn per Post bestellen - bei *Welser Küche, Schwabenstrasse 43, D-86343 Königsbrunn*. Dann wird Ihr mittelalterliches Mahl ein echter Erfolg. Wenn Sie aber etwas Mühe nicht scheuen und Zeit haben, können Sie Ihren Met sogar selbst brauen:

Methenwin

Honigwein. Eine alkoholische Spezialität,
die man seit der Zeit der sagenumwobenen und
trinkfesten Germanen in „Massen“ liebte.

Zutaten:
4000 g Honig (Geschmack nach Ihrer Wahl)
5 l Wasser
zerstossene Nelken
Ingwerpulver
Anispulver
400 g Reinzuchthefe (Weinhefe aus der Drogerie)

Geräte:
1 Ballonflasche (mit 10 l Inhalt)
1 Gärrohr mit Verschlusskorken
sauber gespülte Flaschen
Korken zum Abfüllen (zuvor sterilisiert)

Den Honig mit dem Wasser in einem Topf gut vermischen, mit Nelken, Ingwer und/oder Anis leicht würzen und unter Umrühren aufkochen.

Den sich bildenden Schaum mit einer Schaumkelle sauber entfernen, die Flüssigkeit abkühlen lassen und dann die verbliebenen Schaumreste mit Küchenkrepp aufsaugen.

Einen kleinen Teil der Flüssigkeit, solange sie noch lauwarm ist, abnehmen, die Hefe darin auflösen und in das Honigwasser rühren.

Die abgekühlte Flüssigkeit in die Ballonflasche füllen, mit dem Gärrohr verschliessen.

Den Metansatz warm und ruhig stellen, damit der Gärvorgang ablaufen kann.

Nach 2-3 Tagen bilden sich die ersten Blasen im Gärrohr. Sie sind das Zeichen, dass der Gärvorgang begonnen hat. Er dauert je nach Menge 8-12 Tage und ist vorüber, wenn sich keine Blasen mehr bilden.

Dann den Met auf Flaschen ziehen und mit sauberen Korken verschliessen. Kühl gestellt im Keller wie Wein lagern. Je älter er wird, desto besser wird er.

Ich selbst habe noch vor kurzem einen über sechs Jahre alten Met getrunken, der vielen alten Sherries Konkurrenz machen kann. Aber da Met -

nicht nur - zum mittelalterlichen Essen besonders gut schmeckt und auch schön süffig ist, wird es selten vorkommen, dass er solange liegen bleibt.

Ganz gleich, welche Honigsorte Sie zur Metherstellung nehmen, ob Linden- oder Obstblüten-, Heide-, Tannen- oder Imkerhonig, Sie werden nach der ersten Probe dieses Trankes einem mittelalterlichen Dichter zustimmen, der da sagte:

„mete unt win sint beide gut!
Vür sorge, durst und armut."

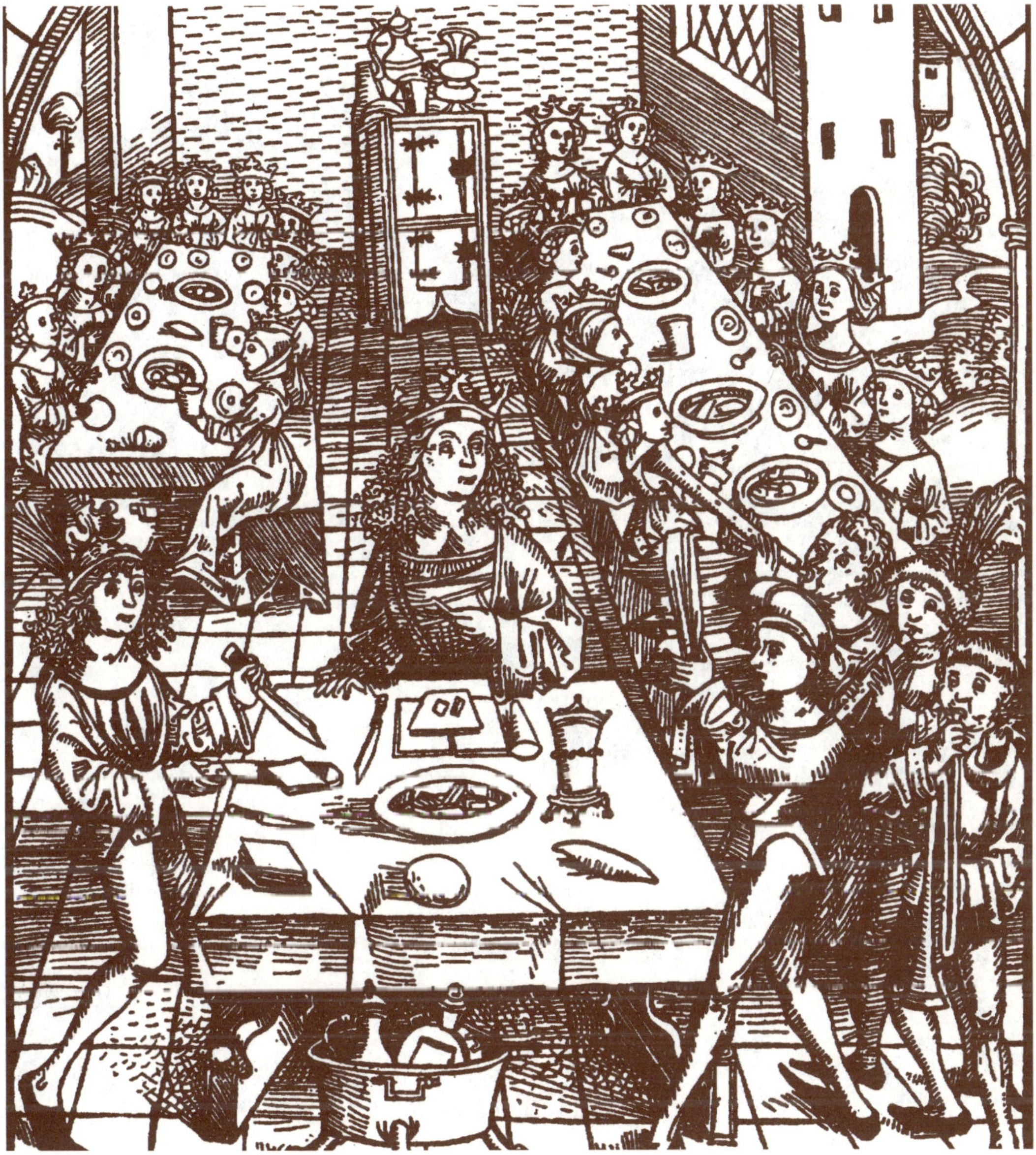

Von fein trunk

Nicht nur Met, Bier und Wein waren Getränke, an denen sich unsere Ahnen labten. Sie verstanden es, da sie damals weder Tee noch Kaffee kannten, auch hervorragend, andere Getränke herzustellen. Warme und kalte.

So zum Beispiel die Vorläufer unserer heutigen Bowlen, von denen die Maibowle in einem alten Kräuterbuch besungen wird.

Weinreben, Miniatur aus dem im 15. Jahrhundert enstandenen „Theatrum Sanitatis".

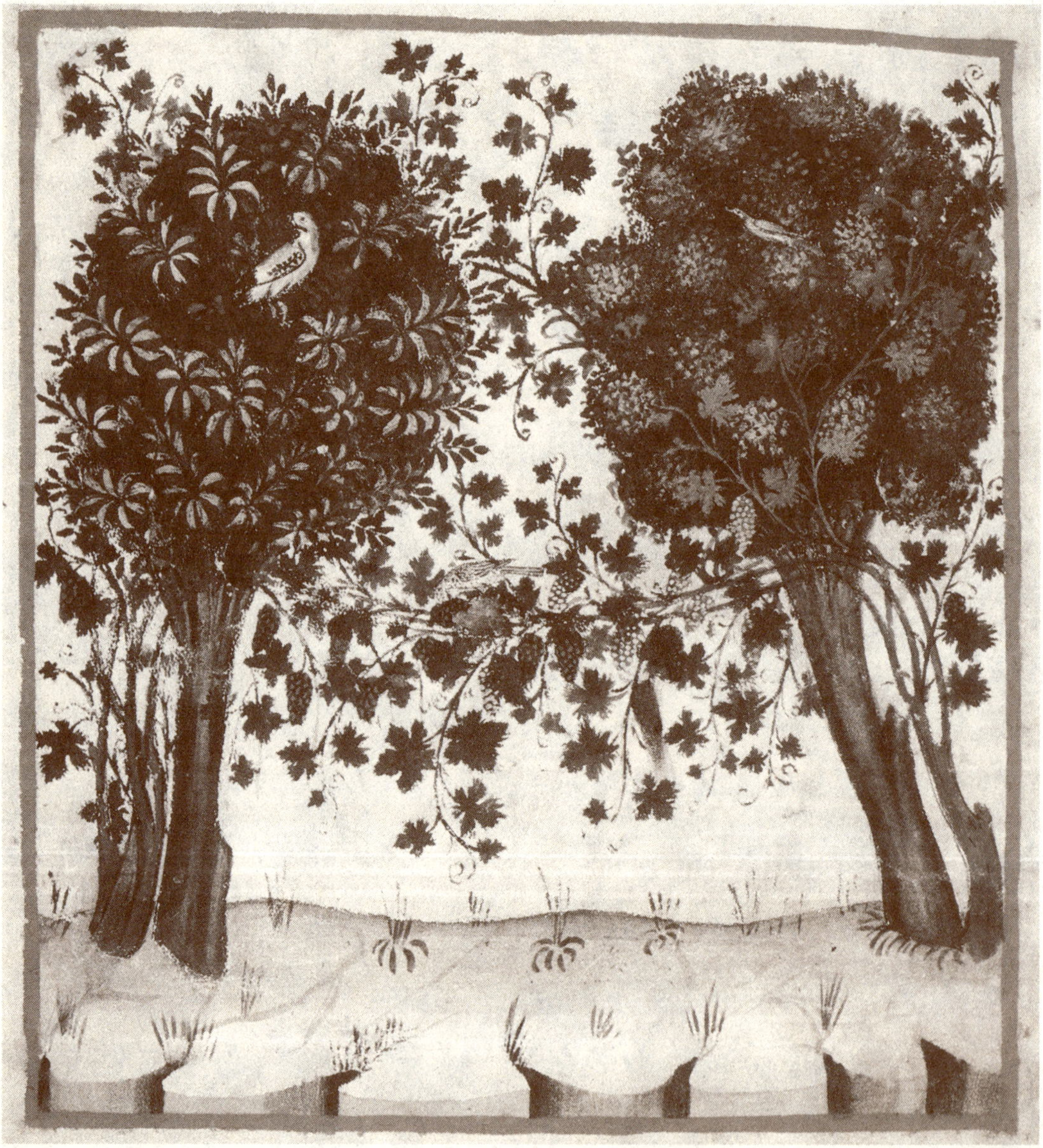

„Im Mayen, wann daz Kräutelyn frisch ist unt blühet, pflegen es viel Leut in den Wein zu legen und darüber zu trincken, sol auch daz Herze stercken und erfreun.“

Die Rezepturen, die wir jedoch in den alten Schriften finden, reizen heute wohl nicht mehr zum Nachmachen und würden uns auch kaum schmecken. Um Ihnen aber doch einige ausgefallene Geheimrezepte zu bieten, habe ich alte Rezepte mit kleinen Kunstgriffen so verwandelt,

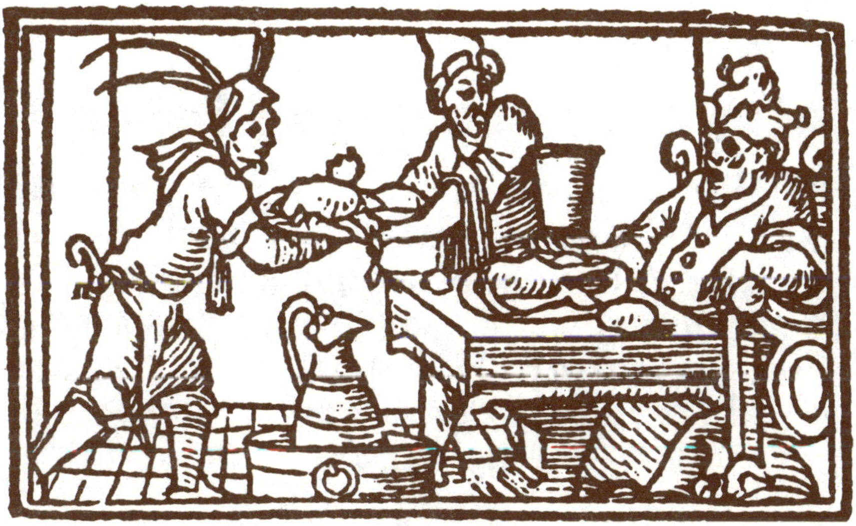

dass Ihnen die Anerkennung Ihrer Gäste sicher ist - und es ist ratsam, rechtzeitig lieber mehr von diesen Getränken anzusetzen.

Mayenwine

Maibowle mit Waldmeister - für 6 Personen.

1 l leichter, trockener Weisswein
125 g feiner Zucker oder Honig
2 Bund Waldmeister

2 l leichter, trockener Weisswein
1/2 l leichter Rotwein

Den Weisswein mit dem Zucker bzw. Honig in einer Schüssel solange durchrühren, bis der Zucker bzw. Honig ganz aufgelöst und der Wein wieder klar ist. Den Waldmeister mit einem Faden zusammenbinden und so in die Flüssigkeit tauchen, dass nur die Blätter darin schwimmen. Nach etwa einer halben Stunde hat der Wein das Aroma der Maikräuter aufgenommen. Die Kräuter herausnehmen und den restlichen Weiss- sowie den Rotwein zusetzen.

Die Bowle kann kalt gestellt werden - oder sofort auf die durstigen Gaumen kommen. Aber da ja nicht das ganze Jahr aus dem Wonnemonat Mai besteht, und unsere Ahnen auch in den übrigen elf Monaten Durst hatten, stellten sie natürlich noch andere Köstlichkeiten zur Gaumenletze her. Köstlichkeiten wie Beeren- und Apfelwein. Getränke, die wir auch heute noch lieben und gern trinken.

Von gedörrten Weinbeern.

Meerträubel drey pfundt / außgeschelter wolgestossener Zimmetrinden vier Lot / seudt in etwan viel Most / geuß darnach in ein Faß mit Most. Er wirt in zwölff tagen lauter / brauch jn am meisten im Winter. Ist sonderlich gut alten vnd krancken Leuten / Melancholicis vnnd Phlegmaticis / ringert die Brust / stärckt den Magen / Leber vnnd Blut / widerstehet der Fäulung / vertreibet das vnwillen / Husten vnnd Keichen / macht ein natürlichen Stulgang / verzehret vbrige flüssigkeit.

Roßmarin Wein.

Von Roßmarinblumen Oel gemacht / ist der Wirckung / als der Balsam / Roßmarinwein wirt gemacht / wie obberürt von andern Weinen. Er ist gut zu allen kalten Siechtagen / stärcket Glieder vnd Adern / macht schön das Antzlitz damit gewaschen / macht wolschmäckenden Athem / gut Zanfleisch / heylet den Krebs vnd Fistel / ist gut für das Podagram.

Fenchel Wein.

Macht lauter Augen / erweckt vnkeuschheit / entledigt die Wassersucht / vnd Aussatz / Husten vnd Lungensucht / mehret die Milch / hilfft der Nieren Siechtagen / heylet die Blatern / reinigt der Frauwen Kranckheit / öffnet die verstopffung deß Miltzes vnd Lebern.

Von Pier

Schon im frühen Mittelalter war das tägliche Bier nicht nur in Bayern und im Süden Deutschlands das Volksgetränk Nummer 1. Einen Platz, den es ja bis heute behauptet. Jedoch kam es damals noch nicht aus Brauereien, sondern wurde selbstgebraut, so dass eigentlich jede Familie ihr eigener Brauer war. Erst unter der Herrschaft der Karolinger wurde das Braurecht und mit ihm der Brauzwang vorzugsweise an Kirchen und Klöster verliehen. Die ältesten Unterlagen über die Verleihung des „grutrechtes“ finden wir in Lüttich. Hier hatte Kaiser Otto II. der Kirche schon anno 947 die Brauereigerechtigkeit verliehen.

Das älteste Braurecht in Deutschland wurde im Jahr 1143 dem nahe des bayrischen Städtchens Freising gelegenen Kloster Weihenstephan verliehen. Heute ist diese erste deutsche Brauerei nicht nur die immersprudelnde Quelle eines köstlichen Bieres, sondern auch eine in aller Welt bekannte Schule für das Brauwesen.

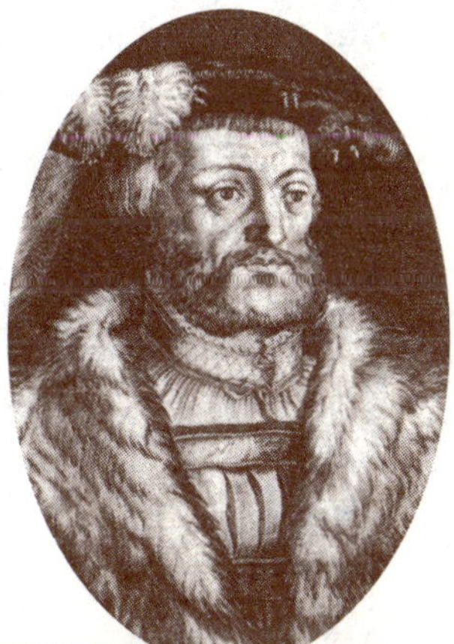

Berühmt für ihr Bier waren im Mittelalter auch die Städte Einbeck - von hier kommt ja noch heute das berühmte Bockbier, das auch Martin Luther besonders liebte und von dem viele sagen, sein

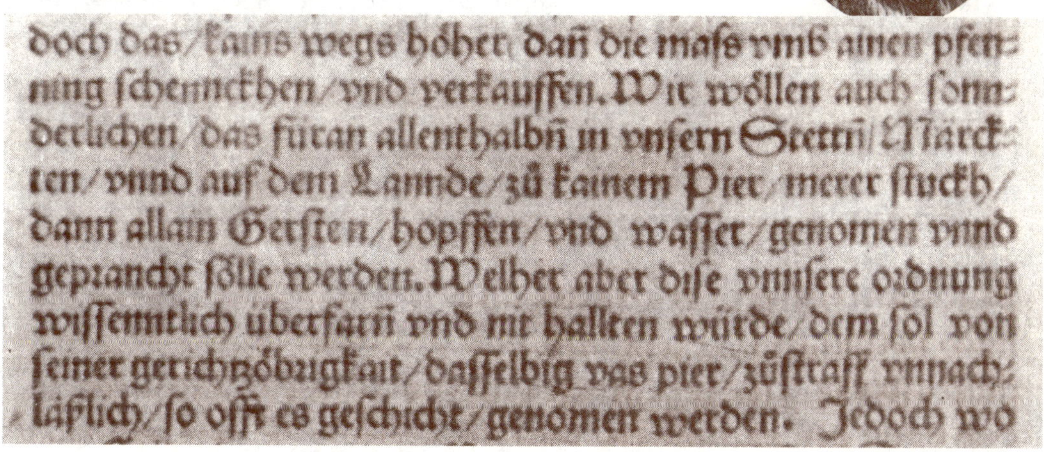

doch das/kains wegs höher/dañ die maſs vmb ainen pfenning ſchenncken/vnd verkauffen. Wir wöllen auch ſonnderlichen/das füran allenthalbñ in vnſern Stettñ/Märckten/vnnd auf dem Lannde/zů kainem Pier/merer ſtuckh/dann allain Gerſten/hopffen/vnd waſſer/genomen vnnd gepraucht ſölle werden. Welher aber diſe vnnſere ordnung wiſſenntlich überfarñ vnd nit hallten würde/dem ſol von ſeiner gerichtzobrigkait/daſſelbig vas pier/zůſtraff vnnachläſlich/ſo offt es geſchicht/genomen werden. Jedoch wo

Name sei auf die alte Endsilbe des Städte-namens, nämlich „pöck“, zurückzuführen - und Braunschweig, dessen *Mumme*, ein dunkles, niedrig vergorenes Weizenbier ohne Hopfen nach ganz Deutschland verkauft wurde.

Das legendäre Reinheitsgebot und sein „Erfinder“, der bayrische Herzog Wilhelm IV.

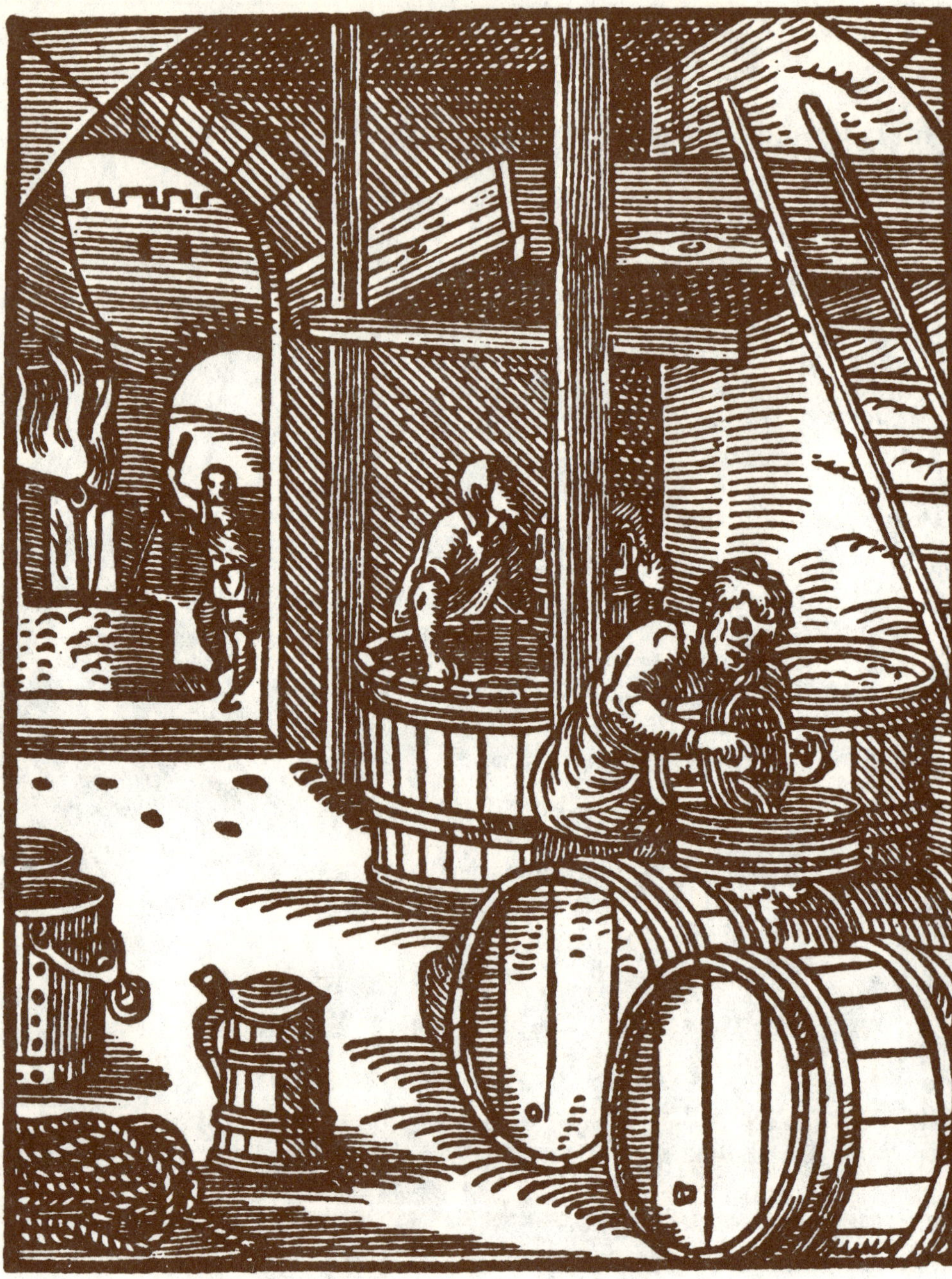

Auß Gersten sied ich gutes Bier /
Feißt und Süß / auch bitter monier /
In ein Breuwkessel weit und groß /
Darain ich denn den Hopffen stoß /
Laß den in Brennten külen baß /
Damit füll ich darnach die Faß /
Wol gebunden und wol gebicht /
Denn giert er und ist zugericht.

Und wo waren da die berühmten Münchner Biere? Oder die Dortmunder? Ja - liebe Trinkkumpane - die gab es anno dunnemals noch nicht. Leider. Denn erst mit der Erfindung der untergärigen Brauweise um 1500 kamen die heute so beliebten Biersorten auf den Markt. Und erst das 1516 von Herzog Wilhelm IV., der von München aus das vereinigte Ober- und Niederbayern regierte, erlassene Reinheitsgebot wurde zur Qualitätsgrundlage unserer heutigen Biere. Dieses wohl weltberühmte Gesetz, eines der ältesten und konsequentesten Lebensmittelgesetze der Welt, nach dem Bier nur aus reinen Naturprodukten, aus Hopfen, Malz und Wasser gebraut werden darf, ist zugleich das Fundament, auf dem sich die weltweite Anerkennung des deutschen Bieres gründet.

Xvj

Vom Bier.

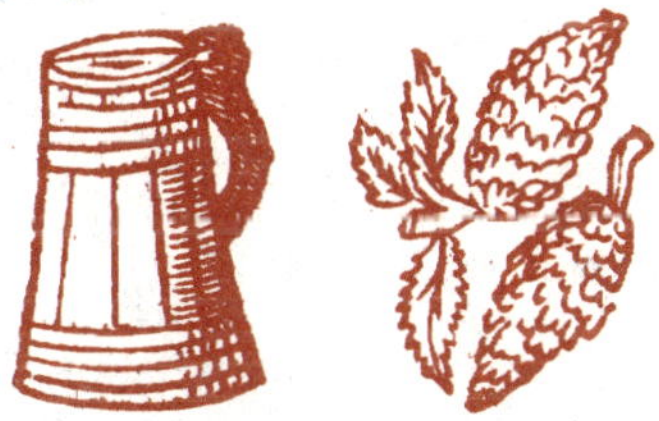

Jtem / man ſolle nemen ein handuol gůtes gebrētes ſaltz/ vnd das menʒgen mit waſſer ein Maß /oder zwo/ vnnd inn das fäſſz gieſʒſen/vnnd vber nacht rüwen laſſen/ ſo würt es darʒnach ſchaumen/daß es luſtig wirt zůtrincken.

Jtem das magſt du auch einem Wein thůn/ehe man jn anzäpffe.

¶ Wie man Bier ſoll machen / daß es liebʒlich zůtrincken ſeye.

Jtem henck darein ein halb pfund Rote Beneʒdicten wurtzeln/mit wilder Salbey.

¶ Wann ein Bier ſaur were worden/ auff dem Püttrich/oder ſunſt.

Jtem nimb ein handuoll ſaltz oder zwo/vnnd ſo vil äſchen/ vnd ein maß oder drey waſſer/ vnd das darunder rüren/ vnd bald ein thůch mit eim Bunde darfür/ſunſt lieffs alls herauß/vñ laß alſo verſauſt.

¶ Ein andere Kunſt.

Jtem nimb Habern mit dem ſtro/wann der haʒber iſt in der gilb/ſo nim̃ vnd ſchneid büſchelin/vnd hencks darein/ſo ſtoſſet das bier wider auff/ vnnd thůt wie ein Bier/das noch jung iſt.

¶ Wie man ein Bier in der Braw ſoll ſcharpff vnd wolriechend machen.

Jtem

Doch hatte dieses uralte Gesetz bereits einen Vorläufer, denn der Vater von Herzog Wilhelm hatte schon 1487 einen Bierpreis für München festlegen lassen und den Brauern den Eid abgenommen, dass sie zum Brauen nur Gerste, Hopfen und Wasser verwenden.

Wie nun schmeckte denn das Bier im Mittelalter? Da bis ins späte 14. Jahrhundert nur die obergärige Brauart bekannt war, können wir annehmen, dass es ähnlich unseren obergärigen Sorten geschmeckt haben mag. Herb wie das Altbier aus Düsseldorf oder frisch wie ein Weissbier aus Bayern. Und die im 15. Jahrhundert entstandenen untergärigen Sorten waren sicher dem bayrischen Bier, dem dunklen oder hellen Lagerbier, sehr ähnlich - oder als Bock- oder Starkbiere den bayrischen *-atoren* (Starkbiere, deren Namen auf die Silbe *-ator* endet). Das Bier des Mittelalters wurde mit und ohne Hopfen gebraut und oft mit Würzstoffen wie Grut/Wacholder aromatisiert. Und es gab besondere Biersorten, die als wirkungsvolle Medizin gelobt wurden. So das Farnkrautbier gegen Krankheiten an Galle und Leber, das Wacholderbier gegen die Gicht oder Lavendelbier gegen Epilepsie und Schlaganfall.

Wenn wir heute zum Mahl im Stil des Mittelalters ein nahezu stilgerechtes Bier trinken wollen, so empfehlen sich folgende Sorten:

Obergärige Biere herber Brauart:
Altbiere aus Düsseldorf, dem Bergischen Land und Bayern,
Bamberger Rauchbier,
Kölsch, das Kölner Bier

Obergärige Biere frischer Brauart:
Weiss- oder Weizenbier mit Hefe aus Bayern,
Berliner Weissbier (ohne Schuss natürlich)

Untergärige Biere mit normaler Stammwürze:
dunkle Lager- oder Exportbiere,
Braunbier aus Augsburg,
Rotbier aus Nürnberg,
helles bayerisches Lagerbier,
die Biere aus den Biermetropolen im Norden unseres Vaterlandes

Untergärige Biere mit hoher Stammwürze:
Einbecker Bockbier,
-atoren Starkbiere aus Bayern

Aber wir sollten das Bier nicht ganz so bierernst nehmen und einfach das trinken, was uns am besten schmeckt. Ein kühles Helles - frisch vom Fass. Das bekommen Sie heute mit bei jeder Brauerei. Bei vielen sogar noch im Holzfass. Natürlich mit allem, was dazugehört wie Zapfhahn, etc.

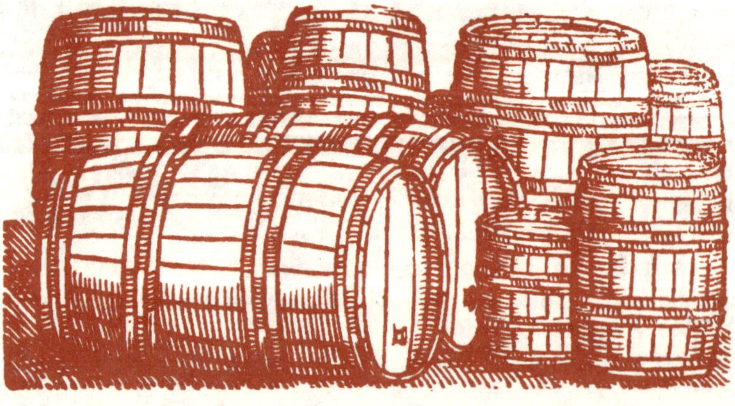

Vom Waſſer.

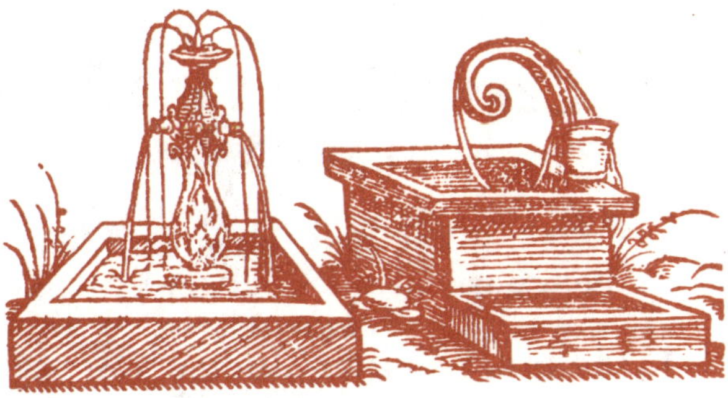

Von art/natur vnd eygenſchafft deß Waſſers.

DJeweil man in der Küchen kein Waſſer entrahten kan/hab ich nicht können vnterlaſſen/ die art / natur vnd eygenſchafft deß Waſſers anzuzeigen/ denn ſonder Waſſer / Wein vnd Eſſig/ keine Küch erhalten kan werden. Aber durch dreyerley art vnd ſinnigkeit das Waſſer erkañt wirt/ als nemlich/ am Geſicht/ Geſchmack vnnd Geruch. Dem Geſicht nach ſol es lauter/klar vnnd durchſichtig ſeyn / dem geſchmack nach lieblich / nicht faules ſümpffiges Geruchs / darumb alle die Waſſer / welche ein ſauren / ſcharpffen/verſaltzenen geſchmack haben/als von Schwebel vnd Nitro/ ſeind ſchädtlich vnnd vngeſundt zu natürlichen Träncken zu gebrauchen. Man ſol warnemmen der Brunnquellen / daß ſie ſich gegen Auffgang erſtrecken/ auch durch ein ſauber Erdtreich ſich außſpreiten/leichtlich zu warmen vñ kalten/vñ im Sommer kalt/im Winter warmlecht. Das Regenwaſſer iſt am leichteſten / darnach das Brunnwaſſer vnd das auß flieſſenden Bächen / vnnd zum letzten auß verdumpfften ſtehenden Waſſer / vnnd das aller ſchwereſt iſt geſchmoltzen Schneewaſſer/Sumpffpfülen vnd Bächen. Derhalben hab achtung/ was du für Waſſer ſolt in der Küchen brauchen/ Auch Bier darauß zu machen/vnnd dergleichen/ Alle Waſſer ſeind von Natur kalt vnd feucht/ vnd welcher Waſſer noch kälter haben wil/ſol es ſieden/vnd wider külen/ das iſt das aller kälteſt Waſſer.

Wilt du eyn gast sin alhier / so nimb dies regulum herfir.

Speisen - ganz im Stil der alten Rittersleut.

Damit Sie die Gaumenfreuden der mittelalterlichen Küche auch stilgerecht geniessen können, will ich Ihnen alles Wissenswerte für eine Tafelei im Stil der alten Rittersleut vermitteln.

Probieren Sie aus, wieviel Spass es macht, wieder mit den Fingern zu essen, so wie es unsere Altvorderen taten. Und legen Sie zu jedem Teller nur einen Löffel und ein Messer.

Bitten Sie Ihre Gäste vor dem Platznehmen zur Handwäsche. Vielleicht an einem rustikalen hölzernen Zuber?

Erst dann, mit gewaschenen Händen, darf Platz genommen werden - und die folgenden Regeln der Tischzucht sind zu beachten:

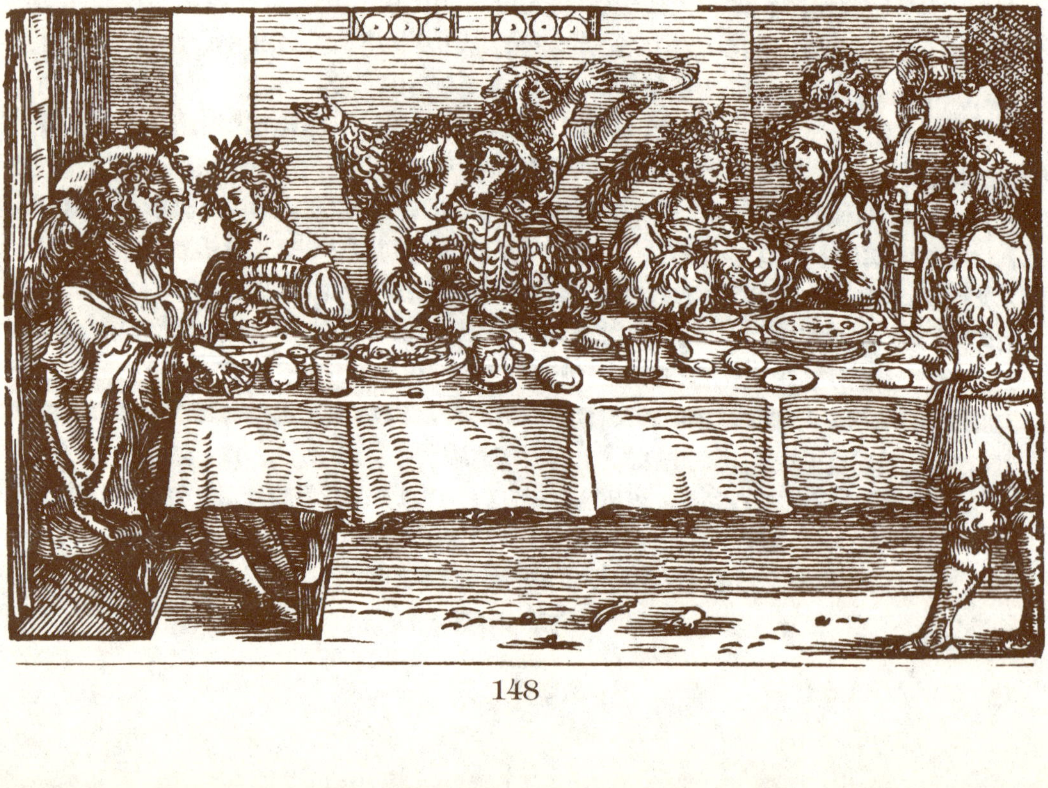

1. Las dir ain tuchen umknoten
von ain weipsperson, fraw oder magde

2. nim daz meser in ain hand
und in di ander hand nim von brodt

3. las guet und vil essen vortragen
und iß

4. las ein klein stuk von essen am
bredt armen zu geben

5. hast du vergessen armen zu geben,
kus ain magd an hals sogleich

6. wan dir schmecket, las hören
ein rulpsen und forzen.

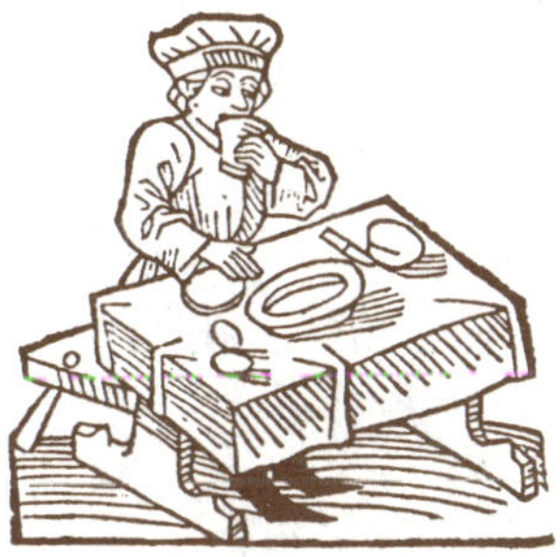

Hierumb ſo ſage ich dir voran
das dir nit mer ſchaden kan
An deiner geſuntheit
denn zeuil vnmeſſigkeit
Darumb ſo fleiſſe dich hie bey
das dein ſpeiſe vnd drancke ſey
Alle zeitte gemeſſeu wol
one hunger niemant eſſen ſol

Wenn Sie insbesondere die letzten beiden oder auch nur den letzten Punkt nicht unbedingt befolgen möchten: ich bin mir sicher, dass es dem Genuss keinen Abbruch tun wird.

Und so begrüsste der Zeremonienmeister oder Hausherr vor über 500 Jahren die Gäste.

Nim brodt unnd saltz zu Händ
so hat gulh essen nit cyn end.
Unt nim gueten muets dis essen ein
so wird fol lobs dein reden sein.

Ein Brauch, der uns auch heute noch gut anstehen würde, nicht wahr.

Der Gastgeber reichte seinem Gast, nachdem der sich die Hände gewaschen hatte, zuerst ein Trinkhorn oder einen Humpen mit Met, Wein oder Bier. Und dazu gab es Steinbrotfladen mit würzigem Griebenschmalz und Salz. Mit diesem Brauch eröffnete man das Mahl.

Die nachfolgenden Menü-Vorschläge bestehen aus sieben bis acht Gängen. Eine Menge, die wir heute gerade noch vertragen können, die sich aber bescheiden ausnimmt gegen Bankette mit 15, 20 oder mehr Trachten, die dazu noch aus verschiedenen Gerichten bestanden. Um bei den verschiedenen Menü-Vorschlägen mit unterschiedlichen Trachten mithalten zu können, sollten Sie sich Ihren hoffentlich grossen Appetit klug einteilen. Und nun habe ich Ihnen lange genug das Wasser im Munde zusammenlaufen lassen. Hier sind die Menü-Vorschläge:

Fröhlich ging es anno dunnemals zur Sache. Holzschnitt eines bäuerlichen Festgelages.

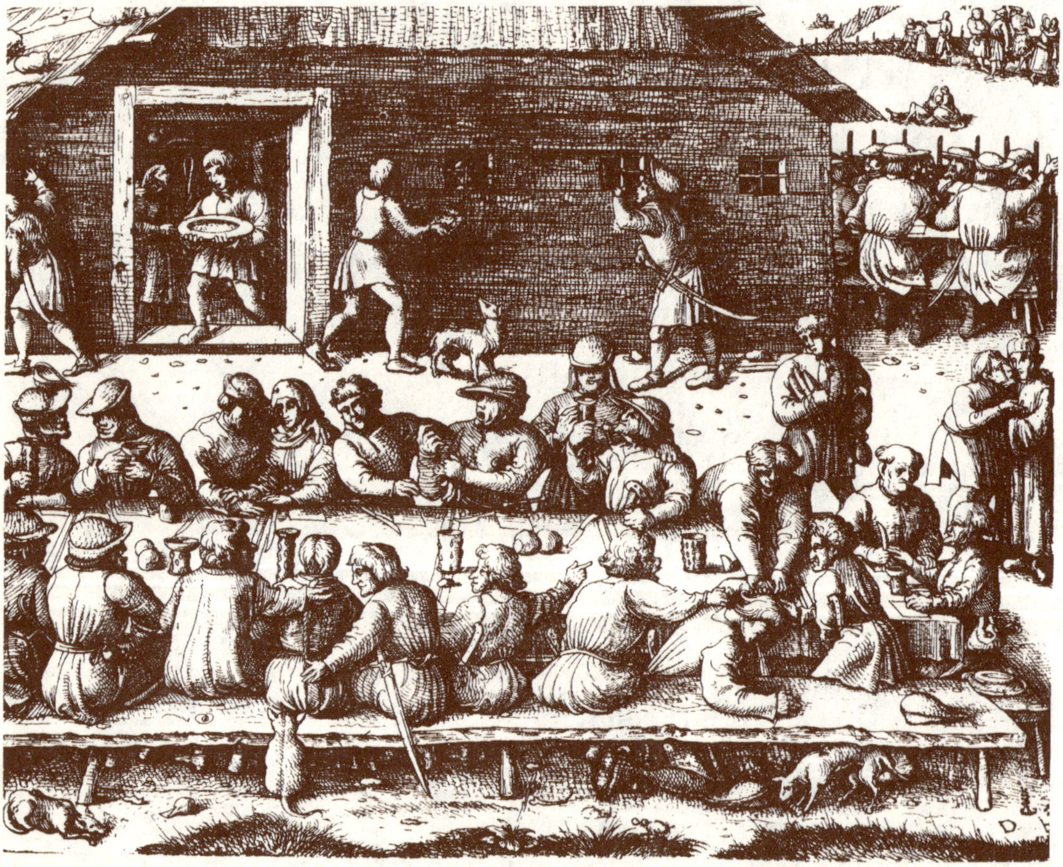

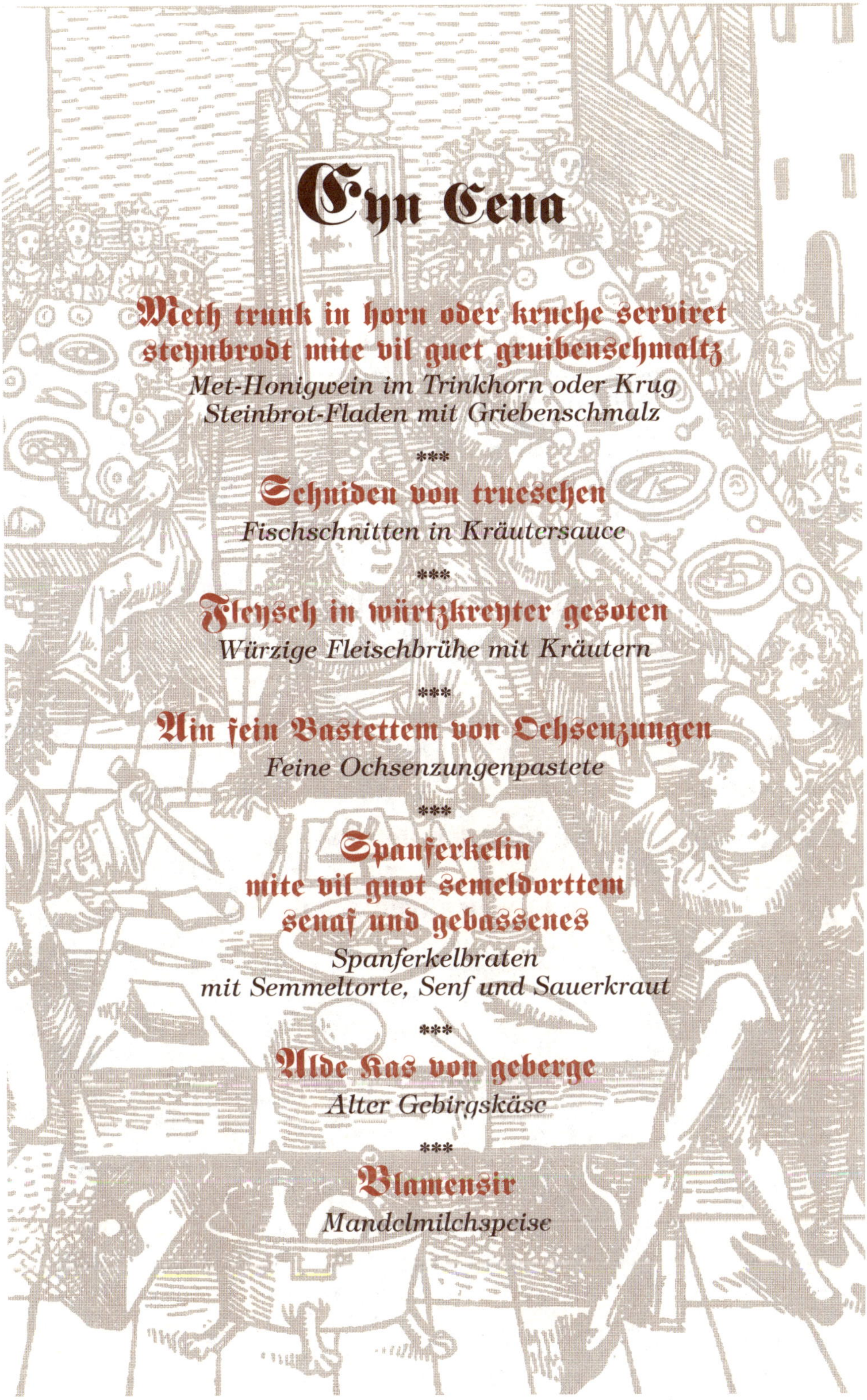

Eyn Cena

Meth trunk in horn oder kruche serviret
steynbrodt mite vil guet gruibenschmaltz

Met-Honigwein im Trinkhorn oder Krug
Steinbrot-Fladen mit Griebenschmalz

***

Schniden von trueschen

Fischschnitten in Kräutersauce

***

Fleysch in würtzkreyter gesoten

Würzige Fleischbrühe mit Kräutern

***

Ain fein Bastettem von Ochsenzungen

Feine Ochsenzungenpastete

***

Spanferkelin
mite vil guot semeldorttem
senaf und gebassenes

Spanferkelbraten
mit Semmeltorte, Senf und Sauerkraut

***

Alde Kas von geberge

Alter Gebirgskäse

***

Blamensir

Mandelmilchspeise

Eyn ander cena

Meth trunk in horn oder kruche serviret steynbrodt mite vil guet gruibenschmaltz

Met-Honigwein im Trinkhorn oder Krug
Steinbrot-Fladen mit Griebenschmalz

***

Krepfelin vonn hechtenvisch in gele salse

Hechtklösschen in gelber Sauce

***

Suben von Lombardey

Lombardische Suppe

***

Kaponenbastetten mite phlumenmuos

Geflügelpastete mit Pflaumensauce

***

Rindfleysch von rippen mite wildbrett von ayren und rosenkrautzchol

Hochrippe mit Kruste
mit ausgebackenen Eierteigstäbchen
und Rosenkohl

***

Alde Kas von geberge

Alter Gebirgskäse

***

Guot Mandlendorttem

Feine Mandeltörtchen

Item ein ander cena

Meth trunk in horn oder kruche serviret
steynbrodt mite vil guet gruibenschmaltz
Met-Honigwein im Trinkhorn oder Krug
Steinbrot-Fladen mit Griebenschmalz

***

Ein tortt von Mangoldt
Torte mit Mangold

***

Grawe suben mit hennerfleysch
Huhn in „grauer“ Suppe

***

Hofeliche krebeze
Flusskrebse auf höfische Art

***

Gefilte taup vonn spis
Gefüllte Taube am Spiess gebraten

***

Schlegl von reh oder hirschen
darzu guot semeldorttem
und muos von Schwammen
Reh- oder Hirschkeule mit Semmeltorte
und Steinpilzmus

***

Epfel in salse von vanille
Bratäpfel in Vanille-Sauce

Ein nachtessen

**Meth trunk in horn oder kruche serviret
steynbrodt mite vil guet gruibenschmaltz**

*Met-Honigwein im Trinkhorn oder Krug
Steinbrot-Fladen mit Griebenschmalz*

***

Ayren in gele salse

Eier in Safransauce

***

Hecht von flus in suben

Flusshecht-Suppe

***

**Wildbrettbastette
mit weikselenmuos**

*Wildpastete
mit Weichselkirschen-Sauce*

***

**Hünner in salse vonn zymmedt
mite Fromentee**

*Huhn in zimtwürziger Sauce
mit Getreideauflauf*

***

Konkavelite

Mandel-Kirsch-Speise

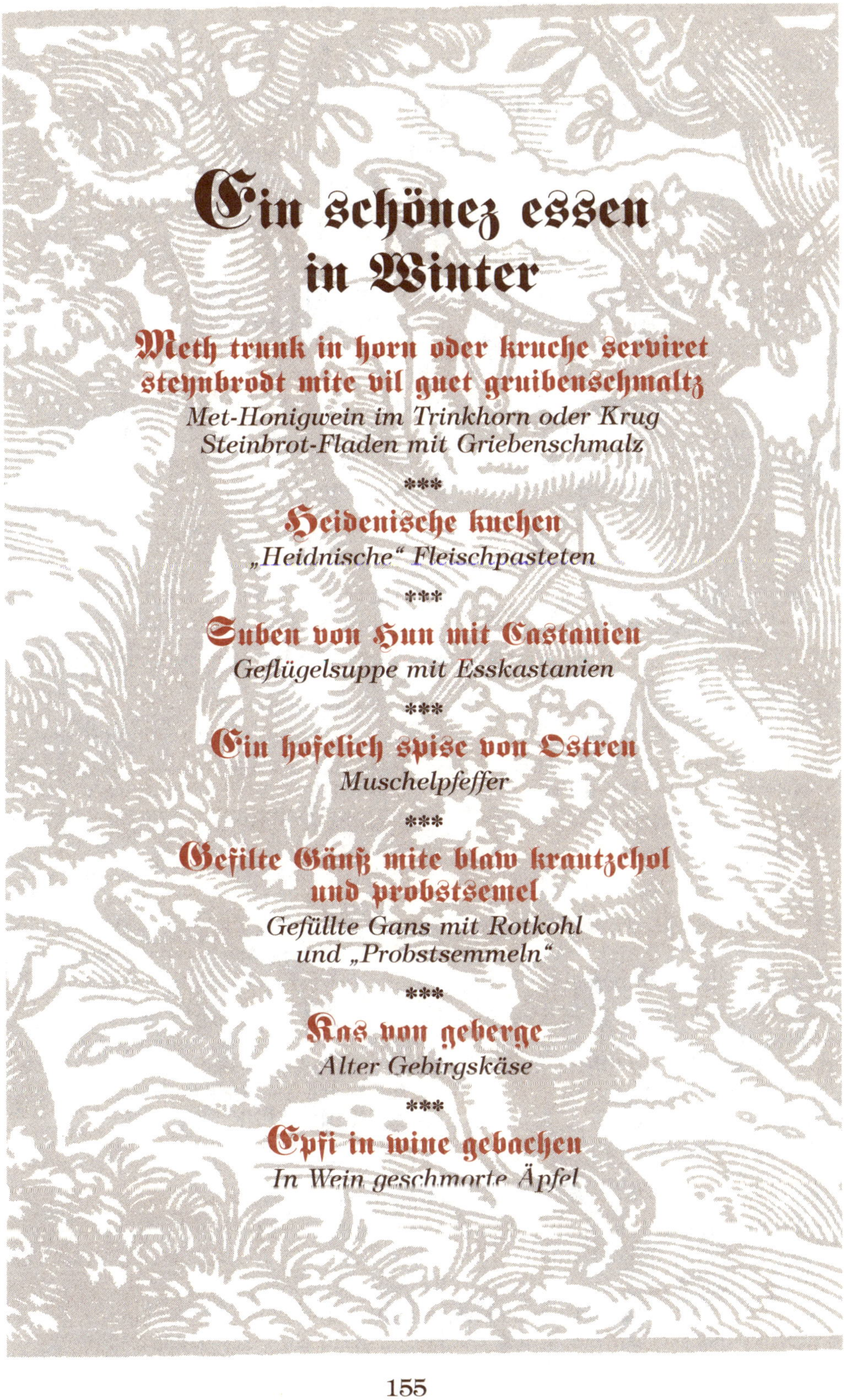

Ein schönez essen in Winter

Meth trunk in horn oder kruche serviret steynbrodt mite vil guet gruibenschmaltz

Met-Honigwein im Trinkhorn oder Krug
Steinbrot-Fladen mit Griebenschmalz

***

Heidenische kuchen

„Heidnische“ Fleischpasteten

***

Suben von Hun mit Castanien

Geflügelsuppe mit Esskastanien

***

Ein hofelich spise von Ostren

Muschelpfeffer

***

Gefilte Gänß mite blaw krautzchol und probstsemel

Gefüllte Gans mit Rotkohl
und „Probstsemmeln“

***

Kas von geberge

Alter Gebirgskäse

***

Epfi in wine gebachen

In Wein geschmorte Äpfel

Anzaignunng unnd kurze erklärung

was den menschen zum nutz/lust und gesundthayt diene/findest allhie inn disem Inhalt.

Beschlusz.

NAch dem ich nun/freundlicher lieber Leser/ meinem vorhaben nach/viel vnd mancherley art Speise artlich vnd künstlich/so viel mir müglich/ zu zurichten vnnd zubereiten / fleissig anleitung geben/ist diß allein vbrig / dz du von solcher meiner müh vnd arbeit/auffrichtig/vnd ohne vorgeschöpffte Affecten/vrtheilest. Denn mich betreffendt/kan ich mit gutem Gewissen bezeugen / daß ich zum aller trewlichsten diß / so ich gefasset vnnd gelehrnet/ andern dar zuthun/vnd auffs förderlichste mitzutheilen/mich vnterstanden. Vnd hab diß/ so ich allhie beschrieben/nicht auß andern Büchern entlehnet vnd entfrembdet/sondern mit eygener Handt/an der Herrn Höfen / so ich gedienet / zugerichtet vnd gemachet. Bin auch dessen erbötig / wenn sich einer nicht genugsam/seinem verstandt nach/darauß richten kan/der verfüge sich zu mir / wil ich es alsdenn jhm nach der läng erklären / vnnd mit eygener Handt solche Speiß zu machen/zeigen vnnd lehren. Verhoff aber / es werde nicht nötig seyn. Denn ich mich auffs kläreste vnd deutlichste/so viel mir müglich/solchs an Tag zu geben/vnd jedermänniglich/so es begert/ mit meinem fleiß zu dienen/ bemühet. Vnd bin der tröstlichen hoffnung vnd zuversicht/ der verständige Leser werde hierinnen meinen fleiß spüren vnd vermercken/deßhalben auch desto auffrichtiger/iudiciern/mir vnd andern hinfort Leuten zu dienen/ vrsach geben.

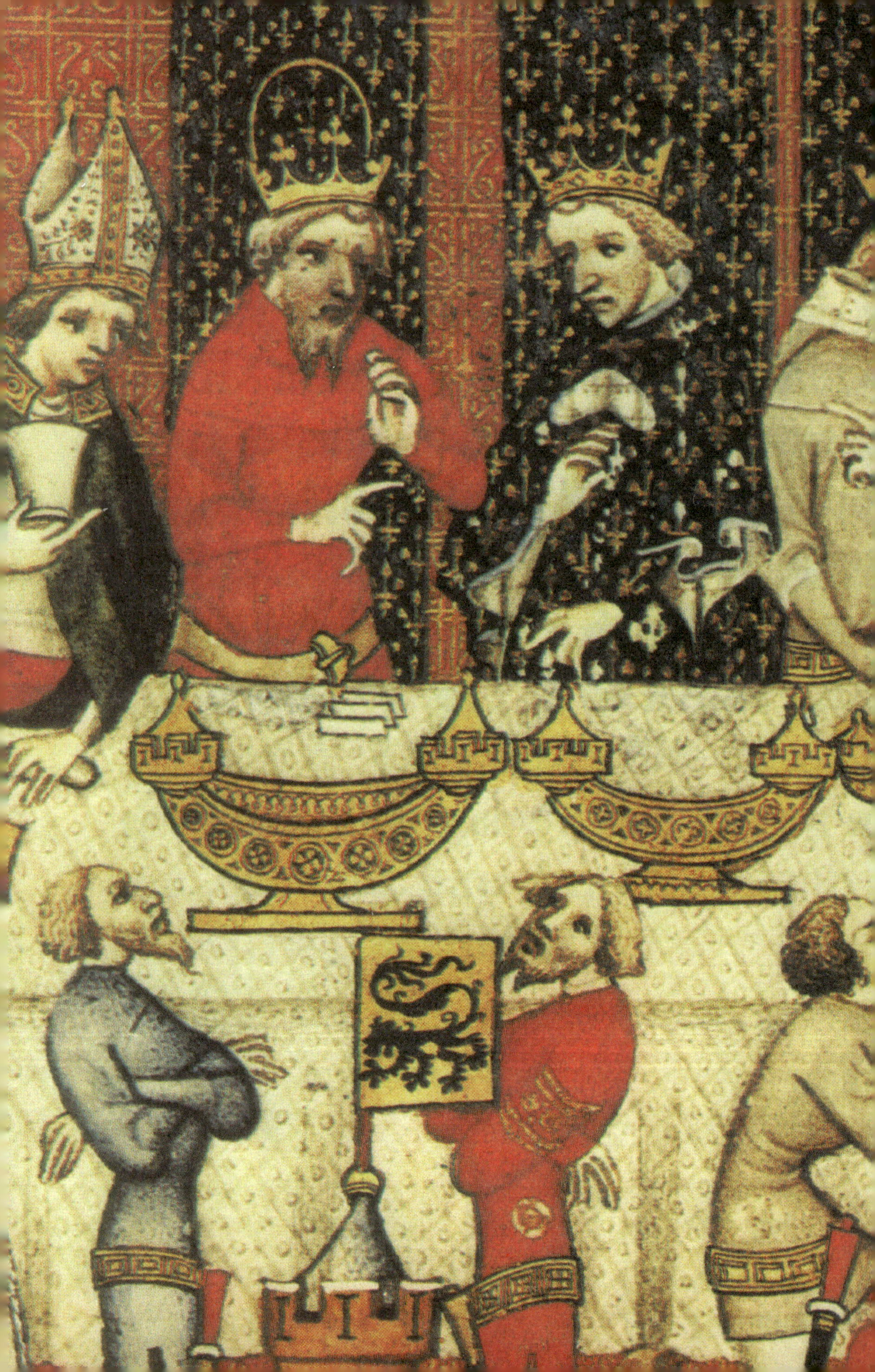